Medicina del Trabajo

Agentes físicos y disergonómicos

Dr. Luis Anunziato

A mi esposa, señora Candelaria Hilda Lois, que sigue siendo una Pequeña y Hermosa Flor a los 53 años de matrimonio.

Dr. Luis Anunziato

Índice

ÍNDICE V

PRÓLOGO XIII

CAPÍTULO 1. 1

1.1.- EL TRABAJADOR 1

1.2.- DEFINICIONES SOBRE ACCIDENTABILIDAD. 3

1.3.- EL CARÁCTER DE ENFERMEDAD PROFESIONAL. 5

1.4.- RIESGOS EN EL TRABAJO. 6

   1.4.1.- El factor riesgo 6

1.5.- TABLA DE EVALUACIÓN DE INCAPACIDADES LABORALES. 9

CAPÍTULO 2. 11

2.1.- AGENTES FÍSICOS I. 11

2.2.- EL RUIDO. 11

   2.2.1.- Hipoacusia inducida por el ruido. 13

      2.2.1.1.- Breves nociones anatómicas previas 13

         2.2.1.1.1.- El oído externo. 14

         2.2.1.1.2.- El oído medio. 15

         2.2.1.1.3.- El oído interno. 16

         2.2.1.1.4.- Aparato vestibular. 18

      2.2.1.2.- Proceso de la audición. 18

      2.2.1.3.- Características de las ondas sonoras. 20

   2.2.2.- Hipoacusias de origen laboral. 20

   2.2.3.- Ambiente laboral. Tipos de ruidos. 23

   2.2.4.- Efectos de la exposición al ruido. 24

      2.2.4.1.- Principales efectos ocasionados en el sistema auditivo. 24

      2.2.4.2.- Principales efectos en otras partes del organismo: 24

   2.2.5.- Medidas preventivas. 25

   2.2.6.- Trabajadores expuestos al ruido. 26

   2.2.7.- Evaluación del daño auditivo. Decreto 659/96. 29

   2.2.8.- Alteración del equilibrio debido a lesión de la rama vestibular. 35

CAPÍTULO 3. 37

3.1.- ENFERMEDAD DEGENERATIVA DE LAS ARTICULACIONES. EN GENERAL 37

   3.1.1.- Fisiopatología. 38

3.1.2.- Síntomas. *41*

3.1.3.- Situaciones que favorecen la enfermedad degenerativa articular. 42

3.2.- AGENTES FÍSICOS II. 43

3.2.1.- Vibraciones mecánicas. *43*

3.2.2.- Trabajadores expuestos a vibraciones. *48*

3.3.- VIBRACIONES MECÁNICAS TRANSMITIDAS A LA EXTREMIDAD SUPERIOR. **48**

3.3.1.- Enfermedad degenerativa o artrosis de la articulación del codo. ..51

3.3.1.1.- Breve noción anatómica. 51

3.3.1.2.- Artrosis de la articulación de codo. 52

3.3.1.3.- Evaluación del daño osteoarticular. 53

3.3.1.4.- Evaluación de la limitación funcional del codo 55

3.3.2.- Osteonecrosis de semilunar. (Enfermedad de Kienböck). *57*

3.3.2.1.- Breves nociones anatómicas. 57

3.3.2.2.- Fisiopatogenia. 58

3.3.2.3.- Síntomas y diagnóstico. 61

3.3.2.4.- Evaluación del daño. 62

3.3.3.- Osteonecrosis de escafoides carpiano. *64*

3.3.3.1.- Breves nociones anatómicas. 64

3.3.3.2.- Vascularización. 65

3.3.3.3.- Necrosis avascular de escafoides carpiano. 66

3.3.3.3.1.- Etiopatogenia de la osteonecrosis. **67**

3.3.3.4.- Evaluación del daño. 68

3.3.4.- Compromiso nervioso periférico y vascular en el síndrome de vibración mano-brazo. *68*

3.3.4.1.- Compromiso nervioso en el síndrome de vibración mano-brazo 69

3.3.4.2.- Compromiso vascular en el síndrome de vibración mano-brazo. 70

3.3.4.2.1.- Consideraciones etiológicas del Fenómeno de Raynaud por vibraciones. **71**

3.3.4.2.2.- Sintomatología. **73**

3.3.4.3.- Evaluación del daño. 74

3.4.- VIBRACIONES MECÁNICAS TRANSMITIDAS AL CUERPO ENTERO. **76**

3.4.1.- Espondiloartrosis o artrosis de la columna lumbar. *78*

3.4.1.1.- Breves nociones anatómicas previas. 78

3.4.1.2.- Etiopatogenia. 80

3.4.1.3.- Síntomas y signos. 82

3.4.1.4.- Evaluación del daño. 83

3.4.1.4.1.- Consolidación viciosa y secuelas de fracturas de Columna vertebral. **84**

CAPÍTULO 4. ....**87**

AGENTES FÍSICOS III. **87**

4.1.- ILUMINACIÓN INSUFICIENTE. 87

4.1.1.- Nistagmus. 88

4.1.2.- Fisiología. 89

4.1.3.- Etiopatogenia. 90

4.1.4.- Signosintomatología del nistagmus. 91

4.1.5.- Clasificación de los nistagmus. 91

4.1.6.- Nistagmus de los mineros. 92

4.1.6.1.- Etiología.- 93

4.1.6.2.- Sintomatología.- 93

4.1.6.3.- Prevención.- 94

4.1.6.4.- Evaluación del daño ocular. 95

4.2.- PRESIÓN SUPERIOR A LA PRESIÓN ATMOSFÉRICA ESTÁNDAR. 104

4.2.1.- Introducción. 104

4.2.2.- Fisiopatología de la descompresión. 106

4.2.3.- Manifestaciones por omisión o inadecuada descompresión. 108

4.2.4.- Evaluación del daño neurológico. 111

4.3.- PRESIÓN INFERIOR A LA PRESIÓN ATMOSFÉRICA ESTÁNDAR. 119

4.3.1.- Otitis media. 119

4.3.1.1.- Otitis media aguda. 120

4.3.1.2.- Otitis media crónica. 120

4.3.2.- Lesiones del oído interno por diferencias de presión con la
atmosférica estándar. 122

4.3.2.1.- Fisiopatología. 122

4.3.2.2.- Sintomatología. 123

4.3.2.3.- Evaluación del daño. 123

CAPÍTULO 5. 125

AGENTES FÍSICOS IV. 125

5.1.- TRABAJO EN AMBIENTES MUY CALUROSOS. 125

5.1.1.- Breves nociones fisiológicas previas. 126

5.1.2.- Estrés térmico. 128

5.1.3.- Riesgos que genera el estrés térmico por calor. 131

5.1.4.- Enfermedades relacionadas con el calor. 131

5.2.- RADIACIONES IONIZANTES. 134

5.2.1.- Radiación natural. 136

5.2.2.- Radiación artificial. 136

5.2.3.- Efectos de las radiaciones ionizantes. 139

5.2.3.1.- Teoría que tratan de explicar la acción biológica. 139

5.2.3.2.- Efectos biológicos de las radiaciones ionizantes. 139

5.2.3.3.- Síndrome agudo de radiación ionizante 141

5.2.3.4.- Alteraciones sistémicas. 142

5.2.4.- Evaluación del daño. 144

5.2.4.1.- Evaluación del daño hematopoyético. 144

5.2.4.2.- Evaluación del daño en piel. 149

5.2.4.3.- Evaluación del daño respiratorio por radiaciones ionizantes. 152

5.3.- RADIACIONES INFRARROJAS. 153

5.3.1.- Clasificación de las radiaciones no ionizantes 153

5.3.2.- Espectro electromagnético 153

5.3.3.- Efectos de las radiaciones infrarrojas. 155

5.3.4.- Fuentes de emisión de rayos infrarrojos. 155

5.3.5.- Catarata por radiación infrarroja. 156

5.3.6.- Queratoconjuntivitis por radiación infrarroja. 158

5.3.6.1.- Introducción. 158

5.3.6.2.- Etiología de la queratoconjuntivitis. 159

5.3.6.3.- Sintomatología. 160

5.3.7.- Evaluación del daño ocular por radiación infrarroja. 160

5.4.- RADIACIONES ULTRAVIOLETAS. 160

5.4.1.- Principales fuentes de radiaciones ultravioletas. 162

5.4.2.- Efectos nocivos de las radiaciones ultravioletas. 162

5.4.3.- Daños oculares por radiaciones ultravioletas. 163

5.4.3.1.- Evaluación del daño ocular por radiaciones ultravioletas 164

5.4.4.- Cáncer de piel y radiaciones ultravioletas. 164

5.4.4.1.- Breves nociones previas. 164

5.4.4.2.- Algunos tipos de cáncer de piel. 167

5.4.4.3.- Exposición a la radiación ultravioleta. 168

5.4.4.4.- Evaluación del daño de piel por radiaciones ultravioletas. 169

5.4.4.4.1.- Quemaduras de piel. 170

5.5.- RAYOS LASER. 172

5.5.1.- Breves nociones del funcionamiento de un láser. 172

5.5.2.- Efectos biológicos de la radiación laser. 174

5.5.3.- Evaluación de los daños producidos por rayos laser. 176

CAPÍTULO 6. 177

6.1.- RIESGOS DISERGOMÉTRICOS Y ALTERACIONES DEL SISTEMA OSTEOMUSCULAR Y TEJIDO CONJUNTIVO. 177

6.1.1.- Trabajadores expuestos a riesgos disergonómicos. 179

6.2.- CARGA, POSICIONES FORZADAS Y GESTOS REPETITIVOS DE LA COLUMNA VERTEBRAL LUMBOSACRA. 180

6.2.1.- Hernia discal lumbosacra. 182

6.2.1.1.- Breves nociones anatómicas de la unidad funcional vertebral. 182

6.2.1.2.- Etiopatogenia de la hernia discal. 183

6.2.1.3.- Factores de riesgo. 187

6.2.1.4.- Sintomatología. 188

6.2.1.5.- Evaluación del daño por LER de columna vertebral lumbosacra. 189

6.3.- AUMENTO DE LA PRESIÓN VENOSA EN MIEMBROS INFERIORES. 191

6.3.1.- *Breves nociones anatómicas previas.* 191

6.3.1.1.- Sistema venoso superficial. 191

6.3.1.2.- Sistema venoso profundo. 192

6.3.1.3.- Sistema venoso comunicante. 193

6.3.2.- *Insuficiencia venosa.* 193

6.3.2.1.- Causas de la insuficiencia venosa crónica y las varices 194

6.3.2.2.- Síntomas. 195

6.3.3.- *Insuficiencia venosa en el trabajo.* 196

6.3.4.- *Evaluación del daño por insuficiencia venosa.* 198

6.4.- POSICIONES FORZADAS Y GESTOS REPETITIVOS DEL MIEMBRO SUPERIOR I............. 200

6.4.1.- *Tendinitis del manguito de los rotadores.* 201

6.4.1.1.- Noción anatómica previa del hombro. 201

6.4.1.1.1.- Manguito de los rotadores. 202

6.4.1.1.2.- Lesiones del manguito de los rotadores. 203

6.4.2.- *Rotura del manguito de los rotadores.* 208

6.4.2.1.- Etiología de la rotura del manguito de los rotadores. 208

6.4.2.2.- Clasificación de la rotura del manguito de los rotadores. 208

6.4.2.3.- Clínica de la rotura del manguito de los rotadores. 209

6.4.3.- *Tendinitis del bíceps braquial.* 210

6.4.3.1.- Breves nociones anatómicas. 210

6.4.3.2.- Etiología de la tendinitis del bíceps braquial. 211

6.4.3.3.- Clínica de la tendinitis del bíceps braquial. 211

6.4.4.- *Hombro anquilosado después de un hombro doloroso rebelde...* 212

6.4.4.1.- Etiología. 212

6.4.4.2.- Fisiopatología. 213

6.4.4.3.-Capsulitis adhesiva. 214

6.4.4.4.- Clínica. 214

6.4.5.- *Evaluación del daño por lesiones músculo tendinosas del miembro superior y funcionales del hombro.* 215

CAPÍTULO 7. 219

7.1.- POSICIONES FORZADAS Y GESTOS REPETITIVOS DEL MIEMBRO SUPERIOR II............ 219

7.1.1.- *Epicondilitis. Epitrocleitis.* 219

7.1.1.1.- Breve noción anatómica previa. 220

7.1.2.- *Epicondilitis o epicondilitis lateral.* 222

7.1.2.1.- Fisiopatología. 222

7.1.2.2.- Sintomatología. 223

7.1.3.- *Epitrocleitis o epicondilitis medial.* 224

7.1.3.1.- Fisiopatología. 224

7.1.3.2.- Sintomatología. 225

7.1.4.- Higroma o bursitis de codo. *226*
7.1.4.1.- Breve noción anatómica previa. 226
7.1.4.2.- Fisiopatología. 226
7.1.4.3.- Sintomatología. 227
7.1.5.- Evaluación de la limitación funcional del codo *228*
7.1.6.- Síndrome de compresión del nervio cubital. *228*
7.1.6.1.- Breve noción anatómica previa. 228
7.1.6.2.- Fisiopatología. 230
7.1.6.3.- Sintomatología. 231
7.1.6.4.- Actividades de riesgo. 232
7.1.7.- Síndrome de compresión del nervio mediano. *233*
7.1.7.1.- Breve noción anatómica previa. 233
7.1.7.2.- Fisiopatología. 233
7.1.7.2.1.- Síndrome cervicobraquial. 234
7.1.7.2.2.- Síndrome del pronador. 235
7.1.7.2.3.- Síndrome del túnel carpiano. 236
7.1.8.- Evaluación del daño por lesiones de los nervios periféricos. *238*
7.1.8.1.- Miembro Superior 239
7.1.9.- Tendinitis, tenosinovitis de la muñeca y mano. *240*
7.1.9.1.- Introducción. 240
7.1.9.2.- Etiopatogenia de las tendinopatías. 241
7.1.9.3.- Tenosinovitis estenosante del tendón flexor (Dedo en resorte) 243
7.1.9.3.1.- Breve noción anatómica previa. 243
7.1.9.3.2.- Fisiopatología. 245
7.1.9.3.3.- Sintomatología. 246
7.1.9.4.- Tenosinovitis de De Quervain. 247
7.1.9.4.1.- Breve noción anatómica previa. 247
7.1.9.4.2.- Fisiopatología. 247
7.1.9.4.3.- Sintomatología. 248
7.1.10.- Evaluación del daño músculo-tendinoso. *249*

CAPÍTULO 8. 257

8.1.- Posiciones forzadas y gestos repetitivos del miembro inferior. 257
8.1.1.- Síndrome de compresión del nervio ciático poplíteo externo. *258*
8.1.1.1.- Breve noción anatómica previa. 258
8.1.1.2.- Fisiopatología. 259
8.1.1.3.- Lesión a nivel de la cabeza del peroné. 260
8.1.1.4.- Lesión del nervio tibial anterior. 260
8.1.1.5.- Evaluación del daño neurológico del miembro inferior. 262
8.1.2.- Higroma de rodilla. *264*
8.1.2.1.- Bursitis prepatelar 264
8.1.2.2.- Bursitis infrapatelar 265

8.1.2.3.- Bursitis del ligamento lateral interno de la rodilla. 265

8.1.2.4.- Bursitis del ligamento lateral externo de la rodilla. 265

6.1.2.5.- Bursitis anserina o de la pata de ganzo. 266

8.1.2.6.- Valoración del daño por bursitis de rodilla. 266

8.1.3.- Tendinitis cuadricipital o rotuliana. 268

8.1.3.1.- Breve noción anatómica y funcional previa. 268

8.1.3.2.- Tendinitis cuadricipital o rotuliana. 269

8.1.3.3.- Sintomatología. 270

8.1.4.- Tendinitis de la pata de ganso. 271

8.1.4.1.- Breve noción anatómica – funcional previa. 271

8.1.4.2.- Tendinitis de la pata de ganso. 271

8.1.4.3.- Sintomatología. 272

8.1.5.- Tendinitis del tendón de Aquiles. 272

8.1.5.1.- Breve noción anatómica y funcional previa. 272

8.1.5.1.1.- Tríceps sural. 272

8.1.5.1.2.-Calcaneo y el sistema trabecular Aquileo. 273

8.1.5.1.3.- Aponeurosis plantar. 273

8.1.5.2.- Tendinopatía aquilea. 274

8.1.5.2.1.- Tendinopatías no insercionales. 274

8.1.5.2.2.- Tendinopatías insercionales. 275

8.1.5.2.3.- Etiología. 275

8.1.5.2.4.- Sintomatología. 276

8.1.6.- Valoración de las lesiones musculares y tendinosas del miembro inferior. 277

8.2.- AUMENTO DE LA PRESIÓN ABDOMINAL EN TAREA DE CARGA FÍSICA. 277

8.2.1.- Breve noción anatómica funcional previa de la región inguinocrural. 278

8.2.1.1.- Plano muscular. 279

8.2.1.2.- Anatomía funcional. 282

8.2.2.- Clasificación de las hernias inguinales. (Enrique José Corbelli) 283

8.2.3.- Conducto crural. 283

8.2.3.1.- Infundíbulo crural. 284

8.2.3.2.- Anatomía funcional. 284

8.2.4.- Evaluación de lesiones en la pared abdominal. 284

8.2.4.1.- Cicatrices y ruptura del recto anterior. 284

8.2.4.2.- Hernia, eventración o evisceración diafragmática post-traumática. 285

8.2.4.3.- Hernias. 285

8.2.4.4.- Eventración. 285

CAPÍTULO 9. 287

9.1.- SOBRECARGA DEL USO DE LA VOZ. 287

9.1.1.- Nociones sobre anatomía funcional de la voz. 288

9.1.1.1.- Aparato fonador...288

  9.1.1.1.1.- Caja torácica 289

  9.1.1.1.2.- Tráquea y pulmones. 290

  9.1.1.1.3.- Diafragma. Inspiración. 290

  9.1.1.1.4.- Músculos abdominales. Espiración controlada. 291

  9.1.1.1.5.- La Laringe. Vibrador del aparato fonador. 292

  9.1.1.1.6.- Resonadores del aparato fonador. 300

9.2.- Disfonía. 300

 9.2.1.- Factores de riesgo en la aparición de disfonía..........................301

 9.2.2.- Nódulos vocales....302

  9.2.2.1.- Etiopatogenia. 302

  9.2.2.2.- Clínica. 304

 9.2.3.- Edema de Reinke. 304

  9.2.3.1.- Etiopatogenia. 305

  9.2.3.2.- Clínica. 305

 9.2.4.- Pólipos....305

  9.2.4.1.- Etiopatogenia. 306

  9.2.4.2.- Clínica. 306

 9.2.5.- Sobrecarga en el uso de la voz. Ámbito laboral. 307

  9.2.5.1.- Resolución de la Superintendencia de Riesgos del Trabajo 389 – 2013. Protocolos sobre disfonías. 309

9.3.- Valoración de las lesiones de laringe. 313

BIBLIOGRAFÍA. 317

ACERCA DEL AUTOR. 325

Prólogo.

En la actualidad es de fundamental importancia preservar la salud, minimizar los riesgos laborales y la prevención de accidentes. La característica de cada trabajo, es susceptible de convertirse en factor de riesgo, entendiendo por riesgo laboral la probabilidad de que ocurran enfermedades o lesiones al trabajador, daños al medio ambiente o pérdidas en los procesos y equipos dentro de un contexto laboral.

Esto lleva a considerar las condiciones del trabajo, la organización y el contenido del trabajo; duración y configuración del tiempo de trabajo; los sistemas de remuneraciones; la transferencia de tecnologías; el modo de gestión de la fuerza de trabajo; los servicios sociales y asistenciales para el bienestar del trabajador y su familia; y la posibilidad de participación de los trabajadores en estos temas.

El medio ambiente de trabajo, entendiendo como el lugar donde se lleva a cabo el proceso de trabajo, encontramos riesgos, como contaminantes físicos, ergonómicos, químicos, biológicos, factores tecnológicos y de seguridad, vinculados a la organización del trabajo, y los provenientes de catástrofes naturales o desequilibrios ecológicos.

El trabajador está expuesto a un agente ambiental, físico, ergonómico, químico, o biológico, si está en contacto con una vía apropiada de penetración en el organismo. La importancia de esa exposición está dada, en la medida conjunta, por la intensidad de ese contacto y su duración.

Las ciencias de la salud y sociales han coincidido en tratar estos temas y existen normativas que consideran, entre otros temas, las condiciones y medio ambiente del trabajo (CyNAT)

El conjunto de elementos mencionados motiva la puesta al día sobre el tema, con el título de *"Medicina del trabajo – Factores físicos y ergonómicos"*, compilando los conceptos aportados por los escritores que se mencionan en la bibliografía, ampliando y aclarando los mismos, aplicando la normativa vigente en la República Argentina.

En este sentido se tratan los agentes físicos con mayor prevalencia, en términos de proporción de trabajadores expuestos, que son el ruido, las vibraciones, la iluminación insuficiente, la presión superior e inferior a la atmosférica estándar, el calor, las radiaciones ionizantes y no ionizantes. En igual forma los agentes disergonómicos posiciones forzadas e incómodas, gestos repetitivos en miembros superiores e inferiores, así como la carga, las posiciones forzadas y gestos repetitivos en la columna vertebral lumbosacra, la sobrecarga del uso de la voz, el aumento de la presión abdominal y la presión venosa en miembros inferiores.

En esta obra se incorporan la determinación de la incapacidad que corresponde a cada patología que se trata, acorde a lo establecido en la tabla de Evaluación de Incapacidades Laborales (Decreto 659/96)

Dr. Luis Anunziato
Doctor en Medicina
Médico Legista
Médico del Trabajo

Capítulo 1.

1.1.- El Trabajador.

El Diccionario de la lengua española, edición del tricentenario, en su tercera acepción define trabajador como: *"Persona que tiene un trabajo retribuido"*.

La palabra trabajo viene del latín *"tripaliere* = torturar, derivado de *"tripalium"*, que identificaba a los tres palos donde se amarraban a los esclavos para azotarlos. En este sentido sería indicativo de sufrimiento o dolor. En italiano se utiliza *"lavoro"*, del latín *"labor"*, que era una piedra que se entregaba a los habitantes de la ciudad, que los reconocía como trabajadores. El diccionario antes mencionado, labor indica: *"acción o efecto de trabajar"*.

Tanto las palabras trabajo como labor, o en italiano "lavoro", considerando sus etiologías eran interpretadas como sinónimo de sufrimiento, de esclavitud, sometimiento del hombre por el hombre.

Los conceptos sobre el trabajo han variado en la actualidad y el Director General de la Organización Internacional del Trabajo, Juan Somavía (1999 - 2012), ha dicho: *"El trabajo es un aspecto fundamental en la vida de los individuos. No solo es un medio de sustento y de satisfacción de las necesidades básicas del ser humano; es también un vehículo para que las personas puedan reafirmar su propia dignidad al ocupar un lugar productivo y sentirse útil a la sociedad y a su familia".*

El carácter estratégico de la gestión del potencial humano, capacitado adecuadamente, en el mundo actual permite que las organizaciones incrementen su valor y eficiencia en el logro de su misión.

Teniendo en cuenta este concepto, es vital contar con un adecuado diseño con objetivos e indicadores, que permita desarrollar la excelencia del factor humano, que tiene cada organización.

Una empresa que disponga de cuantiosos capitales, equipos modernos e instalaciones impecables pero careciera de un conjunto de personas trabajadoras adecuadas, o estos trabajadores se considerasen mal dirigidos, con escasos alicientes, con mínima motivación para desempeñar sus funciones, el éxito sería imposible.

El capital humano es de destacada importancia en toda organización, independientemente de la actividad económica que esta desarrolle, porque de él dependen los procesos productivos y de servicios que la empresa ofrece, sean llevados a cabo de manera integral. Además, el recurso humano, de igual manera interviene en los fenómenos macroeconómicos de un país.

Hernández Palm (2011) refiere que la salud del capital humano, repercute de manera directa en la salud pública de un territorio y en el desarrollo integral del mismo; por tanto, es importante que el Estado y las compañías privadas conciban la importancia de la prevención y, aseguren los procesos y herramientas que permitan que la fuerza laboral desarrolle sus actividades de forma segura.

En Argentina el empleador está obligado por ley de Riesgos del Trabajo N° 24.557/95, a contratar una Aseguradora de Riesgos del Trabajo (ART) o a auto asegurarse para cubrir a todos sus empleados, en caso de accidentes de trabajo o enfermedades profesionales.

Levy Yeyati, E.; Montané, M. (2019) en un estudio realizado en la Universidad Torcuato Di Tela, Buenos Aires, en el año 2018, concluyen que: "...*los puestos de trabajo disponibles, unos 20 millones estimados por el INDEC se distribuyen en empresas que se dedican al comercio (17,3%) o la industria (11,2%). Además, se observan empresas que se dedican a la enseñanza (10,3%), la construcción (8,3%), los servicios domésticos (8,1%) y la administración pública (7,7%)*".

En las citas estadísticas se toma el año 2019, dado que a partir del 2020 se produjo una enorme retracción del mercado del trabajo, debido a la pandemia por Covid-19 en Argentina, la Superintendencia de Riesgos del Trabajo, consigna que en el año 2019 los trabajadores cubiertos por el sistema de riesgos del trabajo fueron 9.736.188.

1.2.- Definiciones sobre accidentabilidad.

Según lo establecido por la Superintendencia de Riesgos del Trabajo.

(https://www.srt.gob.ar/estadisticas/acc_definiciones.php)

Accidente de trabajo: Es un acontecimiento súbito y violento ocurrido por el hecho o en ocasión del trabajo, o en el trayecto entre el domicilio del trabajador y el lugar de trabajo o viceversa (In Itinere)

Enfermedad profesional: Se consideran enfermedades profesionales aquellas que son producidas por causa del lugar o del tipo de trabajo. Existe un Listado de Enfermedades Profesionales aprobado por normativa, en el cual se identifica el agente de riesgo, cuadros clínicos, exposición y actividades en las que suelen producirse estas enfermedades.

Reingreso o reagravación: A los fines del Registro de Accidentabilidad, se considera reingreso a un accidente laboral o enfermedad profesional previamente notificados que, habiendo cesado la incapacidad laboral temporaria, reingresa al sistema a partir de una reagravación de su cuadro.

Incapacidad Laboral Temporaria (ILT): Es aquella situación en la que los trabajadores, por causa de enfermedad o de accidente laboral, se encuentran imposibilitados temporariamente para realizar su trabajo habitual, precisando durante ese período de algún tipo de asistencia sanitaria. La ILT cesa por alguna de las siguientes causas: alta médica, declaración de Incapacidad Laboral Permanente (ILP), transcurso de un año desde la primera manifestación invalidante, abandono de tratamiento o por la muerte del damnificado.

Secuela incapacitante: Es el daño producido por un accidente de trabajo o enfermedad profesional y ocasiona una disminución en la capacidad de trabajo que durará toda su vida. Esta incapacidad puede ser:

- **Incapacidad Laboral Permanente Parcial**. Existe Incapacidad Laboral Permanente Parcial cuando el daño sufrido por el trabajador le ocasione una disminución permanente de su capacidad laborativa, pero ésta es menor al 66%. Cuando existe una merma en la integridad física y en la capacidad de trabajar, la prestación se diferencia de acuerdo al porcentaje de esa disminución.

- **Incapacidad Laboral Permanente Total**. Existe Incapacidad Laboral Permanente Total cuando el daño sufrido por el trabajador le ocasione una disminución permanente de su capacidad laborativa, y ésta es igual o superior al 66%.

Gran Invalidez: Existe Gran Invalidez cuando el trabajador en situación de Incapacidad Laboral Permanente Total necesite la asistencia continua de otra persona para realizar los actos elementales de la vida.

Trabajador damnificado o lesionado: Es todo trabajador asegurado que sufrió un accidente de trabajo o enfermedad profesional por el hecho o en ocasión del trabajo, incluyendo los accidentes de trabajo in Itinere.

1.3.- El carácter de enfermedad profesional.

En la República Argentina la ley 24.557/95 considera en el artículo 6°, inciso 2° como enfermedades profesionales aquellas que se encuentran incluidas en el listado que elaborará y revisará el Poder Ejecutivo a través de un Comité Consultivo Permanente.

El listado debe identificar el agente de riesgo, los cuadros clínicos, la exposición y actividades en capacidad de determinar la enfermedad profesional. Las enfermedades no incluidas en el listado, no serán consideradas resarcibles; en estos casos el trabajador o sus derechohabientes deberán iniciar un trámite mediante una petición fundada.

De acuerdo a lo establecido en la norma, la Superintendencia de Riesgos del Trabajo ha publicado, de acuerdo al Decreto 658/96 y sus modificatorias, que para atribuir el carácter de profesional a una enfermedad es necesario tomar en cuenta elementos básicos que permiten diferenciarlas de las enfermedades comunes:

1. **Agente**: debe existir un agente en el ambiente de trabajo que por sus propiedades puede producir un daño a la salud. La noción del agente se extiende a la existencia de condiciones de trabajo que implican una sobrecarga al organismo en su conjunto o a parte del mismo.
2. **Exposición**: debe existir la demostración que el contacto entre el trabajador afectado y el agente o condiciones de trabajo nocivas sea capaz provocar un daño a la salud.
3. **Enfermedad**: debe haber una enfermedad claramente definida en todos sus elementos clínicos, anátomo-patológicos y terapéuticos, o un daño al organismo de los trabajadores expuestos a los agentes o condiciones señalados antes.
4. **Relación de causalidad**: deben existir pruebas de orden

clínico, patológico, experimental o epidemiológico, consideradas aislada o concurrentemente, que permitan establecer una asociación de causa efecto, entre la patología definida y la presencia en el trabajo, de los agentes o condiciones señaladas más arriba.

1.4.- Riesgos en el trabajo.

Según el diccionario de la lengua española, edición del tricentenario riesgo es: "Contingencia o proximidad de un daño".

Riesgo es una amenaza potencial a la salud del trabajador, proveniente de una falta de correspondencia entre el trabajador, la actividad y las condiciones inmediatas de trabajo, que pueden materializarse en daños ocupacionales.

Al considerar el riesgo preocupa la posibilidad de que un trabajador sufra un determinado daño en su salud, derivado del trabajo, o también la combinación de la frecuencia o probabilidad que puedan derivarse de la materialización de un peligro. Considerando al peligro como la fuente o situación con capacidad de daño en términos de lesiones.

Se considera la probabilidad de que produzcan efectos adversos o daños por la exposición a un agente físico, químico, biológico o toxico, a causa de las propiedades inherentes del agente y del grado de exposición.

Un trabajador durante una jornada de trabajo se expone a riesgos producidos por la ejecución de su propia tarea, y a riesgos generados por quienes trabajan en su proximidad.

La gravedad de cada riesgo depende de la concentración y duración de la exposición para un determinado trabajo.

1.4.1.- El factor riesgo

El factor riesgo es el elemento o conjunto de elementos que estando presentes en las condiciones de trabajo, pueden desencadenar una disminución en la salud del trabajador.

Se pueden considerar:

1.- Condiciones de seguridad:

Se debe investigar, avaluar y controlar:

<u>Áreas de trabajo</u> en las que el trabajador deba permanecer o acceder en función de su trabajo.

Tener en cuenta condiciones de construcción, orden, limpieza, mantenimiento, señalización de seguridad. Instalaciones de servicios y protección; condiciones ambientales; iluminación; servicios higiénicos locales de descanso; material y locales de primeros auxilio

<u>Maquinaria y equipo de trabajo</u>. El propósito básico de resguardar las máquinas es el de prevenir y proteger contra lesiones a causa de: 1) Contacto directo con las partes móviles de una máquina; 2) Trabajo en proceso, como en una cierra circular, salpicaduras de metal caliente o químicas etc.; 3) Falla mecánica, eléctrica, falla humana a causa de curiosidad, distracción, fatiga, etc.

<u>Manipulación, almacenamiento y transporte</u> de todas las materias primas, materiales en proceso, productos terminados y materiales auxiliares, etc.

<u>Riesgo de Incendios</u>. Se puede sintetizar la prevención de incendios, como una serie de medidas que se toman para eliminar el mayor número de riesgos de fuego: 1) El estudio de sus posibilidades y de sus causas; 2) Los medios de propagación; 3) Los factores necesarios para que estos se desarrollen.

<u>Instalaciones eléctricas</u>. Se deben considerar las medidas de: 1) Información; 2) Medidas que aseguren la calidad de los aparatos y de las instalaciones eléctricas; 3) Medios de protección.

<u>Productos químicos</u> sustancias combustibles, inflamables, explosivas, tóxicas, etc.

2.- Contaminantes ambientales:

Pueden ser físicos, químicos o biológicos.

3.- Organización del trabajo:

Los contenidos del trabajo y su organización influyen en la salud del trabajador, dado que se refieren a la aplicación de sus conocimientos, capacidades y expectativas.

Los factores más significativos son:

- **1.** La valoración que tiene el trabajador de su tarea dentro de todo el proceso productivo.
- **2.** El ritmo de trabajo
- **3.** La ordenación del tiempo de trabajo: jornada, horarios, descansos, régimen de turnos.
- **4.** El estilo de mando y las relaciones jerárquicas.
- **5.** Las posibilidades de participar en la elección del método, la determinación del ritmo, la distribución del tiempo de trabajo, y el control del trabajo efectuado.
- **6.** La automatización del trabajo, con la consiguiente reducción de la intervención humana a funciones de supervisión y control.
- **7.** Las posibilidades de comunicación y de relación en el trabajo.
- **8.** La definición de roles, con el objeto de conocer las atribuciones y funciones propias y de los demás, para evitar conflictos.
- **9.** La incertidumbre sobre la estabilidad en el empleo.

Existen una serie de factores de riesgo derivados de la forma en que se organiza el trabajo, que van a tener una influencia decisiva en la salud de los trabajadores. Estos factores de riesgo son los denominados *factores psicosociales*.

Los factores psicosociales se definen como aquellas condiciones presentes en una situación laboral directamente relacionadas con la organización del trabajo y su entorno social, que se presentan con capacidad para afectar el desarrollo del trabajo y la salud, física, psíquica o social, del trabajador. Originalmente, el concepto de factores psicosociales fue definido por el comité mixto OIT/OMS en 1984 como *"aquellas condiciones presentes en una situación de trabajo, relacionadas con la organización, contenido y realización del trabajo susceptibles de afectar tanto al bienestar y la salud (física, psíquica o social) de los trabajadores como al desarrollo del trabajo."*

Los factores derivados de la organización del trabajo se expresan como: Carga de Trabajo: *Conjunto de requerimientos psicofísicos a los que se ve sometido el trabajador a lo largo de su jornada de trabajo.* Se divide en:

La Carga de Trabajo es determinada por factores como: jornada y ritmo de trabajo, comunicación, estilo de mando, participación, iniciativa, estatus del puesto, etc.

Carga Mental Esta en íntima relación con carga psíquica que está sometido el trabajador producto de la cantidad y la calidad de la información que recibe.

Cuando la carga de trabajo es excesiva, aparece la fatiga, que es la disminución de la capacidad física y mental de una persona. Esta fatiga puede ser física y/o mental

- La fatiga física está determinada por los esfuerzos físicos, las posturas de trabajo inadecuadas, los movimientos y la manipulación de cargas realizadas de forma incorrecta.

- La fatiga mental obedece a una exigencia excesiva de la capacidad de atención, análisis y control del trabajador, por la cantidad de información que recibe y a la que, tras analizarla e interpretarla, debe dar respuesta. Se empieza a sentir que disminuye la atención y que disminuye la capacidad de trabajo, si persisten las condiciones se produce la fatiga prolongada o crónica. Los síntomas son: Irritabilidad. Depresión. Falta de energía y de voluntad para trabajar. Salud más frágil, dolores de cabeza, mareos, etc.

1.5.- Tabla de evaluación de incapacidades laborales.

La Ley de Riesgos del Trabajo N° 24.557/95, crea el Comité

Consultivo Permanente (Artículo 40°), órgano tripartito, integrado por cuatro representantes del Gobierno, cuatro representantes de la Confederación General del Trabajo, cuatro representantes de las organizaciones de empleadores, dos de los cuales serán designados por el sector de la pequeña y mediana empresa, y presidido por el Ministro de Trabajo y Seguridad Social de la Nación.

En el año 2017 se incorporan dos (2) representantes de las jurisdicciones que hayan optado por el régimen de Autoseguro Público Provincial, los que se integrarán a la representación del sector gubernamental. (Artículo 9°, Ley N° 27.348)

Este Comité podrá proponer modificaciones a la normativa sobre riesgos del trabajo y al régimen de higiene y seguridad en el trabajo. Además, entre otras tiene funciones consultivas en Reglamentación de la ley; Listado de enfermedades profesionales previo dictamen de la Comisión Médica Central (Decreto N° 1278/2000); Tablas de evaluación de incapacidad laborales;

En tal forma surge la Tabla de Evaluación de Incapacidades Laborales, Decreto 659/96, que ha tenido en consideración para su confección la Tabla de Evaluación de Incapacidades de Accidentes del Trabajo y Enfermedades Profesionales de la Administración Nacional de la Seguridad Social (ANSeS) 1994, la Tabla de Evaluación de Incapacidades Laborativas Permanentes de la Organización Panamericana de la Salud 1995 y las Normas para la Evaluación y Cuantificación del Grado de Invalidez de los trabajadores afiliados al Sistema Integrado de Jubilaciones y Pensiones, Baremo 1994.

En el Decreto 659/96, establece la Tabla de Evaluación de Incapacidades Laborales que se toma y consigna en los temas a tratar, siguiendo lo que establece el Decreto mencionado, dejando constancia que se considerará los temas sin el tratamiento de la patología que se trate.

Capítulo 2.

2.1.- Agentes físicos I.

Gadea y colaboradores (2019) refiere que los agentes físicos con mayor prevalencia, en términos de proporción de trabajadores expuestos, son el ruido, las temperaturas del ambiente demasiado altas o bajas y la luz solar directa.

También, se debe incluir dentro de los agentes físicos las vibraciones, la iluminación insuficiente, la presión superior e inferior a la atmosférica estándar, el calor, las radiaciones ionizantes y no ionizantes.

2.2.- El ruido.

Los sonidos percibidos por el oído se pueden diferenciar en: ruidos cuando son de corta duración, o si varían constantemente sus características; y en sonidos cuando son musicales, cuando dan la sensación de una vibración periódica.

En el Convenio 148 de la Organización Internacional del Trabajo (OIT), Artículo 3, inciso c) el término vibración se describe como: *"El término ruido comprende cualquier sonido que pueda provocar una pérdida de audición o ser nocivo para la salud o entrañar cualquier otro tipo de peligro".*

El Decreto 658/96 y sus modificatorias, establece el agente, las actividades laborales que pueden generar exposición y las enfermedades:

Agente: Ruido
Enfermedad: Hipoacusia perceptiva.
Exposición: Lista de actividades donde se puede producir la exposición:
-Trabajos de la industria metalúrgica con percusión, abrasión, proyección, perforación de piezas metálicas. -Laminado, trefilado, estiramiento, corte, cizallamiento de piezas metálicas. -Utilización de herramientas neumáticas (perforadores, martillos, taladros). -La operación de maquinarias textil de hilados y tejidos. -Trabajo en motores de aviación, en especial reactores y todo otro motor de gran potencia para grupos electrógenos, hidráulicos, compresores, motores eléctricos de potencia y turbinas. -El empleo y destrucción de municiones y explosivos. -La molienda de piedras y minerales. -La corta de árboles con sierras mecánicas. -El empleo de maquinarias de transformación de la madera, sierra circulares, de cinta, cepilladoras, tupíes, fresas. -El manejo de maquinaria pesada en transporte de carga, minería, obras públicas, tractores agrícolas. -La molienda de caucho, de plástico y la inyección de esos materiales para moldeo. -El trabajo en imprenta rotativa en la industria gráfica. -El empleo de vibradores para concreto en la construcción. -La instalación y prueba de equipos de amplificación de sonido. -La recolección de basura doméstica. -Todo trabajo que importe exposición a una intensidad de presión sonora superior a 85 decibeles de nivel sonoro continuo equivalente.

2.2.1.- Hipoacusia inducida por el ruido.

El diccionario de la lengua española, edición del tricentenario, define el ruido como un *"sonido inarticulado, por lo general desagradable"*.

La Enciclopedia de Medicina, Higiene y Seguridad del Trabajo. (1979) dice: *"El ruido se ha descrito como un sonido sin calidad musical agradable o como un sonido no querido o no deseado"*.

La hipoacusia es la disminución de la sensibilidad auditiva, se produce por una pérdida de la función del oído interno.

Boillat (1998) describe que los estímulos acústicos intensos pueden superar la resistencia mecánica de las cilias y provocar la destrucción mecánica de las células ciliadas. Como estas células no pueden regenerarse, la pérdida es permanente. La exposición al ruido, sobre todo si es reiterada y prolongada, además de la lesión de las cilias, puede afectar el metabolismo de las células del órgano de Corti, las sinapsis aferentes localizadas bajo las células ciliadas internas, modificación de la ultra estructura celular (retículo, mitocondria, lisosomas) y, después de la sinapsis, hinchazón de las dendritas aferentes.

2.2.1.1.- Breves nociones anatómicas previas.

El oído es el órgano de la audición, funcionando también como órgano sensorial del equilibrio, por lo que en ocasiones las alteraciones de la audición y el equilibrio van íntimamente ligadas.

Es bilateral situado a ambos lados del cráneo. Para su estudio se lo divide en tres áreas anatómicas: oído externo, oído medio y oído interno.

Las dos primeras áreas tienen por misión la transmisión de las ondas sonoras y la última, la percepción de estas ondas.

2.2.1.1.1.- El oído externo.

Está constituido por dos partes, el pabellón auricular u oreja, y el conducto auditivo externo.

El pabellón del oído está situado en ambos laterales de la cabeza, delante de la apófisis mastoidea y detrás de la articulación temporomaxilar. En su constitución tiene fibrocartílago, ligamentos, músculos y piel.

Los pabellones auriculares se comportan como pantallas acústicas. La función se limita en el humano a conducir pasivamente los sonidos, por su forma de embudo, al interior del conducto auditivo externo. Ha perdido la facultad de orientación activa, que sí está presente en los mamíferos por acción de la musculatura auricular, atrofiada en el hombre.

Las ondas son captadas por el pabellón auditivo, que realiza la función de antena y son proyectadas hacia el conducto auditivo, el cual las conduce hacia el tímpano.

Uziel (1985) considera que la audición biaural mejora la percepción del sonido en alrededor de 8 dB con respecto a las situaciones de audición con un solo oído.

El conducto auditivo externo se extiende desde el pabellón al oído medio. Tiene una forma cilíndrica algo aplanada de adelante atrás, es un tubo curvo en forma de embudo de unos 2,5 cm. de longitud.

Comprende dos partes, una externa fibrocartilaginosa formada por partes blandas y la interna ósea, excavada en el hueso temporal. La piel que reviste el conducto es prolongación del pabellón, gruesa en la porción fibrocartilaginosa, se adelgaza en la ósea. Tiene anexos: pelos muy rudimentarios, glándulas sebáceas, sudoríparas y ceruminosas. Estos elementos cutáneos van desapareciendo según se adentra en la profundidad

Su función es conducir los sonidos hasta la membrana timpánica, actúa como resonador, refuerza la resonancia de las frecuencias comprendidas entre 2.000 Hz. y 4.000 Hz.

2.2.1.1.2.- El oído medio.

Es una cavidad llena de aire, llamada caja timpánica, excavada en el interior del hueso temporal, entre el conducto auditivo externo y el oído interno.

La caja timpánica se comunica por delante con la faringe por medio de la Trompa de Eustaquio, órgano musculo cartilaginoso con forma de tubo. La trompa de Eustaquio se abre en uno de sus extremos en la caja del tímpano y el otro en la nasofaringe.

Este tubo permanece normalmente cerrado y se abre mediante la acción de la musculatura propia durante el bostezo y la deglución. Su función es el de mantener el equilibrio aéreo del aire contenido en el oído medio y el medio ambiente, lo que resulta totalmente indispensable para la libre movilidad de las diferentes estructuras del aparato conductor del sonido en el oído medio.

En la pared externa se encuentra la membrana del tímpano, que es delgada, transparente, circular y situada de canto entre el conducto auditivo externo y la caja del tímpano. Se encuentra sujeta al hueso por el rodete anular.

La pared interna, separa el oído medio del interno, en el centro hay un *promontorio* y debajo la *ventana redonda*, que comunica la caja con la rampa timpánica del caracol, cerrada por *la membrana de la ventana redonda o tímpano secundario.* Por encima del promontorio la *ventana oval*, que comunica la caja del tímpano con el vestíbulo del oído interno.

La cadena de huesos, la forman tres pequeños huesos articulados entre sí y llamados por su forma: Martillo, Yunque y Estribo.

El martillo, insertado al tímpano, esta enlazado con el yunque y éste por su rama larga, se articula con la cabeza del estribo. El estribo tiene su platina inserta en la ventana oval.

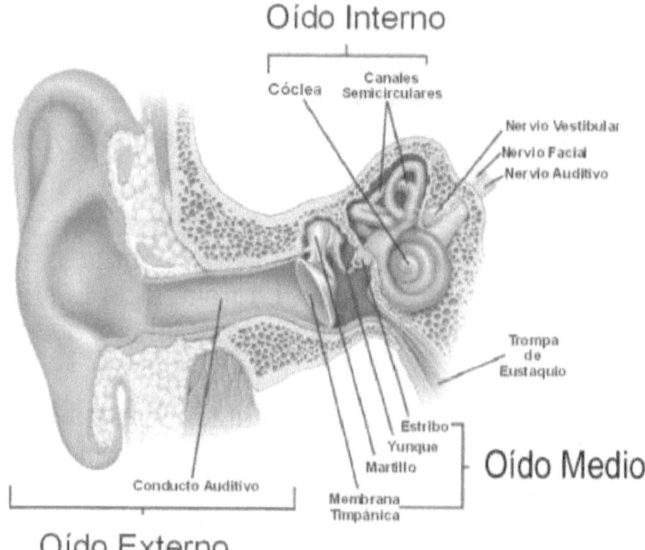

Cuando la membrana del tímpano vibra, como consecuencia del impacto de las ondas sonoras, transmitidas a través del conducto auditivo externo, los tres huesecillos vibran mecánicamente con los movimientos del tímpano. Al estar firmemente insertado el "mango" del martillo en la superficie interna del tímpano y el estribo a la ventana oval al vibrar produce un efecto de pistón que actuará sobre los líquidos del oído interno.

La principal función del oído medio es el efecto multiplicador, dado que la presión inicial en un medio aéreo (oído externo) quedaría muy reducida al pasar a un medio acuoso (oído interno), por lo que es fundamental compensar dicha pérdida.

2.2.1.1.3.- El oído interno.

El oído interno se encuentra en el hueso temporal en la región denominada peñasco. Desde el punto de vista anatómico en el oído interno se pueden considerar: vestíbulo, canales semicirculares y cóclea.

La cóclea, órgano de la percepción auditiva, estructura en forma de caracol, enrollada en dos vueltas y media de espiral. En una sección transversal se pueden distinguir tres compartimentos.

El conducto superior denominado *rampa vestibular* y la inferior *rampa timpánica* y ambos están rellenos de un líquido, la perilinfa. La perilinfa es ultrafiltrado sanguíneo similar al líquido cefalorraquídeo, que desemboca en el espacio subaracnoideo a través del acueducto coclear.

El conducto central, que se encuentra entre ambas rampas, es la *cóclea membranosa o conducto coclear* de sección triangular y cuyo interior está relleno de un líquido, la endolinfa. La endolinfa es producida por una estructura llamada *estría vascular*, se reabsorbe en un saco ciego llamado *saco endolinfático*, ubicado en el espacio epidural.

En el conducto coclear se encuentra el *órgano de Corti*, constituido por más 10.000 *células ciliadas o sensoriales* (internas y externas) que se sustentan sobre la *membrana basilar*. Por encima de dichas células se encuentra la *membrana tectoria*, la cual estimulará las células ciliadas mediante un movimiento de cizalla, provocando la transformación del estímulo mecánico en una excitación neuronal.

El movimiento de pistón de la platina del estribo, va a generar oscilaciones en dicho líquido perilinfático, como las pequeñas olas que produce un cuerpo pesado al caer en un estanque de agua, y viaja por las dos vueltas y medias del caracol por la rampa vestibular.

Al llegar al extremo, columela, retorna por la rampa timpánica hasta la ventana redonda, que sirve de pivote o contragolpe, movimiento positivo-negativo, desigualdad de fase, sin el cual no hay desplazamiento peri linfático y no se genera la audición por no estimularse el transductor, el elemento que convierte la energía vibratoria en energía bioeléctrica que son las células ciliadas del órgano de Corti. Así, se producirá primero el potencial microfónico coclear y después el potencial de acción, por la rama *coclear del nervio auditivo (VIII par craneal)*

2.2.1.1.4.- Aparato vestibular.

El receptor neurosensorial vestibular es el neuroepitelio del *laberinto membranoso*, que contiene la endolinfa. Está ubicado en el interior de la región petrosa del hueso temporal, en lo que se denomina cápsula ótica.

El espacio perilaberíntico, con su contenido líquido la perilinfa, se encuentra entre el laberinto membranoso y la cápsula ótica.

El laberíntico membranoso consta de tres partes con funciones diferentes:

1.- La póstero superior, denominada laberinto vestibular, constituida por los canales semicirculares, el utrículo y el sáculo.

a.- Los conductos o canales semicirculares Superior, posterior y horizontal o lateral, ubicados cada uno en planos perpendiculares respecto a los otros dos. Tienen en uno de sus extremos una ampolla, en su interior se encuentra la cresta ampular. Esta última, que es un órgano transductor, detecta las aceleraciones angulares de la cabeza en los tres planos del espacio.

b.- El utrículo ubicado en el vestíbulo del laberinto óseo, contiene la mácula, que es un receptor neurosensorial.

c.- El sáculo tiene también una mácula de similar constitución. Ambos utrículo y sáculo responden a las aceleraciones lineales.

2 y 3.- La anteroinferior y cóclea, el ducto y saco endolinfático vistos en el punto 2.2.1.3.- Oído interno

2.2.1.2.- Proceso de la audición.

El sonido consiste en vibraciones de las moléculas de aire, los átomos y moléculas en el aire se mueven extremadamente rápido. Movimiento que no se percibe porque las moléculas de aire son extremadamente ligeras.

Las colisiones entre estas moléculas son elásticas por ello no pierden velocidad. El aire posee en un gran número de moléculas muy próximas que están colisionando continuamente unas con otras, produciendo lo que se percibe como presión del aire o presión atmosférica.

Cuando un objeto vibra, ocasiona ondas de presión, por variación en la presión de un medio elástico, como el aire o el agua, que se propaga a través de la materia, sea un medio gaseoso, líquido o sólido, en pequeñas fluctuaciones u ondas, por ser percibidas por el oído como sonido, son llamadas *ondas sonoras*.

Mediante transductores es posible transformar energía acústica en eléctrica (micrófono), energía eléctrica en acústica (altavoz), energía mecánica en acústica, tambor, etc.

La velocidad de propagación del sonido depende de las características del medio en el que se realiza, dicha propagación y no de las características de la onda o de la fuerza que la genera.

El sonido viaja por el aire a 340 metros por segundo. No significa que una molécula viaje a esta velocidad, sino que la perturbación local de presión se propaga a esta velocidad.

Morton y Nance (2006) manifiestan que desde un punto de vista mecánico, el oído es un transductor de señal que capta una perturbación del medio, la propaga, modifica y transforma en señal eléctrica para enviarla al cerebro que la procesa, la interpreta y le da sentido.

El oído actúa en la siguiente forma:

1. El estímulo sonoro es captado por el pabellón del oído y conducido hasta el órgano de Corti.
2. El órgano de Corti transforma la energía mecánica en energía eléctrica, fenómeno bioeléctrico de transducción, y la transfiere al nervio auditivo.
3. La energía eléctrica se vehiculiza por las vías nerviosas hasta la corteza cerebral, que realiza la apreciación de los

sonidos, con todas sus cualidades, función de las áreas auditivas del lóbulo temporal de la corteza (áreas 21-22 y 41-42 de Brodmann)

2.2.1.3.- Características de las ondas sonoras.

En las ondas sonoras se mide intensidad, que se expresa en *decibeles*, y la forma de variar con el tiempo, frecuencia que se expresa en *hercios o Hertz*.

La intensidad sonora, decibeles (dB) para el ser humano se ubica entre 4 y 85 dB, rango necesario para la comunicación humana.

Por debajo de 4 dB no se genera la sensación auditiva. Por encima de 85 dB comienza a aparecer primero, disconformidad ante el sonido y posteriormente el dolor algiacusia, signo de alerta ante un daño de las células del órgano de Corti.

Los Hertz (Hz) es la unidad de altura o frecuencia y se expresa en ciclos por segundo. El rango en el ser humano está entre los 20 y 18.000 Hz, ligeramente superiores en la mujer. Por debajo de 20 Hz se llaman infrasonidos y por encima de 50,000 Hz están los ultrasonidos.

La audición, útil o más utilizada en la relación con el medio y en el ser humano, se sitúa en un ancho de banda entre los 250 y 4000 Hz centrada en la frecuencia de 1 K/c que resulta la frecuencia funcional óptima para el oído humano.

2.2.2.- Hipoacusias de origen laboral.

Intensidad del ruido.

Es la fuerza de la vibración sonora y se mide en decibelios (dB) o dB(A). [1]

---

[1] Las ponderaciones de frecuencia se definen en las normas de diseño del instrumento de medición del ruido. La ponderación

Las ponderaciones de frecuencia se definen en las normas de diseño del instrumento de medición del ruido. La ponderación dB(A) es para las frecuencias audibles del oído humano, sensible a frecuencias entre 500 Hz y 6.000 Hz.

El nivel adoptado por una gran cantidad de países y el más alto permisible de exposición al ruido en el lugar de trabajo, recomendado por la Organización Mundial de la Salud (OMS) es de 85 dB durante un máximo de 8 horas al día.

La Resolución 85/12 de la Superintendencia de Riesgos del Trabajo aprueba el protocolo para la medición del nivel de Ruido en el Ambiente Laboral, que se plasmarán en el protocolo y tendrá una validez de 12 meses y establece el nivel sonoro continuo equivalente de 85 dbA como criterio para las 8 horas de jornada laboral.

El decibelio ponderado dBA es la unidad de nivel del ruido en la que se han filtrado las altas y bajas frecuencias, menos perceptibles para el oído humano que alcanza un máximo en las medias frecuencias. El motivo es ajustar esta unidad más adecuadamente a la percepción que tenemos del sonido.

El Decreto 351/79 define el:

"Nivel Sonoro Continuo Equivalente (N.S.C.E.): Es el nivel sonoro medido en dB (A) de un ruido supuesto constante y continuo durante toda la jornada, cuya energía sonora será igual a la del ruido variable medido estadísticamente a lo largo de la misma".

Pero también se debe tener en cuenta la *dosis de ruido,* definida: *"La cantidad de energía sonora que un trabajador puede recibir durante la jornada laboral y que está determinada no sólo por el nivel sonoro continuo equivalente del ruido al que está expuesto, sino también por la duración de dicha exposición".*

---

dB(A) es para las frecuencias audibles del oído humano, sensible a frecuencias entre 500 Hz y 6.000 Hz.

Es por ello que el potencial de daño a la audición de un ruido, depende tanto de su nivel como de su duración.

La lesión auditiva.

Aparece por encima de los 80 dB(A) y la probabilidad de daño aumenta según aumenta la intensidad de ruido continuo diario equivalente y durante un número de años de exposición determinado.

Frecuencia.

La frecuencia es el número de veces que vibra una onda sonora por unidad de tiempo, medida en Hertz (Hz).

La frecuencia determina el tono de un sonido o un ruido.

Los sonidos más peligrosos para el oído son los de alta frecuencia, a partir de la frecuencia de 1.000 Hz. El oído humano es más susceptible a daño para niveles comprendidos entre los 3.000 y 6.000 Hz. La zona de percepción de la membrana basilar de los 4.000 Hz, es la primera afectada al producirse un daño selectivo sobre los receptores sensibles a los sonidos de frecuencias agudas.

Tiempo de exposición.

El tiempo de exposición está relacionado con el daño producido, así como la cantidad total de energía sonora percibida por el aparato auditivo. La lesión se desarrolla en los primeros años de exposición y tras pasar un tiempo va afectando a las zonas receptoras inmediatas al área de agudos de la membrana basilar, dañándose el conjunto de la zona de recepción de las frecuencias agudas.

Características personales.

El daño por exposición a ruido, debe ser valorado de forma individual, al igual que los factores de las condiciones de trabajo.

No existe evidencia que algunas personas sean más resistentes que otras al ruido.

Edad.

Diversos estudios establecen relación entre la presbiacusia, hipoacusia debido al envejecimiento del oído, y la exposición a ruido. La presbiacusia se manifiesta con mayor intensidad en las personas que han estado expuestas a ruido.

2.2.3.- Ambiente laboral. Tipos de ruidos.

A grandes rasgos, los tipos de ruidos pueden clasificarse en dos grandes grupos de emisores:

Ruido de fuente: cuando es necesario cuantificar el ruido de una fuente aislada, midiendo en un punto bien definido alrededor de la misma.

Ruido de ambiente laboral: cuando se mide para determinar el riesgo de pérdidas de la audición o las molestias que puede generar el ruido dentro de los estándares de ergonomía.

Considerando la Resolución 295/2003 del Ministerio del Trabajo, Empleo y la Seguridad Social, se pueden establecer subgrupos:

- **Ruido continuo o estable:** Se considera continuo, cuando su nivel varía en función del tiempo lentamente, con fluctuaciones menores a 5dB. Estos ruidos provienen de máquinas con cargas estables, por ejemplo motores eléctricos, bombas, etc.
- **Ruido fluctuante periódico:** es aquel cuya diferencia entre los valores máximos y mínimos de LpA o Lmax es superior o igual a 5 dB, variando el Lmax aleatoriamente a lo largo del tiempo.[2]
- **Ruido de impacto:** Se considera un ruido de impacto cuando varía en forma brusca dentro de un período muy corto de tiempo. Estará en un rango de 80 y 140 dBA. Por encima de los 140 dBA no se permitirá exposición sin

---

[2] Lmax es el valor máximo de nivel depresión alcanzado durante todo el intervalo de estudio.

protección auditiva, siempre considerando ponderación de decibeles C. Por ejemplo: disparo de un arma, golpe de una guillotina o prensa.

2.2.4.- Efectos de la exposición al ruido.

2.2.4.1.- Principales efectos ocasionados en el sistema auditivo.

Pérdida temporal de la audición. Se presenta cuando una persona está expuesta en un ambiente ruidoso a un tiempo no muy prolongado, afectación temporal de sordera que desaparece con el tiempo y el cambio de ambiente.

Pérdida permanente de la audición. El sistema auditivo puede perder de manera permanente sus principales funciones, ya sea por una exposición prolongada a ruido elevado o por exposiciones a ruidos de impacto en periodos cortos.

Dolor. También llamado algiacusia, que es la manifestación clínica del reclutamiento que consiste en oír un sonido de manera molesta a poco que su intensidad sea elevada. Exposición a altas frecuencias sonoras entre 110 dB y 130 dB.

Acúfeno o tinnitus: Los acúfenos no son una enfermedad, sino un síntoma relacionado con el sistema auditivo. En inglés suelen llamarse *tinnitus*, un latinismo que significa "tintineo", y suelen describirse como zumbidos o silbidos que se escuchan en uno o ambos oídos, sin que exista una fuente exterior de sonido.

2.2.4.2.- Principales efectos en otras partes del organismo:

Estrés: El medio ambiente físico puede ser una importante fuente generadora de estrés ocupacional. Entre los factores que contribuyen al estrés la O.M.S. incluye el ruido como uno de los contaminantes de más alto riesgo para la salud.

Cansancio e irritabilidad: se produce cuando el ruido interfiere con las actividades, los sentimientos, los pensamientos, el sueño o el descanso cotidianos y se puede acompañar con respuestas negativas, como ira, disgusto, agotamiento, alteraciones en el comportamiento social, síntomas relacionados con el estrés.

Alteraciones cardiovasculares: La exposición aguda a diferentes clases de ruidos se asocia con estimulación del sistema neurovegetativo y del sistema endócrino. Se observó repetidas veces que la exposición al ruido aumenta la presión sistólica y diastólica, cambia la frecuencia cardíaca. Además, alteraciones en los niveles de algunas hormonas relacionadas con el estrés, ya sea la adrenalina y noradrenalina, otras hormonas que se pueden estimular por la hipófisis son la ACTH y el cortisol.

Efectos sobre el sueño: Altos niveles de exposición sonora provocan trastornos importantes relacionados con el sueño. Dificultad para conciliar el sueño, movimientos inconscientes del cuerpo e interrupciones repetitivas del sueño.

2.2.5.- Medidas preventivas.

Protección del trabajador frente a un nivel de ruido que puede generarle daño auditivo.

El decreto 351/79 y sus modificatorias, reglamentario de la ley 19.587/72, norma en el artículo:

Artículo 87 – Cuando el nivel sonoro continuo equivalente supere en el ámbito de trabajo la dosis establecida en el Anexo V, se procederá a reducirlo adoptando las correcciones que se enuncian a continuación y en el orden que se detalla:

1. Procedimientos de ingeniería, ya sea en la fuente, en las vías de transmisión o en el recinto receptor.

2. Protección auditiva al trabajador.

3. De no ser suficiente las correcciones indicadas precedentemente, se procederá a la reducción de los tiempos de exposición.

Estos puntos indican un trabajo coordinado de los Servicios de Higiene y Seguridad y de Medicina del Trabajo.

Esto se puede hacer de la siguiente manera, teniendo en cuenta lo establecido en el decreto 351/79:

a) Otros métodos de trabajo que reduzcan la necesidad de exponerse al ruido.

b) La elección de equipos de trabajo adecuados, máquinas, instalaciones, herramientas, etc., que generen el menor nivel posible de ruido.

c) Pensar y disponer de los lugares y puestos de trabajo para evitar o disminuir el ruido ambiental.

d) La reducción técnica del ruido, protección acústica, aislamiento de la fuente. - Reducción el ruido aéreo, por ejemplo, por medio de pantallas, cerramientos, recubrimientos con material acústicamente absorbente. - Reducción del ruido transmitido por cuerpos sólidos, por ejemplo, mediante amortiguamiento o aislamiento.

e) Programas apropiados de mantenimiento de los equipos de trabajo, del lugar de trabajo y de los puestos de trabajo.

f) Limitación de la duración e intensidad de la exposición;

g) Ordenación adecuada del tiempo de trabajo.

h) Provisión de elementos de protección personal homologados, acorde a los niveles y frecuencias sonoras.

i) Formación, capacitación y entrenamientos en el riesgo y la forma de prevenirlo en su puesto de trabajo.

j) Señalización de la obligación de protección auditiva.

2.2.6.- Trabajadores expuestos al ruido.

Se consignan los porcentajes de trabajadores expuestos al ruido según rama de actividad, categoría ocupacional, características sociodemográficas, registración y tamaño del establecimiento.

RAMA DE ACTIVIDAD	VARIABLES	Ruido
	Población trabajadora	23,2%
	Actividades primarias	17,4%
	Ind. Manufacturera	37,0%
	Construcción	32,8%
	Comercio	16,7%
	Hoteles y restaurantes	20,2%
	Transporte, Alm., y Comunic.	24,6%
	Serv. Financ. Inm. Alq. y Emp.	14,6%
	Admin. Pública y Defensa	19,1%
	Enseñanza	45,4%
	Ser. Sociales y de Salud	15,2%
	Trabajo doméstico	3,8%
	Otros serv. Comunit. Soc.y Per.	26,8%

<u>Fuente</u>: Ministerio de la Producción y Trabajo. Año 2018.
https://www.trabajo.gob.ar/downloads/estadisticas/ecetss/ecetss_informe.pdf

La Organización Internacional del Trabajo (OIT) divulga para ilustración general, el siguiente cuadro:

Efecto en los seres humanos	Nivel sonoro en dB(A)	Fuente del sonido
Sumamente lesivo	140	Motor de aparato a reacción Remachadora
	130	
		UMBRAL DEL DOLOR
	120	Avión a hélice
Lesivo	110	Perforadora de rocas Sierra mecánica Taller de metalistería
	100	
	90	Camión
Peligroso	80	Calle con mucho tráfico
Impide hablar	70	Automóvil de turismo
	60	Conversación normal
Irritante	50	Conversación en voz baja
	40	Música emitida por radio a bajo volumen
	30	Susurros
	20	Piso tranquilo de una ciudad
	10	Susurro de hojas
	0	UMBRAL DE LA AUDICIÓN

Fuente:
https://training.itcilo.org/actrav_cdrom2/es/osh/noise/noiseat.htm

2.2.7.- Evaluación del daño auditivo. Decreto 659/96.

Los trabajadores que hayan sufrido daño auditivo, sea por intoxicación, sobreexposición aguda o crónica a ruido, o bien por contusión encefálica, se someterán a estudio auditivo consistente en evaluación otológica y 3 audiometrías, así como a otros estudios para verificar el daño coclear.

Cálculo de la pérdida auditiva monoaural.

PÉRDIDA AUDITIVA MONOAURAL			
SD	%	SD	%
100	0.0	240	52.5
105	1.9	245	54.4
110	3.8	250	56.2
115	5.6	255	58.1
120	7.5	260	60.0
125	9.4	265	61.9
130	11.2	270	63.8
135	13.1	275	65.6
140	15.0	280	67.5
145	16.9	285	69.3
150	18.8	290	71.2
155	20.6	295	73.1
160	22.5	300	75.0
165	24.4	305	76.9
170	26.2	310	78.8
175	28.1	315	80.6
180	30.0	320	82.5
185	31.9	325	84.4
190	33.8	330	86.2
195	35.6	335	88.1
200	37.5	340	90.0
205	39.4	345	90.9
210	41.2	350	93.8
215	43.1	355	95.6
220	45.0	360	97.5
225	46.9	365	99.4
230	48.9	370 o >	100.0
235	50.6		

Estos exámenes deberán hacerse después de un mínimo de 24 horas de reposo auditivo y entre ellos deberá existir un intervalo no inferior a 7 días. Los promedios de los decibeles, medidos en los umbrales de las frecuencias consideradas, en los tres exámenes, no podrán diferir en más de 10 dB. Si este requisito no se cumple en las 3 audiometrías, deberán tomarse otras hasta lograrlo.

Si por efecto de un trauma agudo se pierde total e irreversiblemente la función de un oído, conservándose la normalidad del otro, la incapacidad a reconocer será del 15%. La hipoacusia total, traumática o por exposición al ruido, se evaluará con una incapacidad del 42%. Las hipoacusias parciales se evaluarán según las tablas.

En el caso de una pérdida monoaural, se suma la pérdida en decibeles de la vía aérea de los tonos 500, 1.000, 2.000 y 4.000. La suma obtenida se traslada a la tabla donde se convierte en porcentaje de pérdida auditiva.

Cálculo de la pérdida auditiva biaural.

La audiometría tonal representa una de las pruebas fundamentales en los estudios diagnósticos auditivos.

Es una exploración de la función auditiva que consiste en la obtención de los umbrales de audición para las distintas frecuencias, entendiendo como umbral auditivo la intensidad mínima que una persona necesita para detectar la presencia de un sonido aproximadamente el 50% de las veces.

Los umbrales auditivos estudiados serán diferentes según sea el modo en que presentemos al paciente el estímulo auditivo:

- Si el estímulo auditivo se presenta a través de auriculares estudiaremos la vía de conducción aérea;
- Si el estímulo auditivo se presenta a través de vibradores óseos estaremos estudiando la vía de conducción ósea.

La audiometría tonal tiene como objetivo establecer la existencia o no de una posible hipoacusia.

Es una prueba subjetiva ya que los resultados que obtenemos son proporcionados bajo la subjetividad del paciente explorado y, por lo tanto, dependemos por completo de su colaboración.

La audiometría tonal puede establecer la localización

inicial de la lesión causante de la hipoacusia, diferenciando entre hipoacusias de transmisión e hipoacusias de percepción.

El Decreto 659/96 establece a los efectos del cálculo de la pérdida auditiva biaural el uso de la *Tabla de la American Academy of Otolaryngology 1979 y American Medical Association 1984*, para lo cual, obtenida la audiometría tonal, se suma la pérdida en decibeles de la vía aérea de los tonos 500, 1.000, 2.000 y 4.000 de cada oído y se lo traslada a la tabla.

En esta Tabla se debe buscar en su eje horizontal el mejor oído y en su eje vertical el peor; de la intersección de ambos ejes surge la pérdida auditiva bilateral en porcentajes. Dicho valor multiplicado por 0,42 da como resultado la pérdida del % del salario.

En caso de no contar con la Tabla de la AMA, se puede determinar el valor de la pérdida del porcentaje del salario, por lesión auditiva uni o bilateral, con la siguiente fórmula:

$$\frac{(\%\text{Oído mejor} \times 5) + (\%\text{Oído peor} \times 1)}{6} \times 0,42 = \% \text{ del Salario}$$

La pérdida en la función auditiva se evaluará luego de haberse efectuado tres (3) audiometrías. Entre cada audiometría existirá un intervalo no inferior a 7 días y no superior a 15 días.

Respecto a la elección de que audiometría utilizar, se discutió entre un promedio de las tres y la mejor de las tres. Concluyendo en utilizar la mejor de las tres audiometrías.

Tabla de la American Academy of Otolaryngology 1979 y American Medical Association 1984.

	100	105	110	115	120	125	130	135	140	145	150	155	160	165	170	175	180	185	190
100	0.0																		
105	0.3	1.9																	
110	0.6	2.2	3.8																
115	0.9	2.5	4.1	5.6															
120	1.3	2.6	4.4	5.9	7.5														
125	1.6	3.1	4.7	6.3	7.8	9.4													
130	1.9	3.4	5.0	6.6	8.1	9.7	11.3												
135	2.2	3.8	5.3	6.9	8.4	10.0	11.6	13.1											
140	2.5	4.1	5.6	7.2	8.8	10.3	11.9	13.4	15.0										
145	2.8	4.4	5.9	7.5	9.1	10.6	12.2	13.8	15.3	16.9									
150	3.1	4.7	6.3	7.8	9.4	10.9	12.5	14.1	15.6	17.2	18.8								
155	3.4	5.0	6.6	8.1	9.7	11.3	12.8	14.4	15.9	17.5	19.1	20.6							
160	3.8	5.3	6.9	8.4	10.0	11.6	13.1	14.7	16.3	17.8	19.4	20.9	22.5						
165	4.1	5.6	7.2	8.8	10.3	11.9	13.4	15.0	16.6	18.1	19.7	21.3	22.8	24.4					
170	4.4	5.9	7.5	9.1	10.6	12.2	13.8	15.3	16.9	18.4	20.0	21.6	23.1	24.7	26.3				
175	4.7	6.3	7.8	9.4	10.9	12.5	14.1	15.6	17.2	18.8	20.3	21.9	23.4	25.0	26.6	28.1			
180	5.0	6.6	8.1	9.7	11.3	12.8	14.4	15.9	17.5	19.1	20.6	22.2	23.8	25.3	26.9	28.4	30.0		
185	5.3	6.9	8.4	10.0	11.6	13.1	14.7	16.3	17.8	19.4	20.9	22.5	24.1	25.6	27.2	28.8	30.3	31.9	
190	5.6	7.2	8.8	10.3	11.9	13.4	15.0	16.6	18.1	19.7	21.3	22.8	24.4	25.9	27.5	29.1	30.6	32.2	33.0
195	5.9	7.5	9.1	10.6	12.2	13.8	15.3	16.9	18.4	20.0	21.6	23.1	24.7	26.3	27.8	29.4	30.9	32.5	34.1
200	6.3	7.8	9.4	10.9	12.5	14.1	15.6	17.2	18.8	20.3	21.9	23.4	25.0	26.6	28.1	29.7	31.3	32.8	34.4
205	6.6	8.1	9.7	11.3	12.8	14.4	15.9	17.5	19.1	20.6	22.2	23.8	25.3	26.9	28.4	30.0	31.6	33.1	34.7
210	6.9	8.4	10.0	11.6	13.1	14.7	16.3	17.8	19.4	20.9	22.5	24.1	25.6	27.2	28.8	30.3	31.9	33.4	35.0
215	7.2	8.8	10.3	11.9	13.4	15.0	16.6	18.1	19.7	21.3	22.8	24.4	25.9	27.5	29.1	30.6	32.2	33.8	35.3
220	7.5	9.1	10.6	12.2	13.8	15.3	16.9	18.4	20.0	21.6	23.1	24.7	26.3	27.9	29.4	30.9	32.5	34.1	35.6
225	7.8	9.4	10.9	12.5	14.1	15.6	17.2	18.8	20.3	21.9	23.4	25.0	26.6	28.1	29.7	31.3	32.8	34.4	35.9
230	8.1	9.7	11.3	12.8	14.4	15.9	17.5	19.1	20.6	22.2	23.8	25.3	26.9	28.4	30.0	31.6	33.1	34.7	36.3
235	8.4	10.0	11.6	13.1	14.7	16.3	17.8	19.4	20.9	22.5	24.1	25.6	27.2	28.8	30.3	31.9	33.4	35.0	36.6
240	8.8	10.3	11.9	13.4	15.0	16.6	18.1	19.7	21.3	22.8	24.4	25.9	27.5	29.1	30.6	32.2	33.8	35.3	36.9
245	9.1	10.6	12.2	13.8	15.3	16.9	18.4	20.0	21.6	23.1	24.7	26.3	27.8	29.4	30.9	32.5	34.1	35.6	37.2
250	9.4	10.9	12.5	14.1	15.6	17.2	18.8	20.3	21.9	23.4	25.0	26.6	28.1	29.7	31.3	32.8	34.4	35.9	37.5
255	9.7	11.3	12.8	14.4	15.9	17.5	19.1	20.6	22.2	23.8	25.3	26.9	28.4	30.0	31.6	33.1	34.7	36.3	37.8
260	10.0	11.6	13.1	14.7	16.3	17.8	19.4	20.9	22.5	24.1	25.6	27.2	28.8	30.3	31.9	33.4	35.0	36.6	38.1
265	10.3	11.9	13.4	15.0	16.6	18.1	19.7	21.3	22.8	24.4	25.9	27.5	29.1	30.6	32.2	33.8	35.3	36.9	38.4
270	10.6	12.2	13.8	15.3	16.9	18.4	20.0	21.6	23.1	24.7	26.3	27.8	29.4	30.9	32.5	34.3	35.6	37.2	38.8
275	10.9	12.5	14.1	15.6	17.2	18.8	20.3	21.9	23.4	25.0	26.6	28.1	29.7	31.3	32.8	34.4	35.9	37.5	39.1
280	11.3	12.8	14.4	15.9	17.5	19.1	20.6	22.2	23.8	25.3	26.9	28.4	30.0	31.6	33.1	34.7	36.3	37.8	39.4
285	11.6	13.1	14.7	16.3	17.8	19.4	20.9	22.5	24.1	25.6	27.2	28.8	30.3	31.9	33.4	35.0	36.6	38.1	39.7
290	11.9	13.4	15.0	16.6	18.1	19.7	21.3	22.8	24.4	25.9	27.5	29.1	30.6	32.2	33.8	35.5	36.9	38.4	40.0
295	12.2	13.8	15.3	16.9	18.4	20.0	21.6	23.1	24.7	26.3	27.8	29.4	30.9	32.5	34.1	35.6	37.2	38.8	40.3
300	12.5	14.1	15.6	17.2	18.8	20.3	21.9	23.4	25.0	26.6	28.1	29.7	31.3	32.8	34.4	35.9	37.5	39.1	40.6
305	12.8	14.4	15.9	17.5	19.1	20.6	22.2	23.8	25.3	26.9	28.4	30.0	31.6	33.1	34.7	36.3	37.8	39.4	40.9
310	13.1	14.7	16.3	17.8	19.4	20.9	22.5	24.1	25.6	27.2	28.8	30.3	31.9	33.4	35.0	36.6	38.1	39.7	41.3
315	13.4	15.0	16.6	18.1	19.7	21.3	22.8	24.4	25.9	27.5	29.1	30.6	32.2	33.8	35.3	36.9	38.4	40.0	41.6
320	13.8	15.3	16.9	18.4	20.0	21.6	23.1	24.7	26.3	27.8	29.4	30.9	32.5	34.1	35.6	37.2	38.8	40.3	41.9
325	14.1	15.6	17.2	18.8	20.3	21.9	23.4	25.0	26.6	28.1	29.7	31.3	32.8	34.4	35.9	37.5	39.1	40.6	42.2
330	14.4	15.9	17.5	19.1	20.6	22.2	23.8	25.3	26.9	28.4	30.0	31.6	33.1	34.7	36.3	37.8	39.4	40.9	42.5
335	14.7	16.3	17.8	19.4	20.9	22.5	24.1	25.6	27.2	28.8	30.3	31.9	33.4	35.0	36.6	38.1	39.7	41.3	42.8
340	15.0	16.6	18.1	19.7	21.3	22.8	24.4	25.9	27.5	29.1	30.6	32.2	33.8	35.3	36.9	38.4	40.0	41.6	43.1
345	15.3	16.9	18.4	20.0	21.6	23.1	24.7	26.3	27.8	29.4	30.9	32.5	34.1	35.6	37.2	38.7	40.3	41.9	43.4
350	15.6	17.2	18.8	20.3	21.9	23.4	25.0	26.6	28.1	29.7	31.3	32.8	34.4	35.9	37.5	39.1	40.6	42.2	43.8
355	15.9	17.5	19.1	20.6	22.2	23.8	25.3	26.9	28.4	30.0	31.6	33.1	34.7	36.3	37.8	39.4	40.9	42.5	44.1
360	16.2	17.8	19.4	20.9	22.5	24.1	25.6	27.2	28.8	30.3	31.9	33.4	35.0	36.6	38.1	39.7	41.3	42.8	44.4
365	16.6	18.1	19.7	21.3	22.8	24.4	25.9	27.5	29.1	30.6	32.2	33.8	35.3	36.9	38.4	40.0	41.6	43.1	44.7
368	16.8	18.3	19.9	21.4	23.0	24.6	26.2	27.7	29.3	30.8	32.4	33.9	35.5	37.1	38.6	40.2	41.8	43.3	44.9

195	200	205	210	215	220	225	230	235	240	245	250	255	260	265	270	275	280	285
35.6																		
35.9	37.5																	
36.3	37.8	39.4																
36.6	38.1	39.7	41.1															
36.9	38.4	40.0	41.6	43.1														
37.2	38.8	40.3	41.9	43.4	45.0													
37.5	39.1	40.6	42.2	43.8	45.3	46.9												
37.8	39.4	40.9	42.5	44.1	45.6	47.2	48.8											
38.1	39.7	41.3	42.8	44.4	45.9	47.5	49.1	50.6										
38.4	40.0	41.6	43.1	44.7	46.3	47.8	49.4	50.9	52.5									
38.8	40.3	41.9	43.4	45.0	46.6	48.1	49.7	51.3	52.8	54.4								
39.1	40.6	42.2	43.8	45.3	46.7	48.4	50.0	51.6	53.1	54.7	56.3							
39.4	40.9	42.5	44.1	45.6	47.2	48.8	50.3	51.9	53.4	55.0	56.6	58.1						
39.7	41.3	42.8	44.4	45.9	47.5	49.1	50.6	52.2	53.8	55.3	56.9	58.4	60.0					
40.0	41.6	43.1	44.7	46.3	47.8	49.4	50.9	52.5	54.1	55.6	57.2	58.8	60.3	61.9				
40.3	41.9	43.4	45.0	46.6	48.1	49.7	51.3	52.8	54.4	55.9	57.5	59.1	60.6	62.2	63.8			
40.6	42.2	43.8	45.3	46.9	48.4	50.0	51.6	53.1	54.7	56.3	57.8	59.4	60.9	62.5	64.1	65.6		
40.9	42.5	44.1	45.6	47.2	48.8	50.3	51.9	53.4	55.0	56.6	58.1	59.7	61.3	62.8	64.4	65.9	67.5	
41.3	42.8	44.4	45.9	47.5	49.1	50.6	52.2	53.8	55.3	56.9	58.4	60.0	61.6	63.1	64.7	66.3	67.8	69.4
41.6	43.1	44.7	46.3	47.8	49.4	50.9	52.5	54.1	55.6	57.2	58.8	60.3	61.9	63.4	65.0	66.6	68.1	69.7
41.9	43.4	45.0	46.6	48.1	49.7	51.3	52.8	54.4	55.9	57.5	59.1	60.6	62.2	63.8	65.3	66.9	68.4	70.0
42.2	43.8	45.3	46.9	48.4	50.0	51.6	53.1	54.7	56.3	57.8	59.4	60.9	62.5	64.1	65.6	67.2	68.8	70.3
42.5	44.1	45.6	47.2	48.8	50.3	51.9	53.4	55.0	56.6	58.1	59.7	61.3	62.8	64.4	65.9	67.5	69.1	70.6
42.8	44.4	45.9	47.5	49.1	50.6	52.2	53.8	55.3	56.9	58.4	60.0	61.6	63.1	64.7	66.3	67.8	69.4	70.9
43.1	44.7	46.3	47.8	49.4	50.9	52.5	54.1	55.6	57.2	58.8	60.3	61.9	63.4	65.0	66.6	68.1	69.7	71.3
43.4	45.0	46.6	48.1	49.7	51.3	52.8	54.4	55.9	57.5	59.1	60.6	62.2	63.8	65.3	66.9	68.4	70.0	71.6
43.8	45.3	46.9	48.4	50.0	51.6	53.1	54.7	56.3	57.8	59.4	60.9	62.5	64.1	65.6	67.2	68.8	70.3	71.9
44.1	45.6	47.2	48.8	50.3	51.9	53.4	55.0	56.6	58.1	59.7	61.3	62.8	64.4	65.9	67.5	69.1	70.6	72.2
44.4	45.9	47.5	49.1	50.6	52.2	53.7	55.3	56.9	58.4	60.0	61.6	63.1	64.7	66.3	67.8	69.4	70.9	72.5
44.7	46.3	47.8	49.4	50.9	52.5	54.0	55.6	57.2	58.8	60.3	61.9	63.4	65.0	66.6	68.1	69.7	71.3	72.8
45.0	46.6	48.1	49.7	51.3	52.8	54.4	55.9	57.5	59.1	60.6	62.2	63.8	65.3	66.9	68.4	70.0	71.6	73.1
45.3	46.9	48.4	50.0	51.6	53.1	54.7	56.3	57.8	59.4	60.9	62.5	64.1	65.6	67.2	68.9	70.3	71.9	73.4
45.6	47.2	48.8	50.3	51.9	53.4	55.0	56.6	58.1	59.7	61.3	62.8	64.4	65.9	67.5	69.1	70.6	72.2	73.7
45.9	47.5	49.1	50.6	52.2	53.8	55.3	56.9	58.4	60.0	61.6	63.1	64.7	66.3	67.8	69.4	70.9	72.5	74.1
46.3	47.8	49.4	50.9	52.5	54.1	55.6	57.2	58.8	60.3	61.9	63.4	65.0	66.6	68.1	69.7	71.3	72.8	74.4
46.4	48.0	49.6	51.1	52.7	54.3	55.8	57.4	59.1	60.5	62.1	63.6	65.2	66.8	68.3	69.9	71.4	73.0	74.6

290	295	300	305	310	315	320	325	330	335	340	345	350	355	360	365	368
71.3																
71.6	73.1															
71.9	73.4	75.0														
72.2	73.8	75.3	76.9													
72.5	74.1	75.6	77.2	78.8												
72.8	74.4	75.9	77.5	79.1	80.6											
73.1	74.7	76.3	77.8	79.4	80.9	82.5										
73.4	75.0	76.6	78.1	79.7	81.3	82.8	84.4									
73.8	75.3	76.9	78.4	80.0	81.6	83.1	84.7	86.3								
74.1	75.6	77.2	78.8	80.3	81.9	83.4	85.0	86.6	88.1							
74.4	75.9	77.5	79.1	80.6	82.2	83.8	85.3	86.9	88.4	90.0						
74.7	76.3	77.8	79.4	80.9	82.5	84.1	85.6	87.2	88.8	90.3	91.9					
75.0	76.6	78.1	79.7	81.3	82.8	84.4	85.9	87.5	89.1	90.6	92.2	93.8				
75.3	76.9	78.4	80.0	81.6	83.1	84.7	86.3	87.8	89.4	90.9	92.5	94.1	95.6			
75.6	77.2	78.8	80.3	81.9	83.4	85.0	86.6	88.1	89.7	91.3	92.8	94.4	95.9	97.5		
75.9	77.5	79.1	80.6	82.2	83.8	85.3	86.9	88.4	90.0	91.6	93.1	94.7	96.3	97.8	99.4	
76.1	77.7	79.3	80.8	82.4	83.9	85.5	87.1	88.6	90.2	91.8	93.3	94.9	96.4	98.0	99.8	100

2.2.8.- Alteración del equilibrio debido a lesión de la rama vestibular.

Para los efectos de esta norma se define equilibrio como la capacidad de adquirir, cambiar o mantener una actitud corporal que permita la realización de un determinado trabajo. Los niveles de deterioro a considerar con sus respectivas incapacidades son los siguientes:

Nivel	Incapacidad
Grado I. Deterioro mínimo. Se produce desequilibrio con los cambios bruscos de posición de la cabeza o en determinadas posiciones de la misma. Leves desviaciones y/o lateropulsiones en la marcha con ojos cerrados. Signos objetivos de daño orgánico en examen laberíntico y/o neurológico.	10%
Grado II.- Deterioro leve. Hay trastornos en la marcha y giros rápidos los que se acentúan al hacerlo con los ojos cerrados. Logra mantenerse en pie con los ojos cerrados. Hay signos objetivos en exámenes laberínticos y/o neurológicos.	20%
Grado III.- Deterioro moderado. La marcha sólo es posible con apoyo de bastón. Gran dificultad para mantener el equilibrio con ojos cerrados e imposibilidad de marcha en esas condiciones.	40%
Grado IV.- Deterioro avanzado. Hay gran dificultad para realizar cambios de posición. Imposibilidad de mantener una posición para desempeñar una tarea.	70%
Grado V.- Deterioro grave. Imposibilidad de marcha con ojos abiertos. Requiere asistencia de terceros para su traslado.	100%

La determinación del deterioro se sustentará en signos objetivos, atribuidos al daño orgánico, en el examen laberíntico. La evaluación del deterioro se establecerá en base al grado de trastorno del equilibrio constatado (por electronistagmograma, examen neurológico, etc.) y no en relación con la sintomatología vertiginosa. Las determinaciones se realizarán después de 6 meses de suspendida la exposición al agente o el accidente supuestamente causal.

Dr. Luis Anunziato

Capítulo 3.

3.1.- Enfermedad degenerativa de las articulaciones. En general.

La artrosis o enfermedad degenerativa de las articulaciones es una enfermedad de "*desgaste*", que obliga a que sea tratada en primer lugar, por separado y en general, dado que se la reconocerá reiteradamente dentro de los temas a tratar.

La causa subyacente de esta afección suele ser un movimiento repetitivo crónico, que produce inflamación y daño estructural de las articulaciones.

La enfermedad degenerativa articular, también designada como artrosis, osteoartritis, es una alteración articular lenta y progresiva, que se caracteriza por la destrucción patológica del cartílago y subsecuentes cambios del hueso o tejido subcondral, que incluyen esclerosis y osteofitosis.

Afecta a toda la articulación, no solo al cartílago articular, incluye al hueso subcondral, la cápsula articular, la membrana sinovial y los músculos periarticulares.

Woolf y Pfleger (2003) en el Boletín de la Organización Mundial de la Salud consideran que la artrosis puede definirse como *"un proceso degenerativo articular, que se produce como consecuencia de trastornos mecánicos y biológicos, que desestabilizan el equilibrio entre la síntesis y la degradación del cartílago articular, estimulando el crecimiento del hueso subcondral y con la presencia de sinovitis crónica de intensidad leve".*

Monfort Faure (2010) estima que en la etiopatogenia de la artrosis, presenta las siguientes manifestaciones fundamentales: sinovitis, destrucción del cartílago y alteraciones en el hueso subcondral, remodelado óseo con esclerosis subcondral, osteofitos y osteonecrosis focal.

Teniendo en cuenta los conocimientos sobre la etiopatogenia de la artropatía degenerativa, se puede definir como:

"Un grupo de cambios que pueden tener distintas etiologías, aunque con un resulto similar desde el punto de vista biológico, morfológico y clínico".

3.1.1.- Fisiopatología.

Factores que influyen en la iniciación de la enfermedad degenerativa de las articulaciones:

a. **Locales**: Anomalías congénitas. Sobrecarga articular. Traumatismos. Defectos de alineación. Compresión continuada del cartílago articular. Afecciones morfológicas adquiridas.
b. **Generales**: Alteraciones metabólicas. Laxitud articular. Procesos inflamatorios previos. Trastornos endócrinos. Edad y sexo. Obesidad y dieta. Alteraciones hematológicas, vasculares o neurológicas. Herencia.

El cartílago articular es un tejido de características elásticas, sin nervios, vasos sanguíneos o linfáticos. Formado por un 95% de agua y matriz de cartílago extracelular y solo 5% de condrocitos. Localizado en las articulaciones, varía su grosor según las diferentes localizaciones. Se encuentra recubriendo la superficie de la articulación, donde se juntan los dos huesos para moverse.

Su función es reducir la fricción, transferir y distribuir las cargas mecánicas en distintas posiciones articulares y ofrecer una superficie articular lubricada, que permita que los huesos se deslicen y giren unos sobre otros sin apenas desgaste, como sucede con uso excesivo y los traumatismos.

La adecuada funcionalidad del cartílago depende de la compresión y liberación del apoyo por el peso y el uso. Esto se debe a que la compresión, producida por el peso, envía líquido desde el cartílago hacia el espacio articular y hacia los capilares y vénulas, mientras que la liberación permite que el cartílago se expanda por hidratación y absorción de electrolitos y nutrientes.

La presencia de uno o varios de los factores mencionados, como de riesgo de la enfermedad degenerativa de las articulaciones, inician el proceso artrósico.

El primer paso es el descenso en la matriz de los *mucopolisacáridos ácidos*, hace que el cartílago articular se vuelva opaco, de color amarillento, rugoso, blando, de menos consistencia y elasticidad.

El daño tisular estimula a los condrocitos para intentar reparación, con la producción de proteoglicanos y colágeno. Pero los intentos de reparación estimulan enzimas que degradan el cartílago y a citocinas inflamatorias, que normalmente están presentes en pequeñas cantidades.

Los mediadores inflamatorios desencadenan un ciclo de inflamación que estimula a los condrocitos y a las células de la membrana sinovial.

Los condrocitos estimulados producen óxido nítrico, radical libre gaseoso e inhibe la proliferación de condrocitos y la síntesis de colágeno.

Así induce la apoptosis de los condrocitos y aumenta la

capacidad lesiva de otros oxidantes. [3]

En la apoptosis también intervienen otros mediadores celulares, presentes en la articulación afectada, como la interleucina 1-beta (IL-1b) y el factor de necrosis tumoral alfa (TNFa) estos juntos con el óxido nítrico, activan una serie de proenzimas proteolíticas del grupo de las proteasas, que contribuyen a la degradación de la matriz extracelular del cartílago produciendo su destrucción.

Paz Jiménez y Col. (2002) describen la producción de alteraciones en la organización, con separación y alteraciones en el tamaño de las fibras colágenas. La pérdida de matriz cartilaginosa, es responsabilidad de las enzimas lisosómicas y de las metaloproteinasas de la matriz (MPM). Respecto a los condrocitos manifiestan que sufren divisiones activas, produciendo una cantidad elevada de ácido desoxirribonucleico, ácido ribonucleico, colágeno, prostaglandinas, y proteínas no colágenas. Esta hiperactividad aumenta la concentración de prostaglandinas, que conlleva un engrosamiento del cartílago, pero menos resistente que el normal para la vida ordinaria. Finalmente disminuiría la síntesis de prostaglandinas, el cartílago perdería altura y se desarrollaría una artrosis "florida".

Este proceso lleva a la pérdida de amortiguación, por falta de elasticidad y las presiones se concentran, al no haber reparto de cargas, produce rotura de las fibras colágenas, fisuras horizontales, y luego verticales y profundas.

El tejido óseo subcondral, por la desaparición del

---

[3] La apoptosis, también llamada "muerte celular programada", es el proceso bioquímico natural por el que mueren y se renuevan las células y viene codificada en la información genética de la propia célula. Se produce en función de las señales que recibe de su interior y de su entorno. Es de manera ordenada y controlada, que empieza con la ruptura del ADN del núcleo y sigue con la formación de pequeñas vesículas a partir de la membrana celular. Estas vesículas, denominadas "cuerpos apoptóticos", contienen los elementos del interior de la célula. Por último, se produce la fagocitosis de estas vesículas por medio de células especializadas en esta función, como los macrófagos.

cartílago, va a presentar ulceraciones, descubriendo el hueso subcondral.

Los cambios de la mecánica van a ser los responsables de la irritación sinovial y de la fibrosis capsulo-sinovial. La tracción excesiva capsulo-sinovial permite desarrollar calcificaciones en las zonas de distensión, no sometida a presión, dan lugar a la formación de *osteofitos*. Todo lo cual lleva a la *limitación funcional y posterior rigidez*.

El descenso de la elasticidad, la consistencia y la erosión subsiguiente del cartílago, hace que el hueso subyacente sufra una hiperpresión que va a dar lugar a una esclerosis subcondral; esta contribuye a la producción de una hipertensión venosa intraósea, que junto con la fibrosis capsular, son los causantes del *dolor*.

El conjunto de lesiones capsulares y sinoviales es uno de los responsables de la *disminución de la movilidad de la articulación*.

Los *crujidos*, síntoma clínico muy frecuente, se presentan como consecuencia del rozamiento entre superficies vecinas que han perdido la cubierta cartilaginosa, la crepitación de la membrana sinovial inflamada o el contacto entre los osteofitos.

La sinovial se inflama, se engrosa y produce líquido sinovial menos viscoso y de mayor volumen. Los tendones y ligamentos periarticulares se sobrecargan y se producen tendinitis y retracciones. A medida que la articulación pierde movilidad, los músculos circundantes se adelgazan y pierden su función de soporte.

3.1.2.- Síntomas.

Los pacientes pueden tener dolor, rigidez, rango de movimiento limitado, pérdida de flexibilidad, hinchazón, debilidad de las articulaciones deformadas y cartílago dañado. A medida que avanza la enfermedad, el dolor y las molestias en las articulaciones, que podrían aliviarse con el descanso, se vuelven persistentes y limitan la actividad y reducen la calidad de vida.

3.1.3.- Situaciones que favorecen la enfermedad degenerativa articular.

Paz Jiménez y Col. (2002) refieren que hay dos situaciones en las que se establecen en la artrosis:

1. El cartílago y el hueso subcondral son normales, pero las condiciones de trabajo a que se ven sometidos es excesiva.

2. Las condiciones del cartílago y/o del hueso subcondral son deficientes, por lo que se produce un deterioro, aunque el trabajo que se les exija no sea excesivo.

En este sentido cuando el trabajo que se exige a una articulación es excesivo se produce dificultades para el buen funcionamiento de la misma. Son peligrosos los episodios de compresión-descompresión o los de rozamiento.

3.2.- Agentes físicos II.

3.2.1.- Vibraciones mecánicas.

Cuando una persona viaja en un vehículo o utiliza equipos en su trabajo se encuentra sometida a vibraciones. Mientras estas vibraciones tengan un nivel bajo no producen trastornos, pero al superar cierto límite, como ocurre en algunas tareas laborales, pueden ser peligrosas.

En el Convenio 148 de la Organización Internacional del Trabajo (OIT), Artículo 3, inciso c) el término vibración se describe como:

"A los efectos del presente convenio: c) el término vibraciones comprende toda vibración transmitida al organismo humano por estructuras sólidas que sea nociva para la salud o entrañe cualquier otro tipo de peligro".

Una vibración mecánica puede describirse como: *el movimiento de un cuerpo sólido alrededor de una posición de equilibrio, sin que se produzca desplazamiento "neto" del mismo.*

Si el objeto que vibra entra en contacto con alguna parte del cuerpo humano, le transmite la energía generada por la vibración. Esta energía es absorbida por el cuerpo y puede producir en él diversos efectos, que dependen de las características de la vibración.

Características de las vibraciones.

En una vibración se debe considerar:

1.- Amplitud.

Se mite en función al desplazamiento y se toma en términos de velocidad o aceleración y se mida en m/seg.

También en desplazamiento que indica le intensidad de la vibración. Se mide en m.

2.- Frecuencia.

La frecuencia es el número de veces por segundo que se realiza el ciclo completo de oscilación y se mide en Hertz (Hz). La frecuencia indica el número de veces que el objeto o equipo vibra por segundo.

Teniendo en cuenta la frecuencia, se puede clasificar las vibraciones en:

a.- Muy baja frecuencia menor a 1 Hz. Produce movimiento oscilatorio lento o balanceo: Trenes, barcos, plataformas flotantes, etc. Efectos sobre el organismo: Estimulación sobre el oído interno laberinto. Mareos. Vómitos.

b.- Baja frecuencia 1 a 20 Hz. Vibraciones producidas por: Carretillas elevadoras. Excavadoras. Maquinaria y vehículos de obras públicas. Vehículos de transporte urbano. Tractores. Cosechadoras. Otras maquinarias agrícolas. Efectos sobre el organismo: Dificultad en el equilibrio. Lumbalgia. Hernias. Alteraciones en la visión.

c.- Alta frecuencia 20 a 1.000 Hz. Máquinas neumáticas y rotatorias: Martillos picadores neumáticos. Moledoras. Pulidoras. Lijadoras. Motosierras. Cortadoras. Efectos sobre el organismo: Calambres. Daño articular. Artrosis.

3.- Dirección de incidencia en el cuerpo.

Los efectos de la vibración sobre el cuerpo humano dependen de la dirección de incidencia de la misma.

Las vibraciones se pueden producir en tres ejes lineales (longitudinal, lateral y vertical) y tres rotacionales (balanceo, cabeceo y deriva).

La vibración a la que está sometida una persona podrá ser unidireccional y en una sola frecuencia o, lo que suele ser más habitual, en varias direcciones y frecuencias.

La incidencia de la vibración se expresa en unos ejes perpendiculares entre sí, en su transmisión al cuerpo humano.

Por ello, se han fijado unos sistemas de coordenadas en tres rectas perpendiculares entre sí (X, Y, Z)

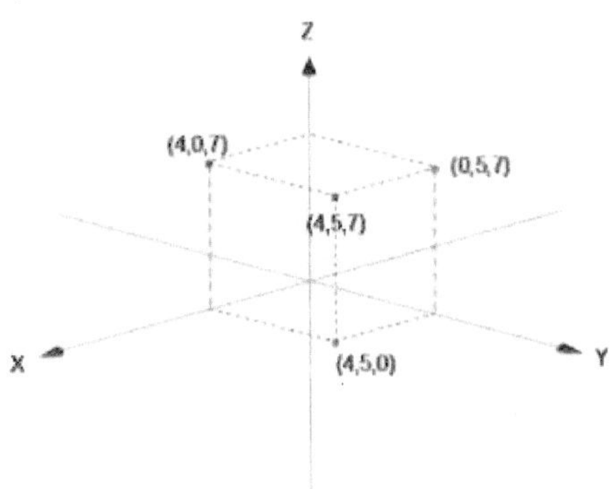

En el sistema mano-brazo se mide respecto a un sistema de tres ejes ortogonales:

Eje z: Dirección del eje longitudinal del tercer hueso metacarpiano

Eje x: Dirección dorso - palma

Eje y: Dirección perpendicular a los otros dos.

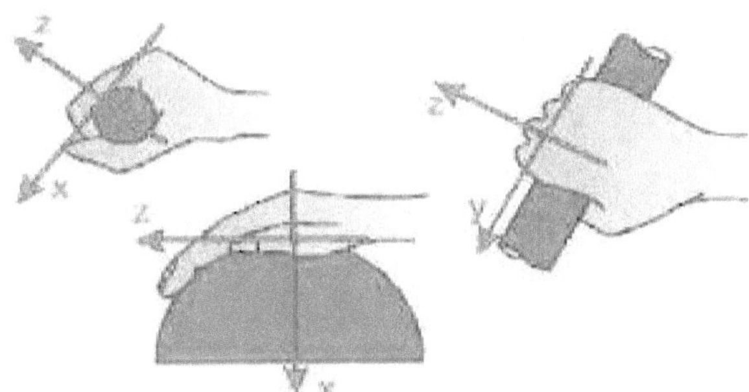

En el cuerpo entero las vibraciones pueden producirse en tres direcciones lineales y tres rotacionales.

En personas sentadas, los ejes lineales se designan como x (longitudinal), eje y (lateral) y eje z (vertical).

Las rotaciones alrededor de los ejes x, y, z se designan como rx (balanceo), ry (cabeceo) y rz (viraje), respectivamente.

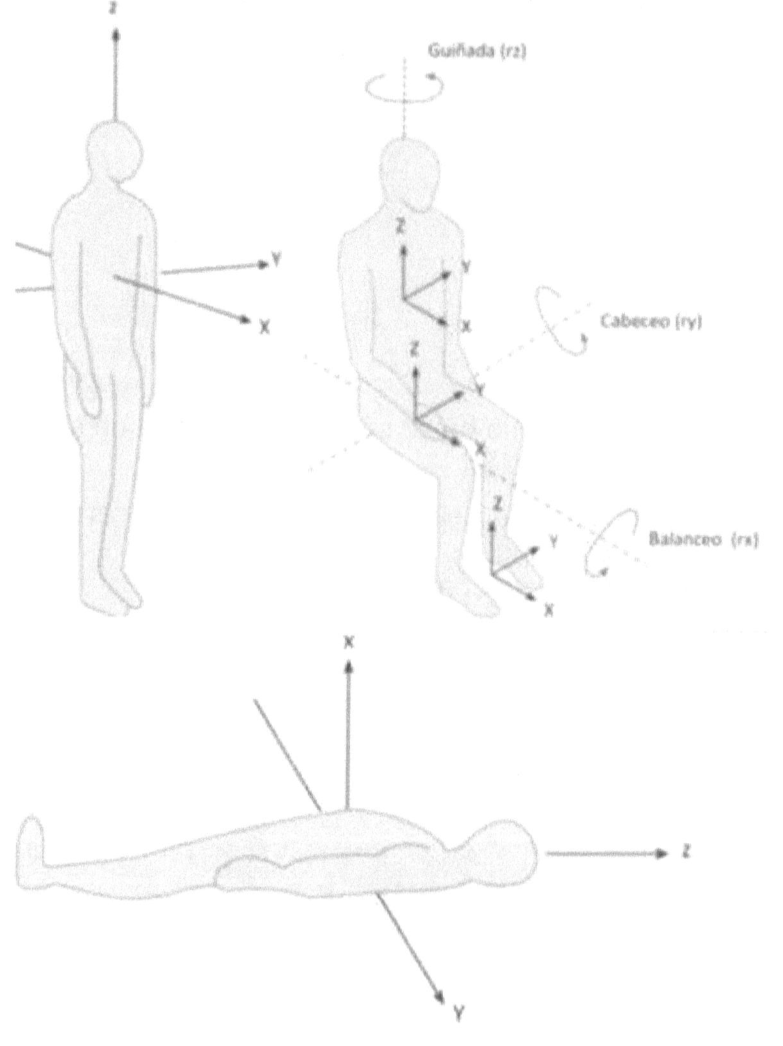

4.- Tiempo de exposición.

La respuesta humana a las vibraciones depende de la duración total de la exposición a las mismas.

El tiempo de exposición del trabajador puede ser:

a) **Constante.** En tal caso un cronómetro puede ser suficiente para evaluar la duración de la exposición.

b) **Variable.** Su medición es más compleja, existiendo distintos métodos dependiendo de si además de tratarse de una exposición intermitente, se añade una diferencia de intensidad.

5.- Impedancia – Resonancia,

La impedancia hace referencia a la resistencia mecánica del cuerpo. Es la fuerza que se requiere para que el cuerpo se mueva a cada frecuencia, dependiendo fundamentalmente de la masa corporal del individuo. Se mide en Hertz.

Normalmente esta impedancia suele generar resonancia cuando alcanza los 5 Hz. La resonancia es un fenómeno que se produce cuando a un cuerpo que vibra, se le aplica una fuerza periódica cuyo periodo de vibración coincide con el del cuerpo humano, de esta forma se aumenta la amplitud de la vibración. Es un efecto que se debe tener en cuenta a la hora de diseñar un lugar de trabajo.

El organismo humano, por un lado, es capaz de amortiguar las vibraciones; pero, por otro, en unas bandas de frecuencia determinadas, puede vibrar aumentando de forma progresiva la amplitud del movimiento. Por ejemplo: la columna es resonante en modo axial para frecuencias de 10 a 12 Hz; la masa abdominal, en bandas de 4 a 8 Hz; y la cabeza, de 20 a 30 Hz.

3.2.2.- Trabajadores expuestos a vibraciones.

Se consignan los porcentajes de trabajadores expuestos a las vibraciones según rama de actividad, categoría ocupacional, perfil sociodemográfico, calificaciones de la tarea, registración y tamaño del establecimiento. En % de trabajadores.

	Población trabajadora	13,2%
	Actividades primarias	11,6%
	Ind. Manufacturera	27,7%
	Construcción	22,6%
	Comercio	9,9%
RAMA	Hoteles y restaurantes	7,2%
DE	Transporte, Alm., y comunic.	27,6%
ACTIVIDAD	Serv. Financ. Inm. Alq. y Emp.	9,7%
	Admin. Pública y Defensa	11,1%
	Enseñanza	6,5%
	Ser. Sociales y de Salud	5,4%
	Trabajo doméstico	1,0%
	Otros serv. Com. Soc.y Per	13,4%

Fuente: Ministerio de la Producción y Trabajo. Año 2018.
https://www.trabajo.gob.ar/downloads/estadisticas/ecetss/ecetss_informe.pdf

3.3.- Vibraciones mecánicas transmitidas a la extremidad superior.

Se transmiten al cuerpo a través de las palmas y manos del trabajador, se denominan *vibraciones transmitidas a las manos, vibraciones mano-brazo y vibraciones locales o segmentarias, síndrome vibratorio mano brazo.*

Estas vibraciones provienen de herramientas a motor que se utilizan en fabricación (herramientas de percusión para trabajo de metales, amoladoras llaves de impacto, etc.), explotación de canteras, minería y construcción (martillos perforadores de roca, compactadores vibrantes, etc.), agricultura y trabajos forestales (sierras de cadena, sierras de recortar, etc.) y servicios públicos (martillos rompedores de asfalto y hormigón, amoladoras de mano, etc.).

Las vibraciones de una frecuencia menor a 50 Hz, se transmiten con poca atenuación a lo largo de la mano y el antebrazo. La atenuación en el codo depende de la postura del brazo, dado que la transmisión de vibraciones tiende a disminuir a medida que aumenta el ángulo de flexión en la articulación del codo.

Por encima de la 50 Hz, la transmisión de vibraciones disminuye progresivamente a medida que aumenta la frecuencia, y por encima de 150 a 200 Hz la mayor parte de la energía de vibración se disipa en los tejidos de la mano y los dedos.

De las medidas de transmisibilidad se infiere que en la región del miembro superior, las vibraciones de alta frecuencia pueden ser responsables de daños a las estructuras blandas de los dedos y manos, mientras que las vibraciones de baja frecuencia y gran amplitud podrían estar relacionadas con lesiones de muñeca, codo y hombro, como las producidas por herramientas de percusión.

La absorción de energía varía según el agarre de los dedos y manos a la fuente de vibración, a mayor fuerza de agarre mayor absorción de energía; la posición de muñeca, codo y hombros determina la fuerza elástica.

Otros factores que amplifican los efectos son la temperatura, humedad, flujo de aire y las condiciones individuales, enfermedades, consumo de tabaco, etc.

El Decreto 658/96 Listado de Enfermedades Profesionales establece para las vibraciones transmitidas a la extremidad superior por máquinas y herramientas:

AGENTE: Vibraciones transmitidas a la extremidad superior por máquinas y herramientas.	
Afecciones osteoarticulares confirmadas por exámenes radiológicos:	Lista de actividades donde se puede producir la exposición:
Artrosis del codo con signos radiológicos de osteofitosis.	Trabajos que comportan el manejo de maquinarias que transmiten vibraciones como:
Osteonecrosis del semilunar (enfermedad de Kienböck).	Martillo neumático, punzones, taladros, taladros a percusión, perforadoras, pulidoras, esmeriles, sierras mecánicas, destrozadoras.
Osteonecrosis del escafoides carpiano.	Utilización de remachadoras y de pistolas de sellado.
Síndrome angioneurótico de la mano predominantes en los dedos índice y medio acompañados de calambres de la mano y disminución de la sensibilidad.	Trabajos que exponen al apoyo del talón de la mano en forma reiterativa percutiendo sobre un plano fijo y rígido así como los choques transmitidos a la eminencia hipotenar por una herramienta percutante.
Compromiso vascular unilateral con fenómeno de Raynaud o manifestaciones isquémicas de los dedos.	

El Decreto 658/96, dice:

En la Ciudad de Buenos Aires, con fecha 24 de junio de 1996 se aprueba el Decreto 658/96, Listado de Enfermedades Profesionales previsto en el artículo 6°, inciso 2°, de la Ley N° 24.557. En los considerandos:

"Que el Comité Consultivo Permanente creado por la mencionada Ley y constituido conforme las Resoluciones Ministeriales citadas, fue convocado el 8 de febrero de 1996 con el fin de emitir dictamen sobre el Listado de

Enfermedades Profesionales previsto por el artículo 6, inciso 2 de la Ley Nº 24.557.

Que la representación gubernamental en el Comité, presentó un Listado de Enfermedades Profesionales en el que se identifican los agentes de riesgo y en cada caso, las enfermedades y las actividades que pueden generarlas".

3.3.1.- Enfermedad degenerativa o artrosis de la articulación del codo.

3.3.1.1.- Breve noción anatómica.

El codo está formado por tres huesos.

El húmero ubicado en el brazo, que se une a otros dos, cúbito y radio, en el antebrazo, que a su vez están unidos entre sí.

Por tanto, aunque se hable de articulación del codo, ésta en realidad, comprende tres articulaciones:

1. La articulación húmero-cubital: Formada por la tróclea humeral y la cavidad sigmoidea de la extremidad proximal del cúbito, ésta extremidad tiene dos apófisis, el olecranon y la coronoides, en su cara posterior y anterior respectivamente.
2. La articulación radio-humeral: Formada por el cóndilo humeral, superficie esférica en el lado externo, y la cúpula radial.
3. La articulación radio-cubital: Trocoide formado por dos superficies articulares cilíndricas, la cabeza radial proximal y la cavidad sigmoidea en sus lados laterales proximales.

Estas articulaciones están rodeadas por cápsulas y ligamentos. Entre ellas distinguimos el anillo osteofibroso o ligamento anular que refuerza la articulación radio-cubital y los ligamentos colaterales interior y exterior

Todas estas estructuras como los músculos, tendones y las bolsas serosas que los rodean pueden sufrir procesos inflamatorios por microtraumatismos.

3.3.1.2.- Artrosis de la articulación de codo.

La enfermedad degenerativa de la articulación de codo en la mayoría de los casos es secundaria al ejercicio excesivo y traumatismos.

Durante mucho tiempo permanece asintomática y su presentación clínica puede ser variable, con una pérdida de movilidad más o menos dolorosa.

Puede, por la formación de osteofitos a nivel del canal epitrócleocraniano, producir un compromiso del nervio cubital que requiera una operación. También puede afectar a la articulación húmero-radial y producir alteraciones a nivel de la cabeza del radio, en ocasiones relacionada con traumatismos repetidos.

Los síntomas más habituales son: Dolor articular. Inflamación de la articulación. Limitación funcional. Rigidez articular.

Trabajos con exposición:

a. Las máquinas-herramientas sostenidas con la mano, especialmente:

- Las máquinas percutientes, como los martillos picadores (vibración inferior a 40 Hz), los buriladores (el buril permite eliminar las rebarbas de las piezas metálicas) y las bujardas (martillos utilizados por los albañiles)
- Las máquinas roto-percutientes, como los martillos perforadores, las taladradoras y los destornilladores eléctricos.
- Las máquinas rotativas, como las pulidoras, las afiladoras, las sierras de cadena, las motosierras (con frecuencias superiores a 300 Hz).

b. Las herramientas sujetadas con la mano, asociadas a las máquinas anteriormente citadas, especialmente en los trabajos de cincelado.

c. Los objetos sujetados con la mano en curso de conformación, especialmente en los trabajos de afilado y pulido y los trabajos con máquinas para disminuir la sección o diámetro de un tubo por martilleo).

d. Los trabajos que exponen habitualmente a los golpes por utilización manual de las herramientas percutientes:

- Trabajos de martilleo, como los trabajos de forja, chapistería, calderería y trabajo del cuero;
- Trabajos de movimiento de tierras y demolición;
- Utilización de pistolas de sellado;
- Utilización de clavadoras y remachadoras.

3.3.1.3.- Evaluación del daño osteoarticular.

La evaluación de una artrosis de codo no difiere de un examen clínico a realizar en cualquier otra patología.

Debe comenzar con una anamnesis minuciosa y una historia clínica completa del paciente, considerando variados componentes como lo son la edad, sexo, miembro hábil, práctica deportiva. Los antecedentes generales más importantes que se deben incluir en la entrevista son lesiones previas, la presencia de comorbilidades, enfermedades.

Historia ocupacional. Posibles actividades generadoras del problema, la descripción detallada del puesto de trabajo, tareas desarrolladas, carga de objetos, movimientos repetidos del miembro superior, vibraciones, etc., frecuencia, intensidad, movimientos desarrollados, posiciones de alivio o agravamiento del problema.

Hechos desencadenantes del problema que motiva la consulta, dolor, rigidez, chasquido, alteración de la sensibilidad, etc.

Luego de completar la entrevista, se comienza con el examen físico y análisis funcional.

El estudio por imágenes puede mostrar pinzamiento del

espacio articular, esclerosis subcondral, osteofitos y geodas

Completado el examen clínico y los estudios complementarios, se está en condiciones de determinar la incapacidad, de acuerdo a lo establecido en el Decreto 659/96. Se evalúa la limitación funcional, adicionando otras lesiones que pudieran existir como consecuencia de la patología, como atrapamiento del nervio cubital.

En el Decreto 659/96, Tabla de Evaluación de Incapacidades Laborales dice referente a la evaluación osteoarticular:

Para la evaluación de las afecciones osteoarticulares se tendrán en cuenta las secuelas anátomo-funcionales derivadas de un Accidente del Trabajo o de una enfermedad profesional.

Para su diagnóstico se empleará fundamentalmente la clínica y en caso de sospecha de simulación se requerirá de exámenes de apoyo tales como radiografías simples, estudios electrofisiológicos, Tomografía Axial Computada (TAC- scaner), resonancia nuclear magnética, potenciales evocados somato sensitivos, entre otros.

Las fracturas que consoliden bien sin dejar secuela alguna (muscular, neurológica, etc.), no serán motivo de resarcimiento económico y serán consideradas incapacidad temporal.

El dolor puro, no acompañado de signos objetivos de organicidad, no será objetivo de incapacidad permanente. En éstos casos estará indicada la utilización de exámenes de apoyo.

En los pacientes afectados de invalideces múltiples producto de lesiones anatómicas y/o funcionales en un mismo segmento corporal se procederá a la suma de todas ellas para el cálculo de la invalidez total. El resultado final tendrá como máximo el porcentaje de incapacidad dado por la pérdida completa (amputación del segmento estudiado).

Si el trabajador presentara con anterioridad, limitación de

los movimientos de una o varias articulaciones, se tomará como normal la capacidad restante de esa/s articulación/es y se harán los cálculos de la nueva rigidez proporcionalmente a dicha capacidad restante.

Los segmentos a considerar son:

    1.- Columna vertebral. Cervical.
                                    Dorsolumbar.
                                    Sacrocoxis.

    2.- Caja torácica.
    3.- Miembro superior.
    4.- Miembro inferior.

3.3.1.4.- Evaluación de la limitación funcional del codo

Flexo-extensión

Retenida en:	%	Desde los 150° hasta:	%
0°	60%	0°	0%
10°	57%	10°	1%
20°	55%	20°	2%
30°	50%	30°	4%
40°	50%	40°	5%
50°	45%	50°	10%
60°	40%	60°	15%
70°	35%	70°	20%
80°	30%	80°	25%
90°	25%	90°	30%
100°	8%	100°	35%
110°	6%	110°	40%
120°	5%	120°	45%
130°	3%	130°	50%
140°	2%	140°	55%
150°	0%	150°	60%

Pronación o Supinación

Desde 0° hasta: (para cada lado)

10°	7%
20°	6%
30°	5%
40°	4%
50°	3%
60°	2%
70°	1%
80°	0%

Anquilosis
Anquilosis en:

0°	60%
10°	58%
20°	55%
30°	50%
40°	45%
50°	43%
60°	40%
70°	35%
80°	32%
90°	30%
100°	35%
110°	40%
120°	45%
130°	50%
140°	55%
150°	60%

3.3.2.- Osteonecrosis de semilunar. (Enfermedad de Kienböck).

Irisarri, C.; Pombo, S. (2020) describen que: *"anatomistas como Pfitzner habían descrito el hallazgo en sus disecciones, de anomalías del semilunar que merecieron diversas denominaciones, epilunatum, hypolunatum, y que probablemente eran fracturas parcelarias o avulsiones de los polos dorsal y volar del semilunar"*.

Rhee y Col. (1996) mencionan como la primera descripción clínica de la osteonecrosis del semilunar o enfermedad de Kienböck, la realizada por el radiólogo vienés Robert Kienböck en 1910.

La osteonecrosis es la muerte de un segmento de hueso causada por insuficiente aporte sanguíneo.

La enfermedad de Kienbök, conocida también como lunatomalacia, osteocondritis del semilunar, condensación del semilunar y necrosis aséptica del semilunar, es un estado clínico caracterizado por el dolor y disminución de la función articular en grado variable de la muñeca, por causa de alteraciones morfológicas del semilunar, provocadas por un trastorno en el aporte sanguíneo.

Sin embargo, en la actualidad no existe certeza sobre la real causa de la enfermedad. Debido a que ninguna hipótesis sobre su origen ha sido verazmente respaldada por le evidencia científica, por lo cual, sigue siendo una duda el origen de su fisiopatología.

3.3.2.1.- Breves nociones anatómicas.

El carpo está compuesto por 8 huesos dispuestos en dos filas, la fila superior comprende, de lateral a medial, los huesos escafoides, semilunar, piramidal y pisiforme. La fila inferior, de lateral a medial, los huesos trapecio, trapezoide, grande y ganchoso.

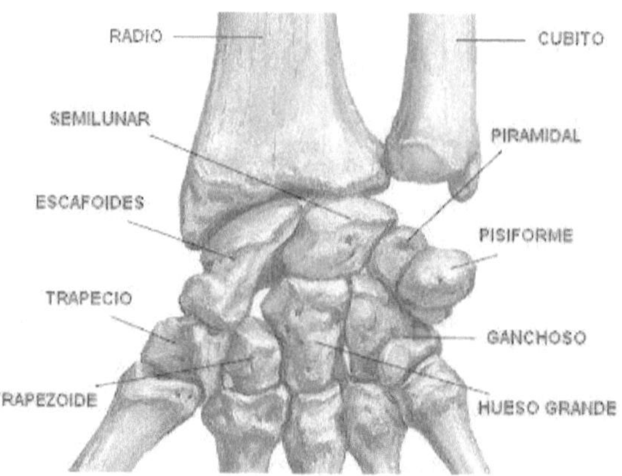

La articulación de la muñeca está formada por la unión del cúbito, radio y los huesos del carpo. Los huesos del carpo, son huesos cortos, formados por una delgada capa de hueso compacto que rodea un bloque de hueso esponjoso.

El hueso semilunar, con forma de media luna o paralelepípedo, se articula de manera proximal con la cara carpiana del radio, lateralmente con el escafoides, medialmente con el piramidal, y en sentido distal con el hueso grande y el hueso ganchoso. La irrigación se realiza por las dos caras no articulares que posee este hueso, la anterior y la posterior, por donde se realizaría su irrigación.

3.3.2.2.- Fisiopatogenia.

Gelberman y Col. (1980) consideran que la enfermedad de Kienböck es fundamentalmente un proceso avascular, han dado especial atención a la vascularización del hueso semilunar para intentar esclarecer el desarrollo de la osteonecrosis. Se identifican numerosos patrones de vascularización y afirman que el 7-23% de los semilunares estaban irrigados a través de una única arteria dorsal.

Pero la mayoría de los autores consideran que la vascularización volar es constante y constituida por el arco palmar profundo, el arco radiocarpiano y el intercarpiano.

La vascularización dorsal del carpo tiene lugar por tres arcos el radiocarpiano dorsal, el intercarpiano y el metacarpiano.

Se describen tres formas posibles de irrigación:

a. **Forma en** I, una arteria dorsal y una ventral, que se anastomosas en el centro del hueso (31%)
b. **Forma en X**, dos arterias dorsales y dos ventrales, que se anastomosan en el centro del hueso en forma cruzada (10%)
c. **Forma en Y**, dos arteriolas dorsales y una ventral que se anastomosan el centro del hueso (59%)

Teorías que tratan de explicar la fisiopatología:

1. **Teorías traumáticas.**
   - **Teoría traumática de origen vascular**: considera que una lesión primaria vascular, por afectación de las estructuras capsulo ligamentarias de la muñeca, o por un problema neurovascular que comprometa el flujo sanguíneo al semilunar, da como resultado la isquemia ósea y necrosis del semilunar. Kienböck (1910 y 1980)
   - **Teoría traumática de origen óseo**: Fractura del semilunar causada por compresión o fracturas trabeculares, por desnivel entre el cúbito y radio, por ángulo de inclinación radial, por ángulo de inclinación de la fosa lunar y por variaciones del índice de traslación medial del semilunar (Teisen Hjarbaeck - 1988)
2. **Teorías no traumáticas.** (Koth y Col. (2004) y Ono Tohjima (1992)
   - **Teoría no traumática por factores constitucionales**: Consideran que ciertas características somáticas estarían dadas para que exista un semilunar menos resistente.
   - **Teoría no traumática por obliteración vascular**: La circulación puede quedar ocluida por émbolos sépticos, asépticos, micro embolismos grasos, gaseosos o trombos
   - **Teoría no traumática por enfermedad del tejido conectivo**: consideran que la necrosis puede

producirse por vascularitis o después de tratamiento con esteroides en: Lupus Eritematoso Diseminado, Esclerodermia.

- **Teoría no traumática por otras causas**: La Sicklemia o anemia de células falciformes, enfermedad de Caisson (buceadores), micro embolismos grasos asociados al alcoholismo y a la hiperlipidemia, enfermedad de Gaucher, la osteoporosis que se produce en mujeres de más de 65 años.

El Decreto 658/96 Listado de Enfermedades Profesionales establece que las vibraciones transmitidas a la extremidad superior, por máquinas y herramientas pueden causar la osteonecrosis del semilunar o Enfermedad de Kienböck.

Müller (1920) llama a la osteonecrosis del semilunar, *lunatomalacia ocupacional*, afirmando que los micro traumatismos repetidos, como la acción de vibraciones, causan la osteonecrosis. Este concepto encontró rápidamente numerosos adeptos en Alemania, donde fue declarada *"enfermedad profesional"*, tras la publicación de Wette en 1928, y pese a que a Meiss en 1933, no encontró ningún caso de Enfermedad de Kienböck en 107 trabajadores que habían utilizado máquinas vibratorias durante muchos años.

Irisarri y Pombo (2020) refieren que en la actualidad la Resonancia Magnética permite observar claramente el llamado "Síndrome de edema de la médula ósea" (Marrow edema síndrome) que afecta con relativa frecuencia a jugadores jóvenes sometidos a un alto nivel de entrenamiento y competición, en deportes como el tenis. En estos casos, las radiografías simples no muestran anomalías, pero en la RM se observa una clara alteración de la intensidad de la señal, que llega a afectar a la totalidad del semilunar, evidenciando que en un traumatismo de repetición se expresa de una forma muy diferente a como lo hace el semilunar en la Enfermedad de Kienböck.

3.3.2.3.- Síntomas y diagnóstico.

Los pacientes con Enfermedad de Kienböck suelen presentarse con dolor y debilidad en la muñeca, a menudo, sin antecedentes de trauma agudo. Es frecuente encontrar limitada la movilidad de la muñeca, principalmente la flexión. La pérdida de la fuerza de agarre es otro síntoma común *y* su medición es el dato objetivo más importante a la hora de valorar los resultados del tratamiento.

Pueden informar que han sufrido síntomas durante un tiempo variable antes de la consulta, aunque con frecuencia, referirán un período de larga evolución de síntomas progresivos. Por esta razón, la evolución natural de esta afección no se conoce bien. El dolor puede variar de leve y ocasional a severo y debilitante.

Es más común en hombres adultos jóvenes (de 20 a 40 años) y es rara en niños, aunque algunos informes han documentado casos en este grupo etario. Rara vez es bilateral.

Se describen tres cuadros bastantes definidos:

Cuadro asintomático: Se detecta como un hallazgo en un estudio por imágenes por otro motivo, sin clínica previa

Cuadro de artralgia: Dolor articular y en ocasiones con alto grado de incapacidad. La imagen radiológica no tiene relación con la intensidad del dolor, una resonancia magnética puede dar como único dato una imagen de desvascularización. Se puede tratar de trastornos vasculares que con el tiempo mejoran o bien el inicio de una osteonecrosis.

Cuadro de dolor y limitación de la movilidad: El signo predominante será la limitación funcional con más o menos dolor y radiología en estadio normalmente tres y cuatro.

El diagnóstico de confirmación de la enfermedad es radiológico *y* su progresión viene marcada por los hallazgos radiológicos.

La estadificación de la enfermedad de Kienböck depende principalmente de los hallazgos radiográficos, siendo de suma importancia para la evaluación y el manejo de los pacientes, por definir las diferentes opciones terapéuticas. Es de suma utilidad el esquema descrito por Lichtman y cols. (2001)

1. **Estadio 1.-** En semilunar en las radiografías simples muestra densidad y superficies articulares normales del semilunar. La resonancia magnética muestra señal con cambios difusos de intensidad de señal.
2. **Estadio 2.-** El semilunar aparece difusamente esclerótico en la radiografía simple, puede haber líneas de fractura, aunque las superficies articulares están conservadas.
3. **Estadio 3.-** El semilunar presenta colapso de la superficie.
   - Estadio 3A.- Muestra colapso articular con mantenimiento de la altura y la alineación normal del carpo.
   - Estadio 3B.- Evidencia de colapso articular del semilunar y rotación secundaria del escafoides, migración proximal del hueso grande y disminución de la altura del carpo.
   - Estadio 3C.- Muestra los mismos hallazgos que en el estadio 3A, con el agregado del semilunar dividido, en la radiografía lateral, en dos fragmentos triangulares enfrentados, debido a la fractura en el plano coronal
4. **Estadio 4.-** Colapso semilunar asociado con artrosis radiocarpiana o mediocarpiana.

3.3.2.4.- Evaluación del daño.

La evaluación tiene como base la historia clínica completa del paciente, la historia clínica ocupacional y los hechos desencadenantes del problema.

La lesión generalmente en etapas avanzadas produce limitación funcional de muñeca y se evaluara de acuerdo al Decreto 659/96, que establece:

Muñeca
Limitación funcional

Flexión dorsal

Desde 0° hasta:

0°	8%
10°	6%
20°	5%
30°	4%
40°	2%
50°	1%
60°	0%

Flexión palmar

Desde 0° hasta:

0°	9%
10°	7%
20°	6%
30°	5%
40°	3%
50°	2%
60°	1%
70°	0%

Desviación radial

Desde 0° hasta:

0°	2%
10°	1%
20°	0%

Desviación cubital

Desde 0° hasta:

0°	3%
10°	2%
20°	1%
30°	0%

Anquilosis

Anquilosis en:

	Flexión	Extensión	Desv. Radial	Desv. cubital
0°	18%	18%	18%	18%
10°	23%	17%	36%	30%
20°	28%	16%	54%	42%
30°	34%	15%		54%
40°	38%	23%		
50°	44%	41%		
60°	49%	54%		
70°	54%			

3.3.3.- Osteonecrosis de escafoides carpiano.

3.3.3.1.- Breves nociones anatómicas.

Ampliatorias de lo descripto en el punto 3.3.2.1.

Los huesos del carpo funcionan como una unidad para proporcionar una estructura ósea compacta para la mano.

El escafoides es el hueso más grande de la fila proximal del carpo. Se considera el hueso clave para la estabilidad entre la fila proximal y distal del mismo. El nombre proviene del griego "scaphon" que significa barca (objeto excavado) esto debido a su forma peculiar. [4]

---

[4] Según el diccionario de la lengua española edición del tricentenario, del latín científico "scaphoides", y este del griego: Barca, semejante a.

El escafoides tiene seis caras, de las cuales tres son articulares. La cara superior es convexa y se articula con el radio, es denominada polo proximal, la inferior, también es convexa, se articula con dos facetas, separadas por una cresta, con el trapecio y el trapezoide, es el polo distal. Entre ambos polos una zona central estrecha llamada cintura.

La cara interna tiene dos facetas superpuesta, para articularse con semilunar y el hueso mayor.

Las tres caras no articulares son la cara externa con un gran tubérculo, en él se fija el ligamento lateral externo de la articulación de la muñeca. La cara anterior, que se ensancha en su parte inferior y la cara posterior rugosa.

El 80% de su superficie está cubierta por cartílago, distribuido en las superficies articulares.

La función principal del escafoides es la unión mecánica entre la fila proximal y la fila distal del carpo y depende básicamente de sus articulaciones y de la estabilidad que le otorgan los ligamentos extrínsecos e interóseos.

3.3.3.2.- Vascularización.

Ochenta por ciento de los elementos vasculares que irrigan al escafoides entran a través de la porción no articular de la cintura, recibe irrigación sanguínea a través de las inserciones ligamentarias:

- El grupo dorsal que entra a lo largo de su cresta dorsal, aporta la mayor parte de la irrigación.
- El distal que penetra por su tuberosidad. Aportar el 20 % del total de la irrigación.
- El latero-palmar aporta la mayor irrigación junto con el dorsal

La vascularidad extra ósea del carpo está formada por una serie de arcos dorsales y palmares interconectados por ramas comunicantes de las arterias: radial, cubital e interósea anterior.

Respecto a la vascularidad intraósea el polo proximal es

intra-articular, por lo que está completamente cubierto por cartílago y tiene una sola unión ligamentaria, el ligamento profundo radio-escafo-semilunar. No existen datos de irrigación sanguínea a través del ligamento, por lo que depende principalmente del flujo intra óseo.

Obletz y Halbstein (1939) reportaron sus estudios que confirman la escasa irrigación del polo proximal del escafoides y Herbert (1990) refiere respecto a la microcirculación intraósea que existe un vaso arterial central que va hacia el polo proximal, lo que explica la tendencia a la pseudoartrosis o el retardo en la consolidación de las fracturas.

3.3.3.3.- Necrosis avascular de escafoides carpiano.

La lesión directa, traumatismos o fracturas, o una enfermedad sistémica, ingesta de esteroides, quimioterapia o en relación con escafoides hipoplásicos, puede producir la necrosis avascular de escafoides, afectando áreas donde la irrigación ósea es escasa, especialmente en el polo proximal (Parkinson y Col. 1991)

La *Enfermedad de Preiser* es una rara entidad denominada comúnmente como la necrosis avascular idiopática de escafoides carpiano independientemente de su origen y sin antecedente de fractura o traumatismo previo (Irisarri y Col., 2002).

La necrosis avascular idiopática de escafoides fue descrita por primera vez en 1910 por Preiser. Esta enfermedad se desarrolla de manera insidiosa y comienza con dolor y, a veces, hinchazón alrededor de la caja de rapé anatómica, que puede estar asociada con la pérdida de fuerza y la reducción del rango de movimiento de la muñeca. La historia natural de esta enfermedad implica con frecuencia la progresión al colapso del carpo y la osteoartritis después de la fragmentación o fractura patológica del escafoides (Amillo y Col. 2004)

3.3.3.3.1.- Etiopatogenia de la osteonecrosis.

La etiopatogenia de la osteonecrosis no está del todo clara, su origen puede ser:

- Traumáticas: Por fractura del semilunar, por compresión o por fracturas trabeculares, por desnivel entre cúbito y radio, por ángulo de inclinación radial, por ángulo de inclinación de la fosa lunar y por variaciones del índice de traslación medial del semilunar.

- No traumáticas: Existe una lesión primaria de la vascularización que provoca una isquemia ósea. Esto puede ocurrir tras una lesión de la vascularización por afectación de las estructuras cápulo-ligamentosas de la muñeca, o tras un problema neurovascular que comprometa el flujo sanguíneo. La osteonecrosis no traumática se ha relacionado con varias etiologías como el consumo de corticoides, el abuso del alcohol, las hemoglobinopatías y el disbarismo, asociaciones demostradas más o menos convincentemente.

Calder y col. (2004) menciona la evidencia de asociación entre osteonecrosis y el uso de corticoides, en pacientes con patologías respiratorias, reumáticas, en enfermedad de Cushing y en trasplantados tratados con corticoides. La causa parece estar relacionada con la alteración del metabolismo lipídico asociada al uso de corticoides que favorece el desarrollo de émbolos grasos que ocluyen la microcirculación o bien a un aumento de la grasa en la médula ósea que conduce a una insuficiencia vascular por compresión que propicia la osteonecrosis.

Por otra parte, los corticoides aumentan la producción de sustancias vasoconstrictoras endoteliales, ayudando a disminuir la perfusión tisular y favorecer la osteonecrosis.

La trombofilia y la hipofibrinolisis están implicadas en el desarrollo de osteonecrosis, por acción de coagulación intravascular en la microcirculación del tejido óseo, que conduce a la trombosis venosa o incluso arterial.

Recientemente, se ha señalado que la apoptosis de los osteocitos y de los osteoblastos podría constituir un importante mecanismo etiopatogénico en la osteonecrosis por glucocorticoides y alcohol, y estar mediada, en parte, por un aumento en la producción local de óxido nítrico.

También se ha descripto relación de la osteonecrosis con el lupus eritematoso sistémico, los trasplantados, consumo excesivo de alcohol, trastornos de algunos factores de la coagulación, en la actualidad la osteonecrosis disbárica resulta infrecuente.

3.3.3.4.- Evaluación del daño.

La evaluación sigue los mismos parámetros establecidos al tratar la osteonecrosis del semilunar, historia clínica completa del paciente, historia clínica ocupacional y los hechos desencadenantes del problema.

También la lesión produce limitación funcional de muñeca y se evaluara de acuerdo al Decreto 659/96, consignadas en el punto 3.3.2.4.-

3.3.4.- Compromiso nervioso periférico y vascular en el síndrome de vibración mano-brazo.

El síndrome de vibración mano-brazo, causado por la exposición ocupacional a herramientas manuales que vibran, tiene tres componentes:

1.- Neuropatía periférica de las manos que produce entumecimiento, hormigueo o ambos en una distribución en guante. Puede ocurrir pérdida de destreza.

2.- El fenómeno de Raynaud secundario de las manos, a veces denominado dedo blanco por vibración.

3.- Problemas musculo esqueléticos. Tratado en los puntos anteriores.

La neuropatía periférica y el fenómeno de Raynaud pueden ocurrir de forma independiente, pero por lo general ocurren juntos. Los síntomas tienden a ser bilaterales y es inusual que los síntomas más avanzados afecten a un solo dedo. En tales casos, se deben considerar otros diagnósticos como el síndrome del martillo tenar o hipotenar, así como una lesión vascular más localizada de los arcos palmares o las arterias digitales.

Los primeros síntomas suelen ser neurológicos con entumecimiento y hormigueo, mientras que las manifestaciones vasculares suelen presentarse más tarde y consisten en episodios isquémicos periódicos desencadenados por el frío o el estrés.

3.3.4.1.- Compromiso nervioso en el síndrome de vibración mano-brazo.

Las alteraciones neurológicas periféricas ocasionadas por la exposición a las vibraciones, se encuentran estudiadas asociadas a las lesiones neuromusculares.

Se ha descripto que la exposición continua a vibraciones puede ocasionar edema perineural a nivel de los dedos con evolución hacia la fibrosis y deterioro severo de la fibra nerviosa.

Los trabajadores que manejan herramientas vibrantes, pueden sufrir hormigueo y adormecimiento de dedos y manos. Si la exposición a las vibraciones continúa, estos síntomas tienden a empeorar y pueden interferir con la capacidad de trabajo y las actividades de su vida diaria.

La hipoparestesia o reducción de la sensibilidad táctil y térmica, producen limitaciones en la capacidad para realizar trabajos de precisión. Estos efectos pueden producirse dentro de un amplio rango de frecuencias, estando especialmente afectada la sensibilidad táctil en frecuencias medias y altas.

En el Taller de Estocolmo (Stockholm Workshop 86) (1987) se propuso una escala del componente neurológico de síndrome de vibración mano-brazo:

Fases neurosensoriales de la escala del Taller de Estocolmo para el síndrome de vibraciones mano-brazo.	
FASE	SINTOMAS
0	Expuesto a vibración pero sin síntomas.
1	Adormecimiento intermitente, con o sin hormigueo.
2	Adormecimiento intermitente o persistente, percepción sensorial reducida.
3	Adormecimiento intermitente o persistente, discriminación táctil y/o destreza de manipulación reducidas.

Fuente: Stockholm Workshop 86 (1987)

3.3.4.2.- Compromiso vascular en el síndrome de vibración mano-brazo.

El Fenómeno de Reyunad, descrito por primera vez por Maurice Reyunad en 1862, es primario y llamado Enfermedad de Rayunad y no está relacionada con otras enfermedades, es de carácter benigno.

El Síndrome de Raynaud, es secundario y está relacionado u originado por una gran variedad de patologías.

El Síndrome de Raynaud es un cuadro clínico caracterizado por ataques episódicos de vasoconstricción de las arterias y arteriolas de las extremidades, como los dedos de la mano y pies, en ocasiones las orejas y la nariz, en respuesta al frío o a estímulos emocionales.

Un ataque clásico consiste en la palidez de la porción distal de la extremidad, seguida de cianosis, por oxigenación insuficiente, y de rubor, por enrojecimiento inflamatorio, acompañada de parestesias y ardor.

3.3.4.2.1.- Consideraciones etiológicas del Fenómeno de Raynaud por vibraciones.

La frecuencia con mayor riesgo es la de 150-200 Hz, pero se describen frecuencias capaces de producir enfermedad entre 25 y 250 Hz, fundamentalmente por la utilización de herramientas manuales, tales como percutoras, taladros, sierras de cadena, etc.

Las vibraciones son transmitidas a la mano o manos, que sostienen o guían la herramienta vibrante, así como a la mano o manos, que se apoyen sobre una superficie vibrante.

Olsen y Hansen en 1991 refieren que la aparición de la afectación vascular se debe a la combinación de la acción directa de las vibraciones sobre las fibras musculares y vasculares junto a la activación simpática, vasoconstricción, de las mismas. Como consecuencia el *Síndrome Angioneurótico* de la mano, predominantemente en los dedos índice y medio, acompañados de calambres de la mano y disminución de la sensibilidad, así como el compromiso vascular unilateral con fenómeno de Raynaud o manifestaciones isquémicas de los dedos.

Rivas López (2018) describe que las biopsias de dedos de pacientes que padecen el Síndrome Vibratorio Mano Brazo se detectan tres cambios patológicos principales

1. Intenso engrosamiento de las capas musculares de la pared arterial con hipertrofia individual de las células musculares.
2. Neuropatía periférica desmielinizante con una cantidad aumentada de fibroblastos y células de Schwann.
3. Cantidades aumentadas de tejido conectivo que causa fibrosis perivascular y perineural.

Es por esto que Chetter y colaboradores (1998) proponen un modelo etiológico multifactorial del Síndrome Vibratorio Mano Brazo.

Se ha considerado que la sobre estimulación de los

corpúsculos de Pacini, como la patogénesis del llamado síndrome vibratorio mano brazo. Estos receptores profundos de presión y vibraciones, ubicados en la dermis de la piel, desencadenarían una hiperactividad simpática central refleja y depresión parasimpática.

Chetter y col. (1998) y Ye y col. (2015) apoyan esta teoría dado que la exposición a vibración en una sola mano induce una vasoconstricción contralateral, por el bloqueo nervioso a nivel proximal, y por los niveles elevados de catecolaminas en la orina y el plasma en pacientes con el síndrome.

Heaver y Col. (2011) consideran que los síntomas vasculares ocurren como resultado de la disrupción en el equilibrio normal entre la vasoconstricción y la vasodilatación, a favor de la vasoconstricción debido a la hipertrofia de las células musculares lisas de la pared arterial, la fibrosis periarterial y el daño de la célula endotelial y sus receptores.

Leppert y Col. (1998) describen que células endoteliales liberan numerosas sustancias vasoactivas, reguladores de la hemostasia y factores de crecimiento en respuesta a estímulos físicos, químicos e inmunológicos. Entre las moléculas producidas destacan la prostaciclina, el óxido nítrico (ON), las endotelinas y el inhibidor del tisular del plasminógeno que mantienen un equilibrio homeostático entre la vasoconstricción y la vasodilatación

Rodríguez Criollo y Jaramillo Arroyave (2014) así como Leppert y Col. (1998) coinciden en que la célula endotelial activada, o con fenotipo proinflamatorio, secreta endotelina-1 (ET-1), que posee acción vasoconstrictora, la cual es regulada, en condiciones normales, por el potente efecto vasodilatador del óxido nitroso (NO), a través del incremento del guanosín monofosfato cíclico (GMPc), que baja los niveles de calcio intracelular en células de musculo liso y disminuye así el tono vascular generando vasodilatación. Cuando la capacidad para aumentar niveles de GMPc está disminuida, hay un desbalance entre la vasodilatación y la vasoconstricción fisiológicas y se produce el fenómeno de Raynaud.

3.3.4.2.2.- Sintomatología.

El fenómeno de Raynaud puede ser primario o secundario a otro trastorno.

El fenómeno de Raynaud primario en la mayoría de los casos, comienza en mujeres menores de 30 años de edad.

El fenómeno de Raynaud secundario se asocia con otras afecciones (ateroesclerosis, artritis, lupus eritematoso, etc.)

En el caso que nos ocupa secundario a las vibraciones transmitidas a las extremidades superiores.

El más conocido de los síntomas se define como un trastorno isquémico, episódico en los dedos de las manos; manifestado por palidez, cianosis y rubor de la piel.

También puede ocurrir en pies y orejas, cuando es ocasionado por otras etiologías en fenómeno de Raynaud secundario (Reumatológicas, Esclerosis sistémica, lupus eritematoso sistémico, polimiositis, dermatomiositis, síndrome de Sjögren, etc.)

Presenta cambios de color en uno o varios dedos, con sensación de frio, dolor ardiente, parestesias.

La sensación de frío, el dolor urente, hormigueos o adormecimiento (parestesias) o los cambios intermitentes de color en uno o varios dedos se desencadenan tras la exposición al frío, la tensión emocional o las vibraciones.

Los cambios de color, en el dedo o dedos, se producen en las la zonas distales y tienen límites netos. Pueden tener tres períodos: palidez, seguida de cianosis y luego calentamiento con eritema secundario a la hiperemia. También cianosis eritema o solo palidez o cianosis.

Todos estos hallazgos pueden revertirse si se elimina el estímulo.

En el dedo blanco inducido por vibraciones, son la palidez de uno o varios dedos, inicialmente sólo las puntas, que puede extenderse a su totalidad. La sensibilidad de los dedos disminuye durante el episodio, de forma que no se detectan ciertos estímulos que normalmente producen dolor, como por ejemplo la exposición a temperaturas extremas y traumatismos. El tacto y la destreza se ven afectados, hasta el punto de no poder reanudar el trabajo, debiendo esperar que el episodio haya finalizado. El retorno a la normalidad se produce cuando la circulación sanguínea se restablece en la zona, produciéndose un enrojecimiento que a veces se acompaña de dolor.

El síndrome de Raynaud secundario a una enfermedad del tejido conectivo, puede progresar a la gangrena digital dolorosa, mientras que el síndrome de Raynaud secundario a la esclerosis sistémica tiende a causar úlceras muy dolorosas e infectadas en las puntas de los dedos.

Estas complicaciones no suelen darse en los trabajadores, salvo sensibilidad individual especial, dado que los servicios de Medicina Ocupacional realizan un control periódico (Resolución 43/97, Artículo 3 de la Superintendencia de Riesgos del Trabajo)

3.3.4.3.- Evaluación del daño.

Sin dejar de lado que siempre debe haber el basamento de una historia clínica completa, la historia clínica ocupacional y los hechos desencadenantes del problema, es decir una exposición profesional confirmada por la anamnesis, que pone en evidencia trabajos que exponen a importantes vibraciones transmitidas por máquinas y herramientas.

Los criterios de exposición recogidos en el Information notices on occupational diseases: a guide to diagnosis [5] son:

• Exposición profesional confirmada por la anamnesis en la historia ocupacional, que pone en evidencia trabajos que exponen a importantes vibraciones transmitidas por

---

[5] Information notices on occupational diseases. (2009) A guide to diagnosis. Office for Official Publications of the European Communities.

máquinas y herramientas.

- Una duración mínima de la exposición de 3 a 10 años para aceleraciones de 3-10 m/s2 para un periodo de referencia de 8 horas, 3-10 m/s2 (A), y una exposición de 1 a 3 años en aceleraciones superiores a los 10 m/s2 (A).
- Un periodo de latencia, desde la exposición a la aparición del trastorno, desconocido pero estimado en meses.

Las lesiones se evalúan de acuerdo al Decreto 659/96:

<table>
<tr><td>3- Síndrome angioneurótico de la mano predominantes en los dedos índice y medio acompañados de calambres de la mano y disminución de la sensibilidad (Enfermedad Profesional).

Compromiso de una mano   5%

Compromiso bilateral   10%</td></tr>
</table>

<table>
<tr><td>4. Compromiso vascular unilateral permanente, con fenómeno de Raynaud o manifestaciones isquémicas de los dedos   20%</td></tr>
</table>

<table>
<tr><td>5.- Trastomos de la circulación permanente de los dedos de manos y pies.

5.1.- Trastornos de la circulación de los dedos de las manos y de los pies sin acroosteolisis   15%

5.2.- Trastornos de la circulación de las manos y de los pies con acroosteolisis   25%</td></tr>
</table>

3.4.- Vibraciones mecánicas transmitidas al cuerpo entero.

Cuando gran parte del cuerpo del trabajador descansa sobre una superficie vibrante, como el asiento, respaldo de una máquina móvil, plataforma vibrante, etc., esas vibraciones son transmitidas al cuerpo entero.

El Decreto 658/96 y sus modificatorias, Listado de Enfermedades Profesionales, establece el agente, las actividades laborales que pueden generar exposición y las enfermedades:

AGENTE: Vibraciones de cuerpo entero	
Espondiloartrosis de la columna lumbar. Calcificación de los discos intervertebrales.	Actividades que expongan a las vibraciones de cuerpo entero, principalmente: Conductores de vehículos pesados Operadores de grúas y equipos pesados.

Los vehículos que producen vibraciones transmitidas a todo el cuerpo, donde los conductores pueden estar sentados y/o parados, son los utilizados en vías no asfaltadas, volquetes, excavadoras y tractores agrícolas, pero también pueden afectar a los conductores de algunos vehículos que se utilizan en superficies asfaltadas, carretillas elevadoras, o en rieles, grúas pórtico.

Las vibraciones mecánicas transmitidas al cuerpo entero, pueden causar efectos muy diversos que van desde una simple molestia, hasta alteraciones graves de la salud. Sus efectos dependen en gran medida de la postura, y de la propia sensibilidad del individuo.

Los efectos para la salud que pueden causar las vibraciones transmitidas al cuerpo entero, suelen ser máximos entre frecuencias, de 0,5 a 100 Hz, ocasionando las inferiores a 0,5 Hz sensación de mareo.

El cuerpo humano tiene frecuencias de resonancia que varían de unas personas a otras, en relación al órgano afectado y a la postura en que se encuentre el individuo.

Los órganos más sensibles del cuerpo humano tienen frecuencias de resonancia propia: el estómago la tiene en los 4,5 Hz, el ojo empieza a disminuir su capacidad de visión cuando está sometido a frecuencias de 4 a 10 Hz, la columna vertebral, en su región lumbar la tiene en los 4 Hz, apareciendo fuertes tensiones musculares, que conducen a una mala circulación de la sangre, en la zona de los 3 a 6 Hz.

Las manifestaciones producidas por vibraciones transmitidas al cuerpo entero son agudas y producidas a largo plazo:

Manifestaciones agudas.

- Sensación de malestar general consistente en irritabilidad, sensación de mareo, cefaleas, etc. Su manifestación va a depender de la frecuencia de la vibración, de su dirección, de la duración y del punto de contacto con el cuerpo;
- Trastornos sensoriales mareo inducido por el movimiento, alteraciones visuales que interfieren con la tarea;
- Trastornos respiratorios como hiperventilación, causada, probablemente, por la influencia mecánica de las vibraciones sobre el diafragma y el pecho;
- Trastornos musculo esqueléticos contracciones de fibras y hasta de grupos musculares;
- Otros efectos: aumento de la frecuencia cardiaca, de la presión arterial y del consumo de oxígeno. Cambios en los niveles de catecolaminas y la adrenocorticotrópina.

Manifestaciones a largo plazo.

- Efectos sobre el sistema musculo esquelético: cuando las vibraciones se prolongan en el tiempo, los cambios en la columna vertebral pueden resultar patológicos. Pueden producir cambios degenerativos fundamentalmente en la parte lumbar.

3.4.1.- Espondiloartrosis o artrosis de la columna lumbar.

3.4.1.1.- Breves nociones anatómicas previas.

Desde el punto de vista anatómico la columna lumbar tiene cuatro zonas que de arriba abajo son: cervical, dorsal, lumbar y sacrococcigea.

La columna lumbar tiene cinco vértebras.

Cada vértebra tiene un *cuerpo* que ocupa la parte anterior, en forma de cilindro.

El *agujero vertebral*, con forma de triángulo de bordes redondeados, comprendido entre la cara posterior del cuerpo y la apófisis espinosa. La *apófisis espinosa* es impar y media se dirige hacia atrás, tiene a cada lado los músculos espinales.

Las *apófisis transversas*, a cada lado, derecha e izquierda y las *apófisis articulares*, destinadas a la articulación de las vértebras entre sí, dos ascendentes y dos descendentes. Se encuentran colocadas a cada lado del agujero vertebral, sobresalen hacia arriba y hacia abajo del nivel del arco óseo que limita al orificio.

Láminas vertebrales en número de dos, forman la pared póstero lateral del agujero raquídeo.

Los *pedículos*, uno de cada lado, son curvos y unen la base de la apófisis transversa y las dos apófisis articulares correspondientes, a la parte posterior y lateral del cuerpo vertebral. La curvatura que presentan los pedículos forman dos escotaduras una superior y otra inferior, que al unirse a las otras vértebras forman una serie de agujeros a cada lado de la columna vertebral, *los agujeros de conjunción*, por los que salen los nervios raquídeos.

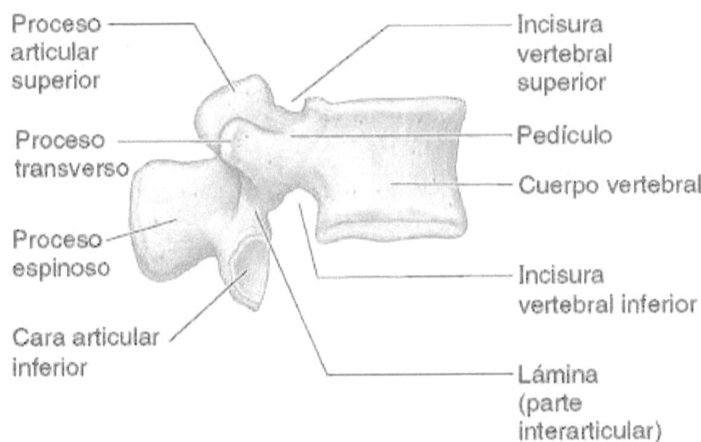

Las vértebras se unen entre si principalmente por sus cuerpos y sus apófisis articulares, también, a distancia, por sus láminas, apófisis espinosas y transversas.

Entre ambos cuerpos vertebrales se encuentra el *disco intervertebral*, que ayudan a absorber la presión, distribuir la tensión y evitar que las vértebras se raspen entre sí.

El disco está compuesto por dos partes: la parte central de consistencia gelatinosa que se denomina "*núcleo pulposo*", y una envuelta fibrosa que lo mantiene en su lugar y se denomina "*anillo o envuelta fibrosa*".

Las uniones de estos elementos se realizan por medio de ligamentos.

El *ligamento vertebral común anterior*, que se extiende desde la primera vértebra cervical hasta el sacro, adherido firmemente al cuerpo vertebral y el disco.

El *ligamento vertebral común posterior* detrás de los cuerpos vertebrales y dentro del agujero vertebral, éste último con la unión de las vértebras formará el conducto raquídeo.

Los *ligamentos amarillos* que cubren los espacios entre las láminas de las vértebras adyacentes, desde la segunda vértebra cervical (C2) al espacio lumbosacro.

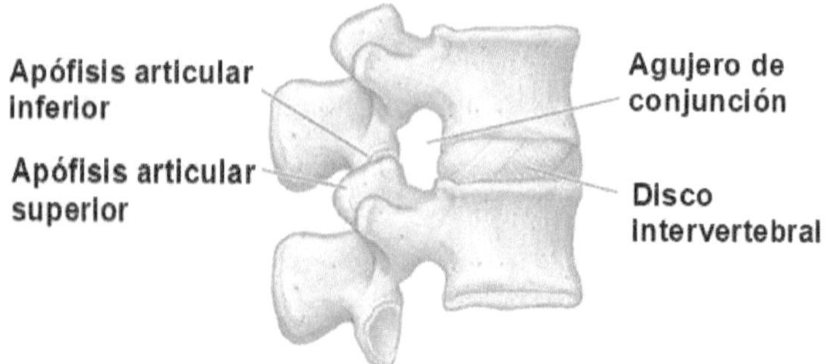

3.4.1.2.- Etiopatogenia.

Las modificaciones que produce la enfermedad degenerativa articular o artrosis, han sido descriptas en el punto 3.1.-, se describirá en particular en la columna lumbar.

Monfort Faure (2010) estima que la etiopatogenia de la artrosis presenta tres manifestaciones fundamentales: *sinovitis, destrucción del cartílago, alteraciones en el hueso subcondral, remodelado óseo con esclerosis subcondral, osteofitos y osteonecrosis focal.*

La artrosis afecta la *unidad discovertebral* es el complejo de estructuras anatómicas que comprende un único segmento de la columna vertebral. Está formada por:

- El disco intervertebral,
- Dos vértebras adyacentes,
- Dos articulaciones facetarias,
- El ligamento amarillo; y
- Los ligamentos longitudinales de un nivel vertebral.

Todos los componentes de la unidad discovertebral pueden verse afectados en mayor o menor grado en la columna con artrosis.

Degeneración de los cuerpos vertebrales: En la artrosis se produce la *destrucción del cartílago hialino* por la afectación del condrocito.

El cartílago hialino situado entre el cuerpo vertebral y el disco intervertebral, llamado *placa terminal*, tiene como función proteger el cuerpo vertebral frente al daño mecánico y nutrir al disco.

Degeneración del disco intervertebral: La degeneración y rotura de la placa terminal conduce a una pérdida de presión del núcleo pulposo y a la migración de este hacia el cuerpo vertebral.

Tal degeneración del disco se produce por una pérdida de proteoglicanos, lo que conduce a su deshidratación y a la reducción de la presión intradiscal.

Como consecuencia de la pérdida de la presión intradiscal, el anillo fibroso es sometido a más carga, lo que da lugar a la aparición de fisuras. Esta pérdida de la integridad estructural del anillo fibroso puede provocar hernias discales.

Osteofitos: El estrés mecánico en los bordes de los cuerpos vertebrales produce cambios hipertróficos en los márgenes de la articulación, producción ósea desordenada con la formación de osteofitos. Los defectos de mineralización, crecimiento del tejido óseo subcondral y aparición de osteofitos en el hueso subcondral caracterizan a la artrosis.

Sinovitis: La membrana sinovial es una fina capa de tejido que recubre las articulaciones, que por la acción traumática sobre la articulación, los diferentes productos procedentes de la degradación del cartílago y microcristales desencadenan una respuesta inflamatoria articular, caracterizada por calor, rubor y tumefacción.

Otras consecuencias: A los cambios degenerativos descriptos y formación de osteofitos, también se van a ir produciendo:

a. Los cambios degenerativos de las articulaciones facetarias, secundarios al estrés repetido, causado por la subluxación de la articulación durante el movimiento. Puede ocurrir en forma aislada o asociados a cambios degenerativos discovertebrales, los cuales favorecen la subluxación y al estrechamiento del espacio discal que aumenta la carga en las facetas.

b. Cambios degenerativos interespinosos: La disminución del espacio discal provoca acercamiento y contacto de las apófisis espinosas entre sí, lo que puede dar lugar a cambios degenerativos de estas apófisis y de los ligamentos interespinosos.

c. Cambios degenerativos en los ligamentos amarillos y el ligamento vertebral común posterior que producen su engrosamiento, osificación o calcificación.

3.4.1.3.- Síntomas y signos.

Dolor: puede tener tres orígenes distintos: capsular, por acción de fuerzas extremas, muscular después de ejercicio y venoso dolor en reposo.

Está relacionado con el movimiento, se agudiza en su iniciación y se calma en el curso del mismo, para volver a aparecer al cabo del tiempo, es el llamado *"ritmo artrósico del dolor"*. El dolor temprano se alivia con el reposo, pero con el tiempo el alivio se consigue más lentamente.

Atrofia muscular: En los casos evolucionados, con palpación dolorosa.

Rigidez: provoca limitación de la movilidad de la articulación y de la capacidad funcional del miembro. La rigidez de puesta en marcha dura solo unos minutos y reaparece después del reposo prolongado. Con la evolución de la artrosis se hace constante y progresiva. Se acentúa en el estadio final de la espondiloartrosis, cuando comienzan las calcificaciones discales.

Movilidad limitada: con frecuencia es indolora, excepto en posiciones forzadas.

Deformidad de la articulación: la deformidad de la articulación puede darse en ocasiones y en algunas localizaciones. Generalmente precede al comienzo de la artrosis, pero puede ser también el resultado de un desequilibrio muscular, contractura capsular o inestabilidad articular. Los cambios degenerativos asimétricos de los discos o de las articulaciones facetarias, que dan lugar al colapso asimétrico del espacio discal, listesis lateral y listesis rotatoria segmentaria entre las vértebras lumbares. Llevan también a la escoliosis, cifosis y lordosis degenerativa. La presencia de la deformidad desencadena una mayor carga asimétrica con aceleración de los cambios degenerativos en la región, que absorbe mayor cantidad de fuerzas, dando como resultado un círculo vicioso.

Crepitación y ruidos articulares: que traducen la pérdida la lisura del cartílago.

Tumefacción: en las articulaciones periféricas puede observarse un derrame articular, engrosamiento sinovial, capsular y osteofitos. Hay ausencia da fenómenos infecciosos, locales o generales.

Inestabilidad articular: en fase tardía por pérdida de cartílago y hueso, contractura capsular asimétrica y debilidad muscular.

3.4.1.4.- Evaluación del daño.

La evaluación de una espondiloartrosis no difiere de un examen clínico a realizar en cualquier otra patología, como se manifiesta en el punto 3.3.1.3.-, y se debe seguir los mismos parámetros.

Completado el examen clínico y los estudios complementarios, se está en condiciones de determinar la incapacidad, de acuerdo a lo establecido en el Decreto 659/96, que establece:

Columna vertebral.

i. La limitación de la movilidad y/o anquilosis de la columna vertebral que se va a evaluar a los fines de esta ley, son lo que resulte de la consolidación viciosa o secuelas de accidentes laborales.

ii. En los casos de limitación de la movilidad, cuando son varios los movimientos afectados, se suma aritméticamente el grado de incapacidad de cada uno de ellos.

iii. En los casos en que la columna se encuentre anquilosada, el mayor valor por anquilosis, corresponde a la incapacidad global de la columna.

iv. Las alteraciones anatómicas y limitaciones en los sectores cervicales y/o dorsolumbar se combinan entre sí cuando coexisten.

v. Por alteraciones "*clínicas*" se entiende fuerza, tono, trofismo y reflejos. La limitación de la movilidad se valora aparte sumándose aritméticamente.

vi. De no estar contemplado el eventual compromiso neurológico en la incapacidad evaluada por secuela osteoarticular, el mismo, determinado en el Capítulo correspondiente, se combinará con esta.

3.4.1.4.1.- Consolidación viciosa y secuelas de fracturas de Columna vertebral.

Fractura de cuerpo vertebral, con acuñamiento, sin lesión radicular	
Acuñamiento menor de 30°	0-15%
Acuñamiento mayor de 30°	15-30%
Fractura de cuerpo vertebral operada, con lesión radicular leve a moderada, corroborada electromiográficamente	10-15%
Fractura de cuerpo vertebral operada, con lesión radicular severa, corroborada electromiográficamente	20-35%
Fractura de cuerpo vertebral, operada, sin secuelas	5 %
Fractura de apófisis espinosa sin secuelas	0%
Fractura de apófisis transversa sin secuelas	0%
Fractura de cuerpo vertebral, sin secuelas	0%
Fractura de cuerpo vertebral, con acuñamiento y lesión radicular leve a moderada, corroborada electromiográficamente	10-25%
Fractura de cuerpo vertebral, con acuñamiento y lesión radicular severa, corroborada electromiográficamente	15-40%
Cérvicobraquialgia post-traumática, sin alteraciones clínicas, radiográficas ni electromiográficas	0%
Cérvicobraquialgia post-traumática, con alteraciones clínicas, radiológicas y electromiográficas leves a moderadas	5-25%
Hernia de disco operada, sin secuelas	5%
Hernia de disco inoperable (según criterios médicos)	20-30%
Hernia de disco operada, con secuelas clínicas y electromiográficas leves	10-15%
Hernia de disco operada, con secuelas clínicas y electromiográficas moderadas	15-20%
Hernia de disco operada, con secuelas clínicas y electromiográficas severas	20-40%

Espondilolistesis traumática sin repercusión electromiográfica	
Grado I:	0-2%
Grado II:	2-4%
Grado III:	4-6%
Grado IV:	6-10%
Espondilolistesis traumática, con repercusión electromiográfica leve a moderada	10-15%
Espondilolistesis traumática, con repercusión electromiográfica severa	20-40%
Espondilolistesis traumática, operada, sin secuela electromiográfica	0%
Espondilolistesis traumática, operada, con secuela electromiográfica leve a moderada	10-15%
Espondilolistesis traumática, operada, con secuela electromiográfica severa	20-40%
Lumbalgia post-traumática sin alteraciones clínicas, radiográficas ni electromiográficas	0%
Lumbalgia post-traumática, con moderadas alteraciones clínicas y radiográficas, sin alteraciones electromiográficas	0-5%
Lumbalgia post-traumática, con severas alteraciones clínicas y radiográficas, sin alteraciones electromiográficas	5-10%
Lumbociatalgia, sin alteraciones clínicas, radiográficas ni electromiográficas	0%
Lumbociatalgia, con alteraciones clínicas y radiográficas y/o electromiográficas, leves a moderadas	5-10%

Capítulo 4.

Agentes físicos III.

4.1.- Iluminación insuficiente.

El Decreto 658/96 Listado de Enfermedades Profesionales establece:

Agente: Iluminación insuficiente	
Enfermedad.	Actividades laborales que pueden generar exposición.
Nistagmo.	Trabajadores de la minería subterránea.

Iluminación.

La iluminación es fundamental tanto para una vivienda, una oficina o grandes talleres. La calidad de luz ha de garantizar un adecuado rendimiento visual, unas condiciones luminosas apropiadas hacen que el trabajo se realice de forma eficaz incrementando la productividad.

Por el contrario, una deficiente iluminación aumenta la posibilidad de errores, accidentes en los lugares de trabajo, aparición de fatiga visual, sequedad de ojos, escozor; dolor de cabeza, cansancio, irritabilidad, mal humor.

Para obtener un correcto diseño de un sistema de iluminación debe haber una excelente colaboración entre arquitectos, diseñadores de iluminación y los responsables de higiene y seguridad en el trabajo.

Teniendo en cuenta que la luz y el color afectan a la productividad y al bienestar psicofisiológico del trabajador, los técnicos en iluminación, fisiólogos y ergonomistas deben estudiar y determinar las condiciones más favorables de luz y color en cada puesto de trabajo

Ramos Pérez y Hernández Calleja (1998) mencionan que *"los requisitos que un sistema de iluminación debe cumplir para proporcionar las condiciones necesarias para el confort visual son los siguientes:*

- *Iluminación uniforme;*
- *Luminancia óptima;*
- *Ausencia de brillos deslumbrantes;*
- *Condiciones de contraste adecuadas;*
- *Colores correctos,*
- *Ausencia de luces intermitentes o efectos estroboscópicos.*

Es importante examinar la luz en el lugar de trabajo no sólo con criterios cuantitativos, sino también cualitativos".

4.1.1.- Nistagmus.

El nistagmus es una oscilación involuntaria de los ojos, alrededor de uno o más ejes, generalmente bilateral y conjugado.

Perea (2006) define el nistagmo como: *"Síndrome de alteración de la estática ocular, caracterizada por una sucesión de movimientos rítmicos, repetitivos y conjugados de los ojos en torno a uno varios ejes de Fick, más o menos regulares, de dirección opuesta, con una fase de ida y otra de vuelta (vaivén) realizados de manera involuntaria y normalmente bilaterales, que sin alterar ni perturbar los movimientos fisiológicos oculares, dificultan de modo notable la capacidad de fijación foveolar de los objetos que miramos en el espacio".*

Los Eje de Fick considera los movimientos oculares que se realizan en un sistema de coordenadas, de acuerdo a tres **ejes** perpendiculares entre sí: el eje X (horizontal), el eje Y (antero-posterior), y el eje Z (vertical)

4.1.2.- Fisiología.

Stahl y col (2002) y Gila y col (2009) refieren que en el control de la motilidad ocular intervienen varios sistemas funcionales. Los reflejos vestíbulo-oculares y optocinéticos son respuestas automáticas para compensar los movimientos de la cabeza y del entorno visual, así como poder estabilizar la imagen retiniana sobre un determinado punto de fijación.

Sánchez Espinosa, (2013) consigna que la información sobre el movimiento de la cabeza llega de los canales semicirculares por el nervio estatoacústico a los núcleos vestibulares. Éstos se conectan con los núcleos de los nervios oculomotores ipsi y contralaterales mediante fibras que discurren por la cintilla longitudinal posterior o fascículo longitudinal medial. Los núcleos vestibulares también establecen conexiones con otras estructuras relacionadas con los movimientos sacádicos y de persecución, como es la formación reticular protuberancial paramediana, el núcleo intersticial rostral del fascículo longitudinal medial en la formación reticular mesencefálica y el lóbulo flóculo-nodular del cerebelo.

Gila y col (2009) refieren que en la formación reticular protuberancial paramediana se integran las señales que controlan los movimientos conjugados horizontales y en el núcleo intersticial rostral se organizan los movimientos verticales. Agregan que tres mecanismos están implicados en el mantenimiento de la fijación foveal de un objeto de interés: la fijación, el reflejo vestíbulo-ocular y el integrador neuronal.

- **La fijación** en la posición primaria consiste en la capacidad del sistema visual para mantener la imagen en la fóvea. El sistema vestibular tiene una participación importante en el sistema motor ocular común.
- **El reflejo vestíbulo-ocular** es un complejo sistema de interconexiones neuronales, que mantiene la fijación en la fóvea de un objeto durante los cambios de posición de cabeza. Los propioceptores del sistema vestibular son los canales semicirculares del oído interno. Tres canales semicirculares están presentes a cada lado, anterior, posterior y horizontal. Los canales semicirculares responden a los cambios en la aceleración angular, debido a la rotación de la cabeza.
- **El integrador neuronal** es el tercer mecanismo. Cuando el ojo es llevado a una posición extrema en la órbita, la fascia y los ligamentos que suspenden el ojo ejercen una fuerza elástica para volver a la posición primaria. Para superar esta fuerza, es necesaria una contracción tónica de los músculos extraoculares.

4.1.3.- Etiopatogenia.

El nistagmo aparece cuando hay una alteración desencadenada por las modificaciones del mecanismo que mantiene la posición ocular de fijación bifoveal, por alteraciones en el sistema vestíbulo ocular debido a:

- Inestabilidad de los movimientos oculares. Debido a un anormal funcionamiento del sistema oculomotor. Provoca un movimiento anormal de los ojos de velocidad creciente por desestabilización de los mecanismos de control del sistema motor ocular, debido a la pérdida de las señales no son adecuadas para la retina.
- Desequilibrio del tono de seguimiento ocular, resultado de una deficiencia unidireccional del seguimiento.
- Alteración en la integración vestibular y ocular, que se produce en una posición excéntrica horizontal de la

mirada. Los ojos son incapaces de mantener esta posición y retoman a la posición primaria con velocidad decreciente, lo que refleja un movimiento pasivo al que se oponen las fuerzas de rozamiento de los tejidos blandos orbitarios.

4.1.4.- Signosintomatología del nistagmus.

- Disminución de la agudeza visual: causada por la incapacidad para fijar la mirada de manera constante.
- Posición compensatoria de cabeza para disminuir el nistagmo. Se gira la cabeza hacia el componente rápido o se coloca de manera que los ojos estén en una posición que minimice el movimiento.
- Oscilopsia: movimiento ilusorio de los objetos.
- Vértigo: movimiento aparente del medio ambiente, se presenta durante el componente lento.
- Cabeceo: movimientos de la cabeza de arriba abajo acompañado de movimientos de inclinación de la cabeza

4.1.5.- Clasificación de los nistagmus.

El nistagmus se puede clasificar, según:

La frecuencia de los movimientos oculares: Lento (por debajo de 50), medio (entre 50 y 120) y rápido (por encima de 120)

La amplitud: en pequeño (hasta cinco grados), medio (de cinco a 15 grados) y grande (por encima de 15 grados)

Por la dirección de los movimientos: en horizontales, verticales, rotatorios, oblicuos y circular.

Por la velocidad de sus fases en: resorte (una fase lenta y una rápida), pendular (las dos fases son lentas, una seguida de la otra) y mixto (ambas formas en resorte).

Entre algunos otros nistagmus se puede mencionar:

Nistagmo congénito (origen sensorial): fotofobia, alta miopía, pupila paradójica, reflejo oculodigital por alteraciones orgánicas en la recepción o transmisión de estímulos visuales.

Nistagmo congénito idiopático: sin fotofobia, alta miopía, pupila paradójica, reflejo oculodigital, sin alteraciones orgánicas conocidas y sin carácter familiar hereditario.

Spasmus nutans: aparece alrededor de los seis meses de vida y se caracteriza por tres signos fundamentales: temblor de la cabeza o cabeceo, nistagmo y tortícolis.

El nistagmo adquirido: se produce más tarde en la vida, y tiene una variedad de causas que incluyen una asociación con condiciones médicas graves.

4.1.6.- Nistagmus de los mineros.

El siglo XIX consolidó la generalización de la extracción y consumo de carbón utilizado para el desarrollo industrial de los países y el ferrocarril. Se produce la intensificación de su extracción en minería subterránea y los casos de nistagmo en los mineros.

Gallo Vélez, y Márquez Valderrama (2011) refieren que: *"En 1892, el doctor Agapito Uribe Calad, en su tesis Trastornos medulares de origen complexo, planteó la relación entre el trabajo minero y varias enfermedades"*. [6]

Gallo Vélez, O.; Márquez Valderrama, J. (2011) continúa relatando el trabajo del Dr. Agapito Uribe Calad y lo transcriben:

"...las profundas galerías iluminadas con la tenue luz

---

[6] Dr. Agapito Uribe Calad Nació en Ciudad Bolívar, Colombia, estudió medicina en la Universidad de Antioquia, se graduó en 1892 con la tesis Trastornos medulares de origen complexo en mineros. Viajó por Europa y se especializó en oftalmología, rama que ejerció en Medellín y Envigado. Ese interés por la oftalmología es visible desde su tesis de médico cuando describe el "nistagmus", una enfermedad visual característica de los trabajadores mineros.

de las bujías y la concentración excesiva de vapor de agua y gases viciados, modificaciones en la "composición del aire" que producen "profundas alteraciones de salud". En los socavones también se daba un efecto denominado "ahilamiento", causado por la falta de luz solar y caracterizada por "el enflaquecimiento y la coloración pálida casi mate". La ausencia de luz, suplida con velas de sebo que viciaban el aire "con hidrocarburos" forma un sistema insuficiente que ocasiona "trastornos en el aparato de la visión, siendo de notarse entre otros el 'nistagmus' que proviene de la dirección viciosa que se da a los ejes ópticos y la 'hemeralopía' producida por la alteración en los medios del ojo".

Las profundas y oscuras minas, donde el minero trabajaba en lugares estrechos, adoptando posiciones incomodas, hasta llegar a trabajar en decúbito ventral o dorsal y con miradas extremas y sostenidas con iluminación realizada con lámparas alimentadas por aceites. Esta situación va paulatinamente mejorando, que lleva a Cogan (1956) a decir que en Estados Unidos el nistagmo de los mineros es prácticamente inexistente.

4.1.6.1.- Etiología.-

Referente a la etiología no existe opinión unánime entre los diferentes autores. En las distintas propuestas figuran:

a. Se trata de una alteración funcional transitoria;
b. Alteración funcional por falta de adecuada iluminación;
c. La realización de una tarea en posición de agachado y actitud tensa de un minero, con la su mirada constante hacia arriba, llevaría a perjudicar el aparato vestibular, así como fatiga acular.
d. El ambiente de trabajo y el peligro que implica, desencadenaría un estrés que provocaría el trastorno

4.1.6.2.- Sintomatología.-

Además de la sintomatología general descripta, en el

minero se ha descripto, como consecuencia de una inadecuada iluminación: fatiga visual, el deslumbramiento, fotofobia asociada, nistagmus del minero.

Fatiga visual: El término engloba diferentes formas de disconfort visual y se caracteriza por presentar síntomas tales como inflamación local, visión defectuosa con disminución de la agudeza, intolerancia a la luz y otros síntomas asociados tales como dolores de cabeza, aturdimiento o sensaciones vertiginosas. Si bien podemos en la etiología reconocer factores intrínsecos ligados al propio individuo, alteraciones en el acomodamiento, en la fijación de objetos y otros, influyen notablemente las condiciones ambientales deficientes tales como polvo, calor, los horarios, duración del trabajo y el tipo de trabajo.

Deslumbramiento y fotofobia asociada: Cuando se pasa de lugares con iluminación escasa, interior de túneles, a un exterior a pleno sol, sin una gradual adaptación visual. Clínicamente se manifiesta con dolores oculares, lagrimeo y espasmos, contracciones involuntarias de los párpados,

Nistagmus del minero: Es un movimiento involuntario e incontrolable de los ojos. El movimiento puede ser horizontal, vertical, rotatorio, oblicuo o una combinación de estos.

Otras manifestaciones son ansiedad, depresión, temblores de párpados, cabeza, manos y tics palpebrales.

4.1.6.3.- Prevención.-

En todos los frentes o lugares de trabajo se deberá disponer de un nivel de iluminación adecuado y suficiente en base al tipo de trabajo que se realice.

Los valores de iluminación para las diferentes zonas o parte del lugar de trabajo según el Decreto 249/2007, Reglamento de Higiene y Seguridad para la Actividad Minera, son:

Zona o parte del lugar de trabajo (*)	Nivel mínimo de iluminación (LUX)
Zonas donde se ejecutan tareas con:	
Bajas exigencias visuales	100
Exigencias visuales moderadas	200
Exigencias visuales altas	500
Areas o locales de uso ocasional.	50
Areas o locales de uso habitual.	100
Vías de circulación de uso ocasional.	25
Vías de circulación de uso habitual.	50

(*) El nivel de iluminación de una zona en la que se ejecute una tarea, se medirá a la altura donde ésta se realice; en el caso de zonas de uso general a Ochenta y Cinco Centímetros (85 cm) medidos desde el suelo y en el de las vías de circulación a nivel del suelo.

En todos aquellos lugares que, por razones de infraestructura (galerías subterráneas o falta de red eléctrica) sea imposible cumplir con los requerimientos de la tabla correspondiente, se instalará la iluminación necesaria para caminar sin dificultades. Las aseguradoras de riesgos del trabajo deben controlar la aceptabilidad de los niveles de iluminación.

4.1.6.4.- Evaluación del daño ocular.

La avaluación del daño ocular se realizará con una metodología que se consigna en el punto 3.3.1.3.- y el Decreto 659/96, Tabla de Evaluación de Incapacidades Laborales, que referente a los ojos dice:

Generalidades

Las lesiones de los ojos que serán evaluadas, son las que deriven de las enfermedades profesionales que figuren en el listado, diagnosticadas como permanentes o secuelas de accidentes de trabajo.

Las secuelas de un accidente laboral o las alteraciones producidas por una enfermedad profesional con repercusión oftalmológica pueden producir el siguiente compromiso de la función visual.

1. Pérdida de la agudeza visual. Por compromiso de los medios transparentes, de la retina del nervio óptico, de la vía óptica o de la corteza sensorial.
2. Pérdida del campo visual, puede ser uni o bilateral.
3. Pérdida o compromiso de la función motora de la musculatura extraocular. (Con o sin diplopía).
4. Pérdida de alineamiento ocular y de la posición y o movilidad palpebral (ptosis, lagoftamos y otras alteraciones).
5. Lesiones de la Vía Lagrimal.
6. Alteraciones misceláneas.

Elementos útiles para la evaluación: Anamnesis, Examen físico: Oftalmológico: Agudeza visual, Campo visual, Fondo de Ojo, Biomicroscopía (BMC), Retinofluoresceinografía y/o Neurológico.

Eventualmente se completará el diagnóstico con: Rx, Eco, TC, RMN o Potenciales evocados.

En todos los casos se evaluará la capacidad visual bilateral.

1.- Agudeza visual

1.1- La agudeza visual se determinará corregida si procede o sin corrección si el uso del lente convencional o de contacto no resulta soportable (intolerancia, aniseiconia, defectos no corregibles de la superficie ocular).

Cuando el lente de contacto es bien tolerado, su corrección será la que deberá conunsiderarse en el cálculo de la invalidez.

1.2.- La pérdida de la visión de un ojo deberá ser evaluada siguiendo los valores que proporciona la Tabla de Sená, aprobada por el Consejo Argentino de Oftalmología.

AV: Agudeza visual.   ENUC.: Enucleación.   Es/p: Enucleación sin prótesis.

AV	1	0.9	0.8	0.7	0.6	0.5	0.4	0.3	0.2	0.1	- 0.1	Enuc	Es/p
1	0	1	2	4	6	9	13	18	24	32	42	45	50
0.9	1	2	3	5	8	11	15	20	26	34	43	47	52
0.8	2	3	5	7	10	13	18	23	29	37	45	50	54
0.7	4	5	7	9	13	16	21	26	32	40	50	55	58
0.6	6	8	10	13	16	20	25	30	36	44	55	60	62
0.5	9	11	13	16	20	24	29	34	41	49	60	65	67
0.4	13	15	18	21	25	39	33	39	47	56	70	70	73
0.3	18	20	23	26	30	34	39	45	54	65	80	80	80
0.2	24	26	29	32	36	41	47	54	64	75	90	90	90
0.1	32	34	37	40	44	49	56	65	75	85	100	100	100
- 0.1	42	43	45	50	55	60	70	80	90	100	100	100	100
Enuc.	45	47	50	55	60	65	70	80	90	100	100	100	100
Es/p	50	52	54	58	62	67	73	80	90	100	100	100	100

1.3.- La pérdida total de la visión de un ojo será causal de una invalidez del 42%. A ese valor se referirá el cálculo de las pérdidas de la visión y del campo visual.

1.4.- De acuerdo a la Tabla de Sená la pérdida del globo ocular (enucleación) dará una invalidez del 45%.

1.5.- Si el trabajador es portador de ojo único, al momento de iniciar la relación laboral, el compromiso de la visión se evaluará de acuerdo a la siguiente tabla. Las visiones deberán estimarse con corrección de los vicios de refracción que pudieren existir.

Agudeza Visual	0,9	0,8	0,7	0,6	0,5	0,4	0,3	0,2	0,1
% de invalidez	5	10	20	35	50	70	80	90	100

1.6.- Si el compromiso de la visión es bilateral se evaluará de acuerdo a la Tabla de Sená, resultando el porcentaje de la unión de la línea horizontal (agudeza del primer ojo) con el valor de la línea vertical (agudeza del segundo ojo).

1.7.- Puede existir mala agudeza visual por visión macular con respecto a la visión periférica. En este caso deberá atenderse al oficio que desempeña el accidentado para evaluar la incapacidad.

En general deberá atenderse en este y en todos los casos al criterio de invalidez para el oficio específico, para determinados trabajos o para todo trabajo (Ciego legal de la OMS).

1.8.- En el caso de un paciente afáquico corregido o de uno

pseudofáquico con lente intraocular y con o sin corrección adicional al aire se considerará como índice de Incapacidad la visión central remanente a la que se le agregará un 30% en consideración a la pérdida del campo visual periférico.

Si hay problemas en el ojo no lesionado y esto se ha acrecentado con el traumatismo se le otorgará lentes.

Cuando se trata de un ojo sin lente intraocular la AV determinada según la tabla de Será se divide por dos (por ejemplo: 8/10 serán 4/10) para el cálculo visual normal.

1.9.- La catarata inoperable se evaluará según agudeza visual.

2. Pérdida del Campo Visual

2.1.- La pérdida del campo visual debe determinarse una vez garantizada la mayor agudeza visual posible, con corrección, si fuera necesario.

2.2.- El compromiso del campo visual se evaluará considerando el siguiente esquema como campo visual normal.

2.3.- Para las actividades que demanden una agudeza visual sin limitaciones, donde el campo visual periférico es de importancia capital (maquinista, conductores de buses, operadores de grúas y maquinaria pesada etc.) se considerará el campo visual divido en 8 meridianos de 60 grados cada uno lo que equivaldrá a 500 grados.

Para las actividades de no requieren de tanta capacidad visual, oficinistas, profesores, actividades de servicio) entendiendo que las lesiones son monoculares, se considerará el campo visual dividido en 8 meridianos pero de 40 grados centrales lo que equivale a 320 grados.

2.4.- Se analizará el Campo obtenido con el campímetro de Goldmann con Isoptera 1/IV para la periferia y 1/II para el campo central, y se contaran los grados comprometidos en cada meridiano.

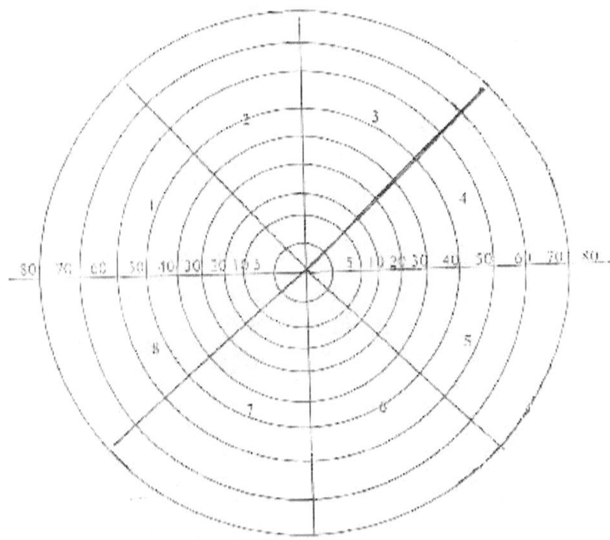

2.5.- Obtenido el gráfico de la campimetría, se suman los grados de los ocho meridianos y se divide por 320 (total de grados para el campo visual normal para cada ojo), o 500 si se refiere a casos especiales, obteniéndose el campo visual preservado. La diferencia con la unidad será la pérdida del campo visual de ese ojo.

La pérdida de la capacidad visual unilateral se multiplica por el índice 0.25 para calcular la pérdida de la capacidad global.

2.6.- Cuando se trata del campo visual bilateral, se calcula la pérdida de ambos ojos por separado. Luego se suman y el resultado se multiplica por el factor 1.5, obteniéndose así el grado total de incapacidad por pérdida bilateral del campo visual.

2.7.- Cuando la agudeza visual está comprometida, al porcentaje de pérdida del campo visual deberá agregársele el originado por la primera (según capacidad restante).

3. Pérdida de la Función de la Musculatura Extraocular. Diplopía.

3.1.- La pérdida de esta función obliga al paciente a consultar por diplopía y/o desviación de la cabeza. La diplopía también puede ser causada por traumatismo de la base de la órbita, o monocular en casos especiales de daño corneal.

La evaluación de la misma se hará considerando la edad y el tiempo de evolución, determinando una incapacidad que fluctuará entre el 10 y el 25%.

3.2.- Se deberá considerar como Diplopía Residual aquella que ha resultado imposible corregir con la cirugía y que tampoco es posible reducir con el uso de prismas compensadores de Frenkel, en el post operatorio.

El trabajador podrá desempeñar alguna profesión en las mismas condiciones que un monocular, debiendo usar oclusión para poder desempeñar su actividad.

4. Pérdida del Alineamiento Ocular, de la Posición o Movilidad Palpebral y Misceláneas.

4.1.- La pérdida del alineamiento ocular por causas diversas (post operatorias, traumáticas, etc.) será causal de invalidez.

Afecciones	Porcentaje
Quérato Conjuntivitis Crónica, alérgica o irritativa unilateral, que no remite con el tratamiento.	Hasta 5 %
Quérato conjuntivitis Crónica, alérgica o irritativa bilateral, que no remite con el tratamiento.	Hasta 10%
Pterigón post-traumático.	5%
Midriasis Paralítica unilateral.	5%
Midriasis paralítica bilateral	10%
Midriasis post traumática por lesión del iris unilateral.	5%
Midriasis post traumática por lesión del iris bilateral.	10%
Iridodialisis (con compromiso visual) Unilateral	5%
Iridodialisis bilateral.	10%
Ptosis palpebral unilateral con pupila descubierta.	5%
Ptosis palpebral bilateral con pupila cubierta. Se le sumarán los trastornos funcionales de la vision.	Variable
Deformaciones palpebrales monoculares.	5-10%
Deformaciones palpebrales binoculares.	10-20%
Lagoftalmos residual unilateral.	5-10%
Lagoftalmos residual bilateral.	10-20%
Estrabismo (lesión muscular o nerviosa). Según agudeza visual.	
Epífora post traumática unilateral.	5-10%
Epífora post traumática bilateral.	10-20%
Enucleación con prótesis.	45%
Enucleación no permite prótesis.	50%
Enucleación o evisceración bilateral.	100%
Oftalmía simpática, secuelar a accidentes en el otro ojo.	100%
Ceguera, post traumática, sin deformación del globo ocular, unilateral.	42%
Ceguera post traumática o atrófica del globo ocular con deformación unilateral, que permite prótesis	45%

Las lesiones de orbita se encuentran en el capítulo de cabeza y rostro, dice:

CABEZA Y ROSTRO

Las lesiones de la cabeza y rostro que serán evaluadas, son las que deriven de las enfermedades profesionales que figuren en el listado, diagnosticadas como permanentes o secuelas de accidentes de trabajo.

Para la evaluación de las lesiones producidas en la cabeza y el rostro se tendrán en cuenta: la zona afectada, la extensión de la lesión, la profundidad de la misma, el aspecto, complicaciones, cambios de color y el compromiso anátomo-funcional de los distintos órganos allí localizados. Asimismo se valorará la repercusión estética.

A la valoración de la incapacidad órgano-funcional se le sumará la correspondiente por la secuela estética.

Órbita

Borde superior:

Afecciones	Porcentaje
Alopecía de la ceja, unilateral.	3%
Alopecía de la ceja, bilateral.	5%
Fractura con depresión de la zona.	5-10%
Fractura Apófisis orbitaria externa, con desplazamiento, (involucra a la extremidad superior del Malar, sin fractura de la misma), sin tratamiento.	10-15%
Fractura Malar, su Apófisis orbitaria sola o asociada a la Apófisis orbitaria Frontal.	15-20%

Borde inferior:

Afecciones	Porcentaje
Fractura del piso orbitario Lámina horizontal, con desplazamiento, con diplopia.	45%

Borde interno:

Fractura con desplazamiento del unguis   5-8%

Borde externo:

Debemos hacer mención especial sobre los huesos malares. En los grandes traumatismos faciales, el malar se fractura, dando origen a una secuela que debe ser reparada de inmediato, debido a la caída del piso orbital y la diplopía sobreviniente.

Senos nasales

Afecciones	Porcentaje
Desplazamiento del piso orbitario atrapamiento del recto inferio.	10-20%%
Diplopía se le sumará a la incapacidad existente	

Afecciones	Porcentaje
Lefort I - Trazo horizontal del paladar y no compromete órbitas.	Según secuela
Lefort II Atraviesa el borde infraorbitario, el piso, la pared interósea de la órbita y la lámina perpendicular Etmoides.	Fistulas, craneorrea, etc.
Lefort III Se agrega al trazo anterior la pared externa de la órbita, la Apófisis orbitaria del Frontal y el Cigoma.	

Las alteraciones visual y/u olfatoria y/o ventilatoria nasal, se sumarán a la incapacidad anatómica.

4.2.- Presión superior a la presión atmosférica estándar.

El Decreto 658/96 Listado de Enfermedades Profesionales establece:

Agente: Presión superior a la presión atmosférica estándar	
Daño neurológico cerebral o medular producido por trombosis consecutivas a accidente por descompresión inadecuada. — Síndrome vertiginoso confirmado por pruebas laberínticas. — Otitis media subaguda o crónica. — Hipoacusia por lesión coclear irreversible. — Osteonecrosis con o sin compromiso articular localizadas en: hombro, cadera, codo o rodilla, confirmada por radiografías con presencia de lesiones características.	— Lista de actividades donde se puede producir la exposición: — Trabajos efectuados por los operadores de cámaras submarinas hiperbáricas. — Buzos con escafandra o provistos de equipos de buceo autónomo. — Todo trabajo efectuado en un medio hiperbárico.

4.2.1.- Introducción.

Ciertas actividades laborales sufren esta exposición, como trabajos de cimentación de puentes, túneles bajo el agua, etc., mediante el dispositivo de campana neumática, mediante la cual se desaloja el agua del terreno a favor de una inmensa compresión. Los buzos, que trabajan a grandes profundidades, están sometidos a una gran presión.

En el tema en tratamiento es de suma importante tener presente que:

- La presión total de una mezcla de gases es igual a la suma de las presiones parciales de los gases que componen la mezcla. [7]
- Todos los gases tienden a disolverse en los líquidos en contacto, de un modo proporcional a la presión parcial del gas a nivel de la superficie del líquido. [8]

La enfermedad por descompresión radica en la absorción del gas inerte constituyente de la mezcla respiratoria y su reparto por el organismo durante los aumentos de presión.

El gas inerte accede a través del aire atmosférico y penetra a nivel de la membrana alveolocapilar, se transporta disuelto en la sangre y accede finalmente a los tejidos.

La distribución del gas inerte en el seno del organismo estará condicionada por las características de solución, perfusión y difusión de cada tejido.

La solución y perfusión implica:

1.- Solución: El nitrógeno es un gas inerte, por ello, no se combina ni se metaboliza, sino que permanece en disolución en el organismo, sin intervenir en ninguna reacción bioquímica. Además, es liposoluble, casi la mitad de su volumen se encuentra disuelto en los tejidos grasos, pero no es liposoluble estricto, sino que también es, en menor medida, hidrosoluble. Es intercambiado y renovado por vía respiratoria.

2.- Perfusión: Los parénquimas nobles recibirán, junto a su mayor aporte de sangre, también mayor cantidad de gas

---

[7] Ley de presión parcial descripta por John Dalton en 1802, por lo que lleva su nombre.

[8] William Henry establece en 1803, que: La cantidad de gas disuelta en un líquido a temperatura constante es proporcional a la presión parcial del gas sobre el líquido. $p = k_H c$ Donde: p: presión parcial del gas; **c**: concentración del gas. k_H: constante de Henry.

inerte, pero su capacidad de fijarlo depende de su coeficiente de solubilidad.

Los tejidos más afines al nitrógeno son los grasos, pero su tasa de perfusión es lenta, y el tejido adiposo necesita más tiempo para alcanzar el estado de saturación. El más rico en grasas es el sistema nervioso central.

3.- Difusión: En virtud de la ley de Henry la solubilidad de un gas en el seno de un líquido depende, además de su coeficiente de solubilidad, de la presión parcial del gas a nivel de la superficie del líquido. En un sistema de 2 o más compartimentos separados por membranas permeables, el gas difunde en cada compartimento hasta alcanzar el estado de saturación. [9]

4.- Gradiente de saturación: es la relación entre la presión parcial de gas disuelto y la presión parcial del gas.

En todo sistema biológico multicompartimental, este gradiente determina a partir de cierto momento, y en condiciones extremas, un cambio del estado del gas que puede pasar a formar burbujas en el seno del tejido desaturados.

El valor en que este cambio de estado se produce es el *punto crítico de sobresaturación*, en el hombre se acepta que está alrededor de 2 para la mayoría de tejidos, por lo tanto cuando la presión de gas disuelto de un tejido duplica la presión parcial del gas, éste iniciará la formación de burbujas.

4.2.2.- Fisiopatología de la descompresión.

La persona sumergida en profundidad, debe liberar el sobrante de gas inerte durante las etapas finales de la

---

[9] Estado se saturación corresponde al momento en que el líquido contiene el número máximo de partículas de gas para ese valor determinado de presión y temperatura.

emersión. En función de la profundidad máxima alcanzada, y del tiempo total transcurrido, las tablas de descompresión, o los descompresímetros digitales, le indican cuánto tiempo debe permanecer inmóvil, a una profundidad de 3, 6, 9 metros o más, lo que permite que la eliminación de gas mantenga la sobresaturación de sus tejidos dentro de unos límites aceptables

Si el procedimiento descompresivo se omite, se alcanza el punto crítico de sobresaturación, a partir del cual el gas cambia de estado y forma burbujas.

Entre las teorías que pretenden explicar este fenómeno, la preexistencia de nódulos gaseosos es la más aceptada, según la cual habría partículas gaseosas intracelulares o extracelulares adsorbidas, obedeciendo a mecanismos tensioactivos que serían desbordados en caso de agresión por variaciones de presión superficial, de viscosidad, de densidad, así como la presencia en disolución de otros gases, actuarían como factores determinantes de ese equilibrio, y serían en última instancia la causa de que el accidente por descompresión desencadene la enfermedad por descompresión.

Las microburbujas originales dan lugar a procesos irritativos a locales, pero luego migran hacia el sistema venoso y linfático, confluyen aumentan de tamaño, y en el torrente sanguíneo dan lugar a fenómenos de embolismo que desembocará en el corazón derecho. La red alveolocapilar pulmonar realiza, en principio, una función de filtro, y elimina por vía respiratoria la mayoría. No llegan a ser sintomáticas o dan una sensación transitoria de dificultad respiratoria moderada, opresión precordial, o disnea.

Si el embolismo venoso es de gran envergadura, el filtro alveolo-capilar puede quedar colapsado, las burbujas pasan entonces a la circulación arterial hasta quedar retenidas en vasos de menor calibre, convirtiéndose en burbujas sintomáticas que embolizan con preferencia el sistema nervioso central.

4.2.3.- Manifestaciones por omisión o inadecuada descompresión.

En función de su sintomatología ha sido dividida clásicamente en dos categorías en Enfermedad descompresiva Tipo I o leve y Enfermedad descompresiva Tipo II o grave:

Enfermedad descompresiva Tipo I o leve.

Definida como la patología disbárica que se caracteriza por presentar dolor muscular, articular, algunas parestesias o erupción cutánea con manifestación dérmica variada, eritema, exantema, máculas, pápulas, etc., en la que el resto del examen es normal.

Enfermedad descompresiva Tipo II o grave.

Síntomas neurológicos:

Los síntomas neurológicos son de características variadas, en función de la cantidad de tejido infiltrado, del número y del tamaño de burbujas formadas y, sobre todo, de la localización del territorio neurológico afectado.

Pueden ser debidos a afectación cerebral, cerebelosa, medular, o de los nervios periféricos.

Las manifestaciones cerebrales suelen ser más súbitas en su aparición, observándose que cuanto más breve es el periodo entre la llegada a la superficie y la aparición de los síntomas, mayor es la severidad del cuadro y peor es el pronóstico.

Cualquier afectación del tejido cerebral va a dar lugar a manifestaciones análogas a la de cualquier otra patología cerebrovascular. Síntomas de hemiplejia, monoplejia, convulsiones focales o generales, afasia, estados confusionales, cefaleas, visión borrosa o "en túnel", escotomas, disartria, etc.

Lesiones cerebelosas se pueden manifestar en forma de ataxia, falta de coordinación, con típicos signos neurológicos de hipotonía, disminución de los reflejos, asinergia, dismetría, tremor, diadococinesia y nistagmus. Vértigos vestibulares o cerebelosos

Pueden darse síntomas cerebelosos como ataxia, descoordinación, hipotonía, disminución de los reflejos, asinergia, dismetría, tremor, diadococinesia y nistagmus.

La sintomatología medular más habitual se presenta en forma de paraplejia o paraparesia, con retención urinaria por parálisis vesical, pueden presentar pérdida del control esfinteriano y disestesias en tronco y abdomen

Las lesiones en los nervios periféricos, puede manifestarse por una desigual afectación motora o sensitiva, parestesias, adormecimiento y debilidad motora.

Síntomas vestibulares.

Frecuente en el buceo con mezclas de Helio o Hidrógeno, acúfenos e hipoacusia neurosensorial, y/o síntomas vestibulares con vértigos, náuseas y vómitos.

Síntomas gastrointestinales.

Náuseas, vómitos, diarreas o espasmos abdominales. En los casos más graves pueden presentarse cuadros de isquemia y hemorragia intestinal.

Síntomas respiratorios y cardíacos.

Cuando la liberación de burbujas por parte de los tejidos sucede de forma masiva puede ocurrir que el lecho vascular pulmonar no sea capaz de evacuar todo el volumen de burbujas que le llega, dando lugar a manifestaciones pulmonares con signos y síntomas de distres respiratorio.

El paciente presenta disnea, taquipnea significativa, dolor subesternal que se agrava con la inspiración, tos irritativa paroxística y cianosis. Edema pulmonar

La afección cardiaca como sintomatología exclusiva es más rara. Se han descrito casos de bloqueo auriculoventricular de primer grado.

Sintomatología hematológica.

Puede haber signos y síntomas de shock hipovolémico con hemoconcentración, hipotensión postural, síncope, diuresis, etc.

Osteonecrosis.

Los huesos están formados por células vivas, que necesitan un suministro de sangre adecuado para mantenerse saludables.

La osteonecrosis es la muerte del tejido óseo por falta de suministro de sangre.

La osteonecrosis disbárica corresponde a una forma de necrosis avascular secundaria a enfermedad por descompresión, caracterizada por la formación de burbujas de nitrógeno dentro de la cavidad medular, que produce una serie de efectos mecánicos que alteran el flujo vascular óseo. Las burbujas obstruyen las arteriolas terminales de los huesos y se acumulan en la médula ósea o en el tejido adiposo medular favoreciendo la agregación plaquetaria y la formación de trombos

La necrosis ósea disbárica se ha observado principalmente en buceadores profesionales, pero también puede aparecer en personas que trabajan en ambientes sometidos a aire comprimido, como los trabajadores de túneles y diques. El aire comprimido en este tipo de obras se usa para evitar que las paredes se desplomen antes de echar el recubrimiento definitivo.

Afecta principalmente a la cabeza de los huesos largos, fémur, humero, tibia y al hueso ilíaco.

Puede no presentar síntomas perceptibles y manifestarse meses o años después en personas que han estado expuestas a ambientes hiperbáricos durante un largo período de tiempo.

4.2.4.- Evaluación del daño neurológico.

Toda evaluación de un daño se realizará con una metodología que se consigna en el punto 3.3.1.3.

La avaluación del daño por lesión de la rama vestibular se trata en el punto 2.2.8.

Para evaluar el daño neurológico el Decreto 659/96, Tabla de Evaluación de Incapacidades Laborales, dice:

Las lesiones neurológicas que serán evaluadas, son las que deriven de las enfermedades profesionales que figuren en el listado, diagnosticadas como permanentes o secuelas de accidentes de trabajo.

Se evalúan exclusivamente las lesiones y el compromiso neurológico. En caso de no estar contemplados en la incapacidad evaluada por secuela post-traumática osteoarticular, la incapacidad neurológica determinada se combinará con la primera.

Elementos útiles para la evaluación:

- Anamnesis, Examen Físico;
- Fondo de ojo y Campimetría;
- Laboratorio general, Dosaje de anticonvulsivantes;
- Diagnóstico por imágenes;
- Rx simple de cráneo y de columna vertebral;
- Eco-Doppler carotideo, vertebral y transcraneano;
- Tomografía Computada. Resonancia Magnética Nuclear;
- Electrofisiológicos, Audiometría electronistagmografía:
- Electromiograma con velocidad de conducción, Electroencefalograma;
- Potenciales evocados: Auditivos, Visuales, Somatosensitivos;
- Radioisotópicos;
- Centellograma, Dinámicos.

1.-Lesiones de los pares craneales.

Se tendrán en cuenta para valorar la lesión de los pares craneales: clínica significativa, Potenciales Evocados y/o EMG alterados.

Nervio Olfatorio

Fractura de Lámina Cribosa:

Sin complicaciones	0%
Con complicaciones:	
Hiposmia	5%
Anosmia	10%

Nervio Óptico: Ver punto 4.1.6.4.

Nervio Motor Ocular Común: Diplopía, Ptosis palpebral (Ver punto 4.1.6.4.)

Nervio Patético: Diplopía (Ver punto 4.1.6.4.)

Nervio Trigémino:

Nervio Oftálmico:

Unilateral	5 – 10%
Bilateral	10 – 20%

Nervio Max. Superior

Unilateral	5 – 10%
Bilateral	10 – 20%

Nervio Max. Inferior

Unilateral	5 – 10%
Bilateral	10 – 20%

Neuralgia del Trigémico

Unilateral	5 – 10%
Bilateral	10 – 20%

Nervio Motor Ocular Externo: Diplopía (Ver punto 4.1.6.4.)

Nervio Facial:

Unilateral Central	**5 – 10%**
Unilateral Periférico	**10 – 15%**
Bilateral Central	**15 – 20%**
Bilateral Periférico	**20 – 30%**

Nervio Auditivo: Ver punto 2.2.7.

Nervio Glosofaríngeo:

Con hipoestesia o anestesia del tercio posterior de la lengua	5-30%
Disfagia para líquidos	10-15%
Disfagia para sólidos	15-30%

Nervio Neumogástrico: 5-35%

Nervio Espinal: 15-30%

Nervio Hipogloso:

Unilateral	5%
Bilateral	
Con dificultad para el habla	5 – 30%
Con dificultad para la deglución de:	
- Líquido	10 – 15%
- Sólido	15 – 30%
- Alimentació por tubo	40 - 60%

2.- Lesiones de los nervios periféricos.

Son las que pueden acompañar a las lesiones osteoarticulares, manifestándose por el déficit sensitivo y/o motor.

Los porcentajes de incapacidad corresponden a lesiones completas. En relación a las lesiones parciales de los nervios motores o sensitivos puros, el porcentaje de incapacidad se calculará en forma porcentual a la función perdida.

Para estos fines se utilizará la escala propuesta por el

British Medical Research Council que gradúa la motricidad en rangos de M0 a M5 y la sensibilidad en rangos de S0 a S5. Motricidad:

Porcentaje motor:

M0	100% de incapacidad motora.
M1 y M2	80% de incapacidad motora.
M3	60% de incapacidad motora.
M4	30% de incapacidad motora.
M5	0% de incapacidad motora.

Porcentaje de incapacidad motor:

M0	Parálisis total
M1	Esbozo de contracción (fibrilaciones musculares)
M2	Contracción posible, eliminando la fuerza de gravedad
M3	Contracción posible contra la fuerza de gravedad
M4	Contracción contra algún tipo de resistencia
M5	Contracción contra resistencia importante

Sensibilidad:

S0	100% de incapacidad sensitiva
S1	80 % de incapacidad sensitiva
S2	60 % de incapacidad sensitiva
S3	40 % de incapacidad sensitiva
S4	20 % de incapacidad sensitiva
S5	0 % de incapacidad sensitiva (función completa)

Los nervios mixtos aparecen ponderados porcentualmente en cuanto a la importancia funcional sus componentes sensitivo y motor, por lo cual las lesiones parciales deben finalmente calcularse de acuerdo a este factor.

Ejemplo:

Lesión completa del nervio mediano: 25% de incapacidad

Lesión parcial del nervio mediano a nivel de la muñeca:

Si al examen médico resulta:

Motricidad promedio M3,

60% de incapacidad motora.

Sensibilidad promedio S2,

60% de incapacidad sensitiva.

- Nervio mediano en la muñeca: (distal al 1/3 medio del AB) (Ponderación funcional: Componente motor 40%; componente sensitivo 60%) 25% de incapacidad

Componente motor: 25 x 0,40 = 10% x 0,60 (M3) = 6% (incapacidad motora)

Componente sensitivo: 25 x 0,60 = 15% x 0,60 (S2) = 9%

(incapacidad sensitiva

Incapacidad total del nervio mediano, a nivel de muñeca: 15%.

En el caso de coexistir la lesión neurológica con rigidez y deformidad articular, se procederá a la suma de ambas incapacidades, teniendo como tope máximo el porcentaje de incapacidad por la amputación del segmento en valoración. (El Decreto 659/96, considera segmento al miembro superior)

Las lesiones de neurotendinosas serán evaluadas sumando las incapacidades producto de la lesión neurológica y la alteración de la movilidad articular que ocasiona a la lesión tendinosa. De igual manera, se tendrá como tope máximo de incapacidad al dado por la amputación del segmento estudiado.

Las lesiones radiculares serán evaluadas de acuerdo a la repercusión parcial o total que causen en el o los nervios periféricos que formen.

Miembro superior	Incapacidad
1.- Lesión completa del Plexo Braquial.	60%
2.- Nervio Supraescapular.	15%
3.- Nervio Torácico Largo.	10%
4.- Nervio Axilar (Ponderación funcional: Componente motor 98%, componente sensitivo 2%)	20%
5.- Nervio Radial (Ponderación funcional: Componente motor 90%, componente sensitivo 10%)	30%
6.- Nervio Músculo cutáneo (Ponderación funcional: Componente motor 90%, componente sensitivo 10%)	20%
7.- Nervio Interóseo posterior.	20%
8.- Antebraquial cutáneo medial.	30%
9.- Nervio Mediano (proximal al 1/3 medio del AB) Ponderación funcional: Componente motor 40%; componente sensitivo 30%)	40%
10.- Nervio Mediano (distal al 1/3 medio del AB) (Ponderación funcional: Componente motor 40%; componente sensitivo 60%)	25%
11.- Nervio Interóseo anterior.	10%
12.- Nervio Cubital (proximal al 1/3 medio del AB) (Ponderación funcional: Componente motor 70%, componente sensitivo 30%)	35%
13.- Nervio Cubital (distal al 1/3 medio del AB) (Ponderación funcional: Componente motor 70%, componente sensitivo 30%)	25%
14.- Colateral IR-	5%
15.- Colateral IC.	7%
16.- Colateral IIR.	7%
17.- Colateral IVC.	7%
18.- Resto colaterales.	3%

Miembro Inferior	Incapacidad
1.- Lesión completa del plexo lumbar	40%
2.- Lesión completa del plexo sacro	60%
3.- Nervio Femoral cutáneo	7%
4.- Nervio Femoral. (Componente funcional: Componente motor 95%, componente sensitivo 5%)	30%
5.- Nervio Obturador interno (Componente funcional: Componente motor 95%, componente sensitivo 5%)	15%
6.- Resto de las ramas del plexo lumbar	10%
7.- Nervio Ciático (Proximal al hueso poplíteo) (Componente funcional: Componente motor 50%, componente sensitivo 50%	50%
8.- Nervio Cutáneo posterior del muslo	5%
9.- Nervio Peroneo común. (Componente funcional: Componente motor 70%, componente sensitivo 30%	25%
10.- Nervio Tibial anterior (1/2 prox. de la pierna) (Componente funcional: Componente motor 95%, componente sensitivo 5%)	18%
11.- Nervio Tibial anterior (1/2 distal de la pierna) (Componente funcional: Componente motor 50%, componente sensitivo 50%)	10%
12.- Nervio Peroneo superficial	7,5%
13.- Nervio Tibial. (Componente funcional: Componente motor 60%, componente sensitivo 60%)	35%
14.- Nervio Tibial posterior (1/2 prox. de la pierna) (Componente funcional: Componente motor 60%, componente sensitivo 40%)	30%
15.- Nervio Tibial posterior (1/2 distal de la pierna) (Componente funcional: Componente motor 30%, componente sensitivo 70%)	20%
16.- Nervio Plantar externo o interno (Componente funcional: Componente motor 30%, componente sensitivo 70%)	10%
17.- Nervio Safeno	5%
18.- Nervio Sural	5%

4.3.- Presión inferior a la presión atmosférica estándar.

El Decreto 658/96 Listado de Enfermedades Profesionales establece:

Agente: Presión inferior a la presión atmosférica estándar	
— Otitis media subaguda. — Otitis media crónica. — Lesiones del oído interno.	Lista de actividades donde se puede producir la exposición: — Pilotos y tripulantes de servicio de transporte aéreo de pasajeros y carga.

4.3.1.- Otitis media.

De acuerdo al tiempo de evolución, la otitis media se subdivide en:

- **Aguda**. Cuando el proceso dura menos de 3 semanas.
- **Subaguda**. Cuando la infección perdura de 3 semanas a 3 meses.
- **Crónica**. Cuando la enfermedad se prolonga por más de 3 meses

De acuerdo al tipo de afección, se clasifica en:

- **Miringitis**. Cuando se trata de la inflamación de la capa externa de la membrana timpánica
- **Otitis media aguda supurada**. Cuando es una infección aguda del oído con exudado y de corta duración.
- **Otitis media secretoria,** otitis media serosa, otitis media con derrame o efusión, otitis media mucosa. Cuando hay presencia de líquido en el oído medio, con membrana timpánica íntegra y sin datos agudos evidentes.

- **Otitis media crónica supurada,** otitis media crónica. Ante presencia de otorrea crónica o membrana timpánica perforada.

4.3.1.1.- Otitis media aguda.

Es una infección supurada viral o bacteriana aguda de la cavidad del oído medio, de presentación súbita y corta duración.

Sintomatología otorrea, fiebre, irritabilidad, anorexia, vómito y otros síntomas. La membrana timpánica puede presentarse protruyente, opaca o hiperémica.

Los gérmenes causales más frecuentes son: Streptococcus pneumoniae, Haemophilus influenzae y Moraxella ccatarrhalis, el Streptococcus A y el Staphylococcus aureus; los agentes virales: virus sincitial respiratorio, parainfluenza e influenza.

4.3.1.2.- Otitis media crónica.

Es un proceso inflamatorio crónico del mucoperiostio de comienzo insidioso, curso lento y con evolución mayor a 3 meses. Afecta a las estructuras de la cavidad del oído medio, celdas mastoideas y trompa de Eustaquio.

Se suele observar a continuación de procesos supurativos agudos, afectar a la membrana timpánica, puede haber lesiones osteolíticas y cursar con hipoacusia conductiva.

Telian y col. (2003) refieren que puede preceder a procesos supurativos agudos, y afectar a la membrana timpánica con perforación o cicatrices (neotímpano o tímpano esclerosis) e incluso con lesiones osteolíticas, suele cursar con hipoacusia conductiva.

En estudios microbiológicos suele encontrarse Pseudomona aureoginosa, S. Aureus, Proteus M. anaeróbicos.

Factores causales que favorecen en la producción de la otitis media crónica:

- **Factores anatómicos**. Malformaciones craneofaciales, como hendidura velopalatina, alteraciones mandibulares, síndrome de Down; neoplasias nasofaríngeas; traumatismos; etc.
- **Factores infecciosos e inmunológicos**. Alergias, síndrome de discinesia ciliar, fibrosis quística, infecciones de repetición, entre otras.

Etiología:

Telian y col. (2003) mencionan que la trompa de Eustaquio, es fundamental en la fisiología del oído. Si se altera el flujo bidireccional de aire, hacia dentro de la cavidad del oído medio, los microorganismos, restos epiteliales y mucosos, dan como resultado la obstrucción y se altera el mecanismo de apertura y cierre de la trompa de Eustaquio, hay presión negativa persistente y generación de trasudado con alto contenido de proteínas, que generan una inflamación secundaria crónica. A estas alteraciones funcionales del sistema de transporte mucociliar y aéreo del oído medio, se debe la otitis media crónica

Esta alteración fisiológica se produce en el ascenso y descenso de un avión, produciendo un barotrauma leve, que se amortigua con el bostezo. Puede producir molestia o dolor moderado de oído, sensación de opresión o congestión y audición amortiguada.

Un barotrauma grave con falla de la trompa de Eustaquio, puede provocar la rotura de la membrana timpánica, lo que causa dolor y hemorragia en el oído medio y externo, de no ocurrir y producirse la reiteración del mecanismo lleva a la otitis media crónica de los trabajadores de servicios aéreos.

4.3.2.- Lesiones del oído interno por diferencias de presión con la atmosférica estándar.

4.3.2.1.- Fisiopatología.

El barotraumatismo es el conjunto de manifestaciones clínicas que aparecen en el oído, como consecuencia de la exposición a variaciones relativamente lentas y sostenidas de la presión atmosférica, en caso de vuelos, o líquida, en caso de inmersiones.

En el vuelo durante el ascenso la presión atmosférica disminuye, haciéndose menor que la del interior del oído medio; al descender, se produce el fenómeno inverso.

Durante el submarinismo, se reproducen las mismas situaciones pero al revés

La función de la trompa de Eustaquio es facilitar la equiparación de estas presiones.

Estas variaciones desencadenan unos mecanismos fisiopatológicos específicos, que actúan sobre los gases libres del oído medio y de las cavidades nasosinusales, por una parte; y por otra, sobre los gases disueltos en los tejidos o en los medios líquidos del organismo y, en particular, en el oído interno.

Las variaciones de presión en el oído medio se compensan por mecanismos activos, provocando la movilización de la musculatura peritubárica, masticación, deglución, bostezo, o bien por insuflación forzada de la trompa mediante las maniobras de Valsalva.

Cuando existe una disfunción de la trompa de Eustaquio, o los cambios de presión son muy intensos que impiden los mecanismos de apertura de la misma, aparecen diversos grados de alteración en los oídos y senos paranasales.

4.3.2.2.- Sintomatología.

En el oído, los síntomas que aparecen son: otalgia aguda e intensa de algunas horas de duración; sensación de taponamiento, que puede durar varios días; acúfenos; y vértigo suave.

En los senos se produce un dolor intenso y brusco en la región superficial del seno afectado o en el interior del cráneo.

En casos especialmente violentos, al cuadro anterior se puede añadir un desgarro o explosión timpánica, la violencia puede llevar al desgarro o rotura de la membrana de la ventana redonda, con lesión directa del oído interno y del laberinto posterior, fístula laberíntica, lo que añade hipoacusia neurosensorial, vértigo intenso e incluso pérdida de consciencia.

4.3.2.3.- Evaluación del daño.

La evaluación de las lesiones auditivas por presión inferior a la atmosférica estándar, no difiere de un examen clínico a realizar en cualquier otra patología (Ver punto 3.3.1.3.)

Considerando el posible daño auditivo se evalúa con lo mencionado en el punto 2.2.7., y de haber lesión de la rama vestibular en el punto 2.2.8.

Dr. Luis Anunziato

Capítulo 5.

Agentes físicos IV.

5.1.- Trabajo en ambientes muy calurosos.

El Decreto 658/96 Listado de Enfermedades Profesionales establece:

Agente: Calor.	
Enfermedad.	Actividades laborales que pueden generar exposición.
— Pérdida de electrólitos, en ambientes con temperaturas efectivas superiores a 28ºC y que se manifiestan por calambres musculares y sudoración profusa, oliguria y menos de 5g/l de cloruros urinarios.	— Todos los trabajos efectuados en ambientes donde la temperatura sobrepasa 28ºC y la humedad del aire el 90 % y que demandan actividad física.

5.1.1.- Breves nociones fisiológicas previas.

La temperatura del organismo refleja el equilibrio entre la producción y la pérdida de calor. El control de la temperatura corporal se encuentra en el hipotálamo del cerebro. Mediante las rutas del sistema nervioso autónomo, el hipotálamo regula continuamente la temperatura corporal, en torno a un punto establecido de 35,6 a 37,8 °C, mediante la iniciación de mecanismos de pérdida o producción de calor.

Mecanismos de promoción de calor.

Cuando la temperatura ambiental es baja, el cuerpo debe producir más calor para mantener una temperatura corporal normal. Al aumentar la caída de la temperatura ambiental y disminuye la temperatura de la sangre en circulación, el organismo debe conservar y generar más calor para restablecer la temperatura sanguínea.

Se produce una vasoconstricción de los vasos sanguíneos de la piel, tiritones y temblores. Con esto se evita la vascularización temporánea de la piel, para que la sangre mantenga la temperatura de los órganos corporales más profundos y más vitales. En estos casos, la temperatura de la piel expuesta disminuye hasta la temperatura medio ambiental externa.

Si se mantiene la situación y la piel sigue sin la debida irrigación, las células cutáneas enfriadas por cristales de hielo interno, privadas de oxígeno y nutrientes, empiezan a morir. Se llega a la congelación de las extremidades.

Cuando la temperatura de los órganos profundos cae, hasta el punto más allá de la cual la vasoconstricción cutánea puede manejar la situación, empezamos a tiritar. La acción de tiritar, contracciones involuntarias como escalofríos de los músculos voluntarios, es muy eficaz para aumentar la temperatura del organismo, dado que la actividad de los músculos esqueléticos produce una gran cantidad de calor.

La temperatura corporal extremadamente baja, resultante de la exposición prolongada al frío es la hipotermia. En la hipotermia, las constantes vitales del individuo (frecuencia respiratoria, tensión arterial, frecuencia cardiaca) disminuyen. La persona se siente somnolienta y extrañamente confortable, incluso aunque antes haya sentido un frío extremo. Si no se corrige, la situación evoluciona hasta el coma y finalmente la muerte, ya que acaban deteniéndose los procesos metabólicos.

Mecanismos de pérdida de calor.

La mayor parte de la pérdida de calor se produce a través de la piel por radiación o evaporación, escasa cantidad de calor se pierden por otros mecanismos, como convección, conducción.

Cuando la temperatura del organismo aumenta por encima de lo deseable, los vasos sanguíneos que actúan en la piel se dilatan y los lechos capilares de la piel se hinchan de sangre caliente. Como resultado, el calor se radia desde la superficie cutánea.

Pero, si la temperatura ambiental externa es tan elevada como la del organismo o más, el calor no puede perderse por radiación, la única forma para deshacerse del calor sobrante es por evaporación del sudor a través de la superficie cutánea.

Se trata de un método eficaz de pérdida de calor corporal siempre que el aire sea seco. Si es húmedo, la evaporación se produce a un ritmo mucho más lento. En tales casos, nuestros mecanismos de liberación de calor no funcionan bien, y nos sentimos incómodos e irritables.

Cuando los procesos normales de pérdida de calor dejan de ser eficaces, la hipertermia, temperatura corporal elevada, resultante reduce la acción del hipotálamo.

La reducción de la actividad hipotalámica, produce una reacción contraria y que agrava la situación, así el aumento de temperatura corporal incrementa el índice metabólico que, a su vez, aumenta la producción de calor.

La piel se calienta y se seca; y, a medida que la temperatura continúa aumentando, se incrementa la posibilidad de que se produzcan daños cerebrales permanentes.

Esta enfermedad, denominada insolación, puede ser fatal a menos que se corrija rápidamente y de inmediato (inmersión en agua fría y administración de líquidos).

El agotamiento a causa del calor, es el término utilizado para describir el desplome asociado al calor de un individuo durante una actividad física. El agotamiento a causa del calor es el resultado de la pérdida excesiva de líquidos corporales, deshidratación, y se evidencia mediante una tensión arterial baja, una frecuencia cardiaca rápida y una piel fría y pegajosa.

5.1.2.- Estrés térmico.

Trabajar con una temperatura ambiente elevada, puede resultar bastante incómodo, y se acentúa especialmente si no corre aire y la humedad ambiente también es alta.

En los trabajos en que el proceso a desarrollar requiere o producen mucho calor, o cuando se debe realizar un esfuerzo físico importante, o donde es preciso llevar equipos de protección individual, las condiciones de trabajo pueden provocar algo más que la incomodidad y por el excesivo calor originar riesgos para la salud y seguridad de los trabajadores.

Bonafede y col. (2016) mencionan que en la evaluación de riesgos laborales se utiliza el concepto de *estrés térmico* para hacer referencia a condiciones de trabajo en las que el calor pone en riesgo la salud y la seguridad.

El estrés térmico se define como la carga neta de calor a la que está expuesto un trabajador, como resultado de tres tipos de factores:

1.- Condiciones ambientales de alta temperatura, alta humedad, temperatura radiante, etc.

La temperatura del aire se refiere al grado de calor específico en un lugar y momento determinados.

La humedad influye en la capacidad del aire para admitir o no la evaporación del sudor. La eficacia del enfriamiento por evaporación que produce el sudor, depende del nivel de humedad ambiental. A mayor humedad, el sudor se convierte en un medio menos efectivo para disminuir el calor corporal.

Temperatura radiante: describe el intercambio de calor entre el cuerpo y las superficies emisoras de calor que lo rodean.

En interiores, en algunas situaciones se necesita diferenciar distintos planos radiantes.

En exteriores, la principal fuente radiante es la radiación solar, que además de emitir calor, también emite radiación ultravioleta, que si bien tiene efectos beneficiosos en la salud, provoca daños si la recibimos en exceso.

El exceso de radiación ultravioleta actúa sobre el colágeno de la piel, causando envejecimiento prematuro de la misma. Provoca también daños y mutaciones en el ADN, y así aumenta considerablemente el riesgo de contraer un cáncer de piel. Igualmente puede provocar problemas serios en los ojos como cataratas.

Movimiento del aire a una mayor velocidad, ayuda a disipar el calor producido por el cuerpo, reduciendo el estrés térmico. Facilita la eliminación del calor sobrante a través del sudor, por convección del calor.

2.- Actividad física intensa.

La actividad muscular incrementa el calor metabólico que produce el organismo. En una situación de descanso, los órganos internos y las vísceras del cuerpo humano producen el 70% del total del calor metabólico. Por el contrario, durante el ejercicio dinámico, la producción de calor metabólico en los músculos esqueléticos se puede multiplicar por 10 y ser responsable de un 90% de la producción del calor.

La cantidad de calor metabólico producida en una determinada actividad, es resultado de la suma de la tasa metabólica basal, las tasas metabólicas asociadas a la postura del cuerpo, al tipo de trabajo y al movimiento del cuerpo, en relación con la velocidad de trabajo. Dependiendo del nivel de aclimatación y la condición física, además de otros factores individuales.

3.- Ropa o equipos de protección individual con características aislantes que dificultan o impiden la transpiración.

Las características de la ropa que lleva el trabajador tienen suma importancia dado que la transpiración es el principal mecanismo que tiene el cuerpo humano para enfriarse. La piel tiene millones de glándulas sudoríparas en el cuerpo que permiten perder el calor corporal sobrante hacia el ambiente

Para que la transpiración tenga esta función de enfriamiento, es necesario que el aire circule alrededor de la piel, de modo que se produzca el intercambio de calor a través de la evaporación y convección. Esto se facilita cuando el aire está a una temperatura más baja que la piel; además, la capacidad de enfriamiento de la transpiración es mayor si el nivel de humedad ambiental es bajo.

La ropa o equipos de protección individual con características que impiden o dificultan dicho intercambio, como las prendas técnicamente aislantes y/o impermeables al paso del aire o vapor de agua, obstaculizan la liberación de calor del organismo hacia el ambiente y son un factor de estrés térmico.

5.1.3.- Riesgos que genera el estrés térmico por calor.

La primera consecuencia de la acumulación de calor en el cuerpo, es que el trabajador experimenta *"tener calor"*. Si continúa trabajando mucho tiempo seguido sin hacer descanso, para restablecerse, llega un momento en que tienen tanto calor que no deberían seguir trabajando. Esto debido a que tendrá incomodidad, con apatía, con la capacidad de percepción, de atención y la memoria disminuidas, etc., *"aumento de la probabilidad de accidentes de trabajo"*.

Además en los trabajadores que tengan alguna enfermedad crónica, puede producirse un *"agravamiento de enfermedades previas"*.

Si continúa esas condiciones de calor, sigue trabajando y acumulando calor, llegará un momento en que se producirán diversos daños, incluidos en las llamadas *"enfermedades relacionadas con el calor"*, cuya gravedad es proporcional a la cantidad de calor acumulado.

5.1.4.- Enfermedades relacionadas con el calor.

Erupción cutánea.

- Causas: Piel mojada debido a excesiva sudoración o a excesiva humedad ambiental
- Síntomas: Erupción roja desigual en la piel, picores intensos. Molestias que impiden o dificultan trabajar y descansar bien. Puede infectarse.

Calambres.

- Causas: Pérdida excesiva de sales, debido a que se suda mucho. Bebida de grandes cantidades de agua sin que se ingieran sales para reponer las perdidas con el sudor.

- Síntomas: Espasmos, movimientos involuntarios de los músculos, y dolores musculares en los brazos, piernas, abdomen, etc. Pueden aparecer durante el trabajo o después.

Síncope por calor.

- Causas: Al estar de pie e inmóvil durante mucho tiempo en sitio caluroso, no llega suficiente sangre al cerebro. Pueden sufrirlo sobre todo los trabajadores no aclimatados al calor al principio de la exposición.
- Síntomas: Desvanecimiento, visión borrosa, mareo, debilidad, pulso débil.

Deshidratación.

- Causas: Pérdida excesiva de agua, debido a que se suda mucho y no se repone el agua perdida.
- Síntomas: Sed, boca y mucosas secas, fatiga, aturdimiento, taquicardia, piel seca, acartonada, micciones menos frecuentes y de menor volumen, orina concentrada y oscura.

Agotamiento por calor.

- Causas: En condiciones de estrés térmico por calor: trabajo continuado, sin descansar o perder calor y sin reponer el agua y las sales perdidas al sudar. Puede desembocar en golpe de calor.
- Síntomas: Debilidad y fatiga extremas, náuseas, malestar, mareos, taquicardia, dolor de cabeza, pérdida de conciencia, pero sin obnubilación. Piel pálida, fría y mojada por el sudor. La temperatura rectal puede superar los 39°C.

Golpe de calor o insolación.

- Causas: En condiciones de estrés térmico por calor: trabajo continuado de trabajadores no aclimatados, mala forma física, susceptibilidad individual, enfermedad cardiovascular crónica, toma de ciertos medicamentos, obesidad, ingesta de alcohol, deshidratación, agotamiento por calor, etc. Puede aparecer de manera brusca y sin síntomas previos. Fallo del sistema de termorregulación fisiológica. Elevada temperatura central y daños en el sistema nervioso central, riñones, hígado, etc., con alto riesgo de muerte.

- Síntomas: Taquicardia, respiración rápida y débil, tensión arterial elevada o baja, disminución de la sudación, irritabilidad, confusión y desmayo. Alteraciones del sistema nervioso central. Piel caliente y seca, con cese de sudoración. La temperatura rectal puede superar los 40,5°C. Peligro de muerte.

5.2.- Radiaciones ionizantes.

El Decreto 658/96 Listado de Enfermedades Profesionales establece:

Agente: Radiaciones ionizantes	
— Anemia, leucopenia, trombocitopenia, o síndrome hemorrágico consecutivo a una irradiación aguda. — Anemia, leucopenia, trombocitopenia o síndrome hemorrágico consecutivo a una irradiación crónica. — Blefaritis o conjuntivitis. — Queratitis crónica. — Cataratas. — Radiodermitis aguda. — Radiodermitis crónica. — Radiolesiones agudas de las mucosas. — Radiolesiones crónicas de las mucosas. — Radionecrosis ósea. — Leucemias. — Cáncer broncopulmonar primitivo por inhalación. — Sarcoma óseo. — Cáncer cutáneo. — Alteraciones reproductivas; oligo o azoospermia, abortos espontáneos.	Lista de actividades donde se puede producir la exposición: Todos los trabajos que exponen a los Rayos X o las sustancias radiactivas naturales o artificiales así como toda fuente de emisión corpuscular o de radiaciones, en especial: — Extracción y tratamiento de minerales radiactivos. — Preparación de compuestos radiactivos incluyendo los productos químicos y farmacéuticos radiactivos. — Preparación y aplicación de productos fosforescentes radiactivos. — Fabricación y uso de equipos de radioterapia y de rayos X. — Todos los trabajos de los Hospitales, Sanatorios, Policlínicos, Clínicas, Clínicas dentales, que expongan al personal de salud a la acción de los rayos X. — Radiografías industriales utilizando equipos de rayos X u otras fuentes de emisión de radiaciones gama. — Plantas de producción de isótopos radiactivos. — Centrales nucleares.

El átomo es la unidad más pequeña de la materia, se compone de un núcleo, que contiene protones y neutrones.

A los protones y neutrones se los conoce como nucleones y girando alrededor del núcleo se encuentra los electrones.

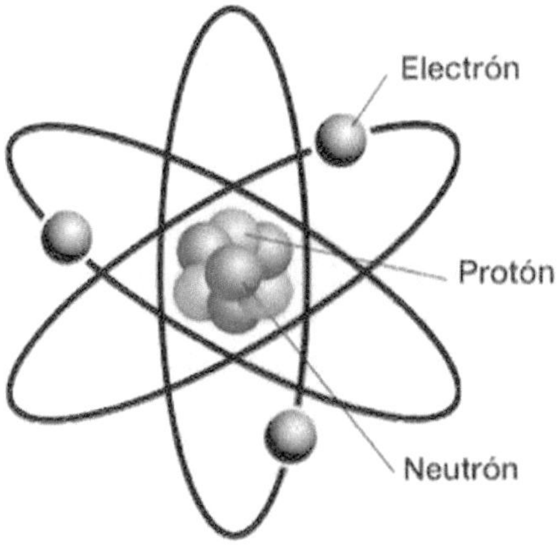

El número de protones en el núcleo, determina la identidad del elemento, así un átomo con un protón es el elemento hidrógeno y un átomo con 27 protones es el elemento cobalto.

Los protones tienen una carga eléctrica positiva, los electrones carga eléctrica negativa, los neutrones no tienen carga eléctrica. Si el número de protones y electrones son iguales el átomo será neutro, se denomina ión, si hay más protones será positiva, llamado catión, o más electrones negativa, anión.

El número de protones en un átomo de un elemento es siempre el mismo, pero el número de neutrones puede variar. Los neutrones contribuyen al peso de un átomo, de manera que un átomo de cobalto que tiene 27 protones y 32 neutrones es conocido como cobalto-59.

El cobalto-59 y el cobalto-60 son isótopos del cobalto. Los isótopos son formas de un mismo elemento que difieren en el número de neutrones en el núcleo. Como el cobalto-60 es radioactivo, constituye un radionucleido.

Todos los isótopos de un elemento, incluso aquellos que son radioactivos, reaccionan de manera químicamente similar.

Los átomos tienden a combinarse con otros átomos para formar moléculas, el hidrógeno y el oxígeno se combinan para formar agua.

5.2.1.- Radiación natural.

Los rayos cósmicos, materiales radiactivos que se hallan en la corteza terrestre, sustancias radiactivas que se encuentran en el interior del organismo humano, como el carbono 14, etc., motivó que el hombre siempre haya estado expuesto a fuentes naturales de radiaciones.

Estas radiaciones que forman parte del medio ambiente se las denomina radiación de fondo o natural.

5.2.2.- Radiación artificial.

La identidad de un átomo y sus propiedades vienen dadas por el número de partículas que contiene.

Lo que distingue a unos elementos químicos de otros es el número de protones que tienen sus átomos en el núcleo. Este número se llama "*número atómico*" y se representa con la letra Z. Se coloca como subíndice a la izquierda del símbolo del elemento correspondiente.

Si el átomo es neutro, el número de electrones coincide con el de protones.

El "*número másico*" indica el número total de partículas que hay en el núcleo, la suma de protones y neutrones. Se representa con la letra A y se sitúa como superíndice a la izquierda del símbolo del elemento. Representa la masa del átomo medida en "*uma*", ya que la de los electrones es tan pequeña que puede despreciarse. [10]

---

[10] UMA es la unidad de masa atómica unificada (símbolo "u") o dalton (símbolo "Da") Es una unidad estándar de masa definida como la duodécima parte (1/12) de la masa de un átomo, neutro y no enlazado, de carbono-12, en su estado fundamental eléctrico y nuclear.

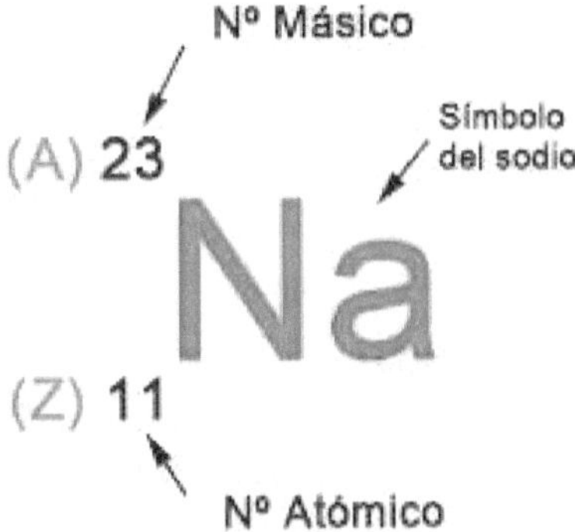

Átomo de Sodio con 11 protones en su núcleo y 11 electrones en su corteza, es neutro. Tiene 23 – 11 = 12 neutrones en su núcleo.

Cuando un átomo contiene el mismo número de protones y los neutrones, se dice que es un núcleo estable. Además, la energía que une al átomo debe ser lo suficientemente grande para contener a los protones y neutrones en el núcleo. Los átomos estables pueden unirse con otros átomos basados en las interacciones entre los electrones.

La función principal del neutrón en el núcleo es utilizar su fuerza para permitir que los protones se unan en lugar de repelerse entre sí como lo harían si los neutrones no existieran. Como los neutrones no tienen carga eléctrica, no se ven afectados por la carga eléctrica de los protones. Un vínculo más fuerte entra en juego dominando la fuerza eléctrica que atrae a los protones y neutrones por lo que ambas partículas se mantienen juntas para crear un núcleo estable.

Atendiendo al número de electrones que disponen de los átomos en la órbita periférica, se clasifican en átomos estables e inestables.

Se llama átomo estable el que tiene completa de electrones su última orbita o al menos dispone en ella de 8 electrones.

Los átomos inestables, no tienen llena su órbita periférica ni tampoco 8 electrones en ella, tienen una gran propensión a convertirse en estables, bien desprendiendo los electrones de valencia o bien absorbiendo del exterior electrones libres hasta completar la última orbita; en cada caso realizaran lo que menos energía suponga.

Los átomos radiactivos son átomos que contienen núcleos inestables y que pueden sufrir desintegración radiactiva. El término átomo radiactivo es un término engañoso, ya que generalmente solo los núcleos pueden sufrir desintegración y los cambios en la configuración electrónica son solo el resultado de cambios en la configuración del núcleo.

La radiactividad es un fenómeno que se produce de manera espontánea en núcleos de átomos inestables, emitiendo mediante su desintegración en otro estable, gran cantidad de energía en forma de radiaciones ionizantes.

El ritmo de emisión y el tipo y energía de las radiaciones emitidas son característicos de cada elemento radiactivo.

Las radiaciones ionizantes generadas en la desintegración radiactiva pueden ser de tres tipos:

1. **Alfa**: es un flujo de partículas positivas constituido por dos protones y dos neutrones.
2. **Beta**: es un flujo de electrones producido por la desintegración de neutrones en los núcleos radiactivos.
3. **Gamma**: es un flujo de ondas electromagnéticas de alta energía si proviene de la reestructuración del núcleo o de mucha energía si proviene de la reestructuración de capas profundas del átomo (rayos X).

La penetración de la radiación alfa en la materia es muy baja, pudiendo ser detenida por una simple hoja de papel.

La radiación beta es más penetrante, necesitándose unos milímetros de espesor de aluminio o metacrilato.

Por el contrario, la radiación gamma es muy penetrante por lo que se hacen necesarios espesores importantes de plomo u hormigón para absorberla.

5.2.3.- Efectos de las radiaciones ionizantes.

5.2.3.1.- Teoría que tratan de explicar la acción biológica.

Teoría de Acción Directa.

Vincula el efecto biológico con la importancia biológica del blanco alcanzado. El daño celular será proporcional a la lesión inducida en el ácido desoxirribonucleico (ADN). Si esta lesión es irreversible, no reparable, la consecuencia será la muerte reproductiva de la célula alcanzada. Si por el contrario la lesión es reparada, tendremos un ADN capacitado para ir hacia mitosis sucesivas, pero con la posibilidad de transmitir alteraciones en la línea genética, mutaciones.

Teoría de Acción Indirecta.

El efecto de la ionización en las moléculas de agua es lo que se conoce como "radiólisis del agua", produce una ruptura de la molécula con la liberación de los radicales que la componen, H+ y OH-.

Estos radicales libres tienden a formar nuevas moléculas. Pueden formar nuevamente agua o frecuentemente agua oxigenada, con una elevada toxicidad para el medio biológico intra y extracelular, lo que complica la vida del mismo.

5.2.3.2.- Efectos biológicos de las radiaciones ionizantes.

Ortega Aramburu y Jorba Bisbal (2009) refieren que la radiación ionizante a medida de actúa sobre la materia va perdiendo energía y produce ionización de átomos y moléculas. En tal forma da alteraciones y lesiones físicas, químicas y biológicas.

Estas consecuencias dependen de la cantidad intensidad y naturaleza de la radiación recibida; así como de la naturaleza del medio.

En un organismo vivo, hace que disminuyan los mecanismos de defensa con los que el organismo repara el daño producido. La gravedad de los efectos biológicos se puede evaluar:

1.- Según la relación causa – efecto.

Efecto probabilístico o estocástico.

Son los efectos probables que se producen más cuanto mayor sea la radiación recibida. Se acepta, para estos efectos, que una pequeña radiación recibida puede ocurrir o no, algún efecto, pero si ocurre siempre es grave. Su severidad e intensidad no tiene nada que ver con la dosis, pero a dosis mayores es más probable su producción

Efectos determinístico.

La severidad depende de la dosis recibida, siendo mayor a mayor dosis, pudiendo producir la muerte. Pero debajo de una dosis mínima no tiene lugar. Hay relación directa entre la gravedad de la lesión y la dosis.

2.- Efecto según la relación temporal.

Considera el tiempo que transcurre desde recibida la radiación hasta la producción de lesiones.

Efectos inmediatos.

Se manifiestan en horas o semana. Según la dosis pueden causar un enrojecimiento de piel o la muerte.

Efectos tardíos.

Se producen cuando el cuerpo ha recibido dosis bajas, pero durante un largo período de tiempo, pudiendo provocar cáncer o transmisión genética.

Puede afectar:

Tejidos somáticos.

Pueden ser somáticos inmediatos, en días o semanas, y dependen de la dosis desde eritema de piel a fibrosis pulmonar. Los somáticos tardíos ocurren años después de la exposición, leucemia, tumor sólido etc.

Gametos.

La radiación ha producido daño en las células reproductoras y la enfermedad se manifiesta en la descendencia. Puede manifestarse en la primera generación o en las siguientes, anomalías óseas, defectos mentales, etc.

5.2.3.3.- Síndrome agudo de radiación ionizante.

Es el conjunto de síntomas y signos producidos por una radiación aguda en todo el cuerpo, la severidad depende de la magnitud de la dosis de radiación y su distribución témporo – espacial. La dosis más baja en la que puede aparecer, es de 1Gy. [11]

Para que se produzca el síndrome agudo de radiación la dosis debe ser alta, breve recibida en breves minutos, penetrante para llegar a los órganos internos, a todo el cuerpo a la mayor parte de él.

---

[11] El gray (Gy) es una unidad derivada de la dosis de radiación ionizante en el Sistema Internacional de Unidades. Se define como la absorción de un julio de energía de radiación por kilogramo de materia.

En el síndrome agudo de radiación según la dosis puede producir:

Síndrome agudo de radiación ionizante.	
Dosis absorbida	Efectos
< 3Gy	Alteraciones en órganos y tejidos, que van seguido de reparaciones y cicatrizaciones, dan lugar a su recuperación total o parcial.
3 – 5 Gy	Muerte de la mitad de los individuos irradiados, entre uno a dos meses. Afecta a la médula ósea.
5 – 10 Gy	Inflamación, eritema y descamación seca o húmeda de la piel.
10 – 50 Gy	Muerte del individuo entre una semana o dos después de la irradiación, debido a lesiones gastrointestinales.
> 100 Gy	Muerte del individuo entre horas y días, por lesiones del Sistema Nervioso Central.

Generalmente minutos o días después de la exposición, la persona comienza con nauseas, vómitos y diarrea, son discontinuos y duran, también, minutos a días. Viene un pequeño período asintomático y comienza con pérdida del apetito, agotamiento, fiebre, caída del cabello, nauseas, vómitos, diarrea, daños en la piel como una quemadura grave, convulsiones y coma. Esta etapa grave de la enfermedad puede durar hasta varios meses.

5.2.3.4.- Alteraciones sistémicas.

Sistema hematopoyético.

Los linfocitos con 2 a 3 Gy irradiados en poco tiempo pueden ser destruidos un número considerable, afectando la respuesta inmunitaria. En igual forma las células hematopoyéticas de la médula ósea y causar granulocitopenia y trombocitopenia en las tres a cinco semanas siguientes a la exposición. La acción sobre la serie roja serie roja lleva a una grave anemia. A dosis mayores la disminución de granulocitos y plaquetas pueden originar hemorragia o una infección mortal.

Sistema digestivo.

La radiación ionizante actúa en el intestino delgado inhibiendo las células progenitoras del epitelio que reviste el intestino delgado. Su disminución produce supresión de secreciones, pérdida de elevadas cantidades de líquidos y electrolitos. La pérdida de gran parte puede dar lugar a un síndrome fulminante similar a la disentería que causa rápidamente la muerte

Aparato respiratorio.

Es poco sensible, pero una exposición a dosis mediana puede hacer que se desarrolle neumonía aguda en uno a tres meses. Si se afecta un volumen grande de tejido pulmonar, el proceso puede originar insuficiencia respiratoria al cabo de unas semanas, o conducir a fibrosis pulmonar y cor pulmonale meses o años después.

Gónadas.

Los espermatogonios son tan radiosensibles que una dosis de radiación pequeña aplicada rápidamente a ambos testículos basta para causar oligospermia, y una dosis de mayor puede provocar esterilidad permanente. En igual forma los oocitos.

Efectos genéticos.

Los efectos tardíos se producen como consecuencia de la alteración del material genético de células que sobreviven a la radiación y las distintas etapas de afectación de órganos, tales como fibrosis o ulceraciones.

Los genes y el ADN cambian espontáneamente, produciendo lo que se denominan mutaciones espontáneas, que se caracterizan por ser permanentes y por mantenerse en las sucesivas generaciones de células formadas a partir de la división de una célula mutada. Si las células mutadas son células germinales, existe la posibilidad de que la descendencia del individuo irradiado exprese los efectos originados por la mutación; por el contrario si las células mutadas no son células germinales tan sólo en el individuo irradiado existe la posibilidad de que se manifiesten los efectos.

Efectos cancerígenos.

Tardan años en manifestarse los tumores producidos por la exposición a radiación ionizante y no se los pueden diferencias de los producidos por otras causas.

5.2.4.- Evaluación del daño.

Toda evaluación de un daño se realizará con una metodología que se consigna en el punto 3.3.1.3.

El Decreto 659/96, Tabla de Evaluación de Incapacidades Laborales, establece:

5.2.4.1.- Evaluación del daño hematopoyético.

Las lesiones del Sistema Hematopoyético que serán evaluadas, son las que deriven de las enfermedades profesionales que figuren en el listado, diagnosticadas como permanentes o secuelas de accidentes de trabajo.

1.- Enfermedades hematológicas de tipo hipoplasia, aplasia o displasia, que pueden manifestarse por:

Anemia, leuconeutropenia, trombocitopenia.

Para los efectos de evaluar el benzolismo se tendrá en cuenta los siguientes parámetros hematológicos, según complejidad:

Anemia Se evalúa según hemoglobinemia:	**Incapacidad**
9-7 g de Hb	15%
<7-5 g de Hb	40%
<5 g de Hb	70%
Leucopenia: Recuento de leucocitos menor de 3.500 por mm^3.	**Incapacidad**
Leucopenia más recuento absoluto de neutrófilos entre 3.000 y 2.200 por mm^3.	5%
Leucopenia más recuento absoluto de neutrófilos entre 2.200 y 1.000 por mm^3.	10%
Leucopenia más recuento absoluto de neutrófilos menor de 1.000 por mm^3 sin infecciones recurrentes.	20%
Leucopenia más recuento absoluto de neutrófilos menor de 1.000 por mm^3 con infecciones bacterianas recurrentes (más de 4 episodios en los últimos 5 meses previos a la evaluación)	70%
Leucopenia más recuento absoluto de linfocitos entre 1.500 y 800 por mm^3.	5%
Leucopenia más recuento absoluto de linfocitos menor de 800 por mm3.	10%
Trombocitopenia:	**Porcentaje**
100.000 - 30.000 x mm^3	5%
< 30.000 x mm^3	10%

Todo lo anterior no es aditivo.

Hipoplasia y aplasia medular		
(Necesidad de punción y biopsia medular)		
Grado	**Características**	**Incapacidad**
Leve	Supresión medular del 10% con normalidad en sangre periférica	0%
Moderada A	Supresión medular del 11 al 40%, anemia crónica	30%
Moderada B	Supresión medular del 41 al 70%	60%
Severa	Supresión medular > 70%.	80%

Mielodisplasias con hiperleucicitosis y síndromes mieloproliferativos	Incapacidad
Estados leucemoides Leucocitos: 20.000 - 50.000 x mm^3. Fórmula leucocitaria: Granulocitosis (80 a 90% de polinucleares neutrófilos con o sin metamielocitos o mielocitos) Linfocitosis: 50 a 80% de linfocitos maduros y el resto pueden no serlo. Mielograma: Presenta sólo una leve hiperplasia de la línea interesada con indemnidad de la serie roja y plaquetaria. Serie roja: Normal. Plaquetas: Normales.	40%

2.- LEUCEMIAS

Las leucemias de origen profesional son secundarias a una exposición de más de 10 años, en general evolucionan más rápidamente hacia la muerte que las formas criptogénicas y por lo general son resistentes a los diversos tratamientos antimitóticos.

Las leucemias de origen profesional en orden decreciente de frecuencia de presentación son las siguientes:

* Leucemias agudas;
* Leucemia Mieloide crónica;
* Leucemia Linfoide crónica.

El porcentaje de incapacidad se establece según el número de remisiones, después de haber realizado tratamiento antimitótico que estabilice al paciente.

Leucemia mielógena aguda (LMA)	Incapacidad
Primera remisión	50%
Segunda remisión	70%
Tercera remisión	90%
Leucemia linfocítica aguda (LLA)	
Primera remisión	50%
Segunda remisión	70%
Tercera remisión	90%
Leucemia mieloide crónica (LMC)	20-90%

El grado de incapacidad dependerá de factores tales como, momento del diagnóstico, edad, si el tratamiento se realiza con trasplante de médula de hermano u otra persona con HLA compatible, evolución posterior etc.

HLA = Sigla que por convención internacional designa al complejo génico de histocompatibilidad humana.

Leucemia linfoide crónica (LLC)

El grado de incapacidad dependerá del estadio en que se encuentre la enfermedad según la clasificación internacional.

Estadio	Características	Incapacidad
A	Linfocitos con afectación clínica de menos de tres grupos ganglionares; sin anemia ni trombocitopenia	20%
A(0)	Sin ganglios aumentados de tamaño	
A(I)	Ganglios aumentados de tamaño	
A(II)	Hepatomegalia o esplenomegalia	
B	Afectados más de tres grupos ganglionares. Sin anemia ni trombocitopenia	40%
B(I)	Ganglios aumentados de tamaño	
B(II)	Hepatomegalia o esplenomegalia	
C	Anemia o trombocitopenia, con independencia del número de grupos ganglionares afectados	70%
C(III)	Anemia	
C(IV)	Trombocitopenia	

5.2.4.2.- Evaluación del daño en piel.

Las lesiones de piel que serán evaluadas, son las que deriven de las Enfermedades Profesionales que figuren en el listado, diagnosticadas como permanentes o secuelas de Accidentes de Trabajo.

La evaluación de las mismas toma en cuenta: las zonas afectadas, la profundidad y extensión de la lesión, la repercusión funcional y el grado de dificultad laboral que ocasionan; en función de estos factores, se fijará el grado de incapacidad dentro del rango establecido.

Elementos útiles para la evaluación: Anamnesis, examen físico y estudios complementarios específicos (test cutáneo, biopsias, inmunología, etc.).

Diagnóstico	Incapacidad
Dermatitis crónica. (Por contacto o por hipersensibilidad. Con o sin componente de fotosensibilidad) - Crónica recidivante con remisión mayor del 50% ante medidas terapéuticas y suspensión de la exposición al agente, y recidiva habitual ante la reexposición al agente.	
A. Cualquier área corporal excepto cara y manos:	0-10%
B. Cara:	5-20%
C. Una mano:	10-30%
D. Dos manos:	15-40%

- Crónica recidivante con remisión menor del 50% ante medidas terapéuticas y suspensión de la exposición al agente, y recidiva habitual ante la reexposición al agente.	
A. Cualquier área corporal excepto cara y manos:	0-40%
B. Cara:	10-30%
C. Una mano:	10-40%
D. Dos manos:	20-60%

Dermatitis actínica crónica y Reticuloide actínico.	
- Cualquier área corporal excepto cara y manos:	0-30%
- Sólo manos:	10-30%
- Sólo cara:	10-40%
- Manos y cara:	20-60%

Diagnóstico	Incapacidad
3.- Radiodermatitis. (Valorar el compromiso funcional) A.- Sin lesiones ulceradas. B.- Con lesiones ulceradas.	
- Cualquier área corporal excepto cara y manos:	A.- 0-20% B.- 10-40%
- Sólo manos:	A.- 0-15% B.- 20-50%
- Sólo cara:	A.- 0-30% B.- 20-60%
- Manos y cara:	A.- 10-40% B.- 20-60%

Dermatitis pre-cancerosas múltiples (> 10)   10-30%

Diagnóstico	Incapacidad
Carcinoma basocelular y espinocelular	
- Sin secuelas deformantes:	0-15%
- Con secuelas deformantes:	
- En cualquier área corporal excepto cara y manos:	10-20%
- En manos:	15-30%
- En cara:	20-40%
- Con pérdida parcial mayor de 20% de superficie de párpados, nariz o boca:	30-40%
- Con pérdida de la visión de uno o dos ojos por invasión directa (Ver punto 4.1.6.4.)	
- Metástasis:	90%

5.2.4.3.- Evaluación del daño respiratorio por radiaciones ionizantes.

Tabla de valoración de incapacidad respiratoria

Estadio I:	Ausencia de disnea Ex normal o secuela uni o bilateral menor al equivalente de un tercio de la playa pulmonar derecha. Volúmenes Espirométricos mayores de 80 %. Gases en sangre normales	Sin incapacidad
Estadio II:	Disnea a grandes esfuerzos y/o Rx lesiones uni o bilaterales que no excedan el equivalente al tercio de la playa pulmonar derecha Volúmenes Espirométricos entre 65 y 80 %. Gases en sangre con saturación de O2 mayor del 85 %	hasta 30 %
Estadio III:	Disnea a medianos esfuerzos y/o Rx con lesiones uni o bilateral que no exceden el equivalente a toda la playa pulmonar derecha Volúmenes Espirométricos entre 50 y 65 %. Gases en sangre con saturación de O2 mayor del 85 %	35 - 50 %
Estadio IV:	Disnea a mínimos esfuerzos y/o en reposo y/o Rx lesiones uni o bilateral que exceden la superficie de la playa pulmonar derecha Volúmenes Espirométricos menores al 50 %. Gases en sangre con saturación menor del 85 %	55 - 70 %
Estadio V:	Insuficiencia Respiratoria Terminal, con Cor-Pulmonare	70 - 90 %

5.3.- Radiaciones infrarrojas.

El Decreto 658/96 Listado de Enfermedades Profesionales establece:

Agente: Radiaciones infrarrojas.	
— Catarata. — Querato-conjuntivitis crónica.	Lista de actividades donde se puede producir la exposición: — Trabajos que exponen a las radiaciones infrarrojas emitidas por los metales incandescentes en trabajos de forja y fundición de metales. — Trabajos en hornos de vidrio y en los trabajos del vidrio fundido a la mano, especialmente soplado y moldeado del vidrio incandescente.

5.3.1.- Clasificación de las radiaciones no ionizantes

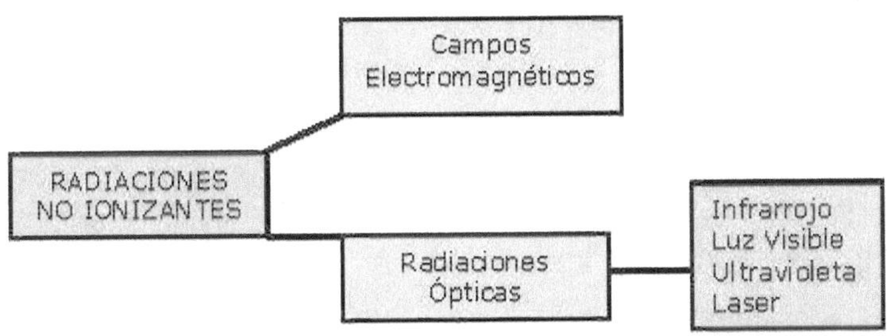

5.3.2.- Espectro electromagnético

Las ondas electromagnéticas cubren una amplia gama de frecuencias o de longitudes de ondas y pueden clasificarse según su principal fuente de producción. La clasificación no tiene límites precisos.

Región del espectro	Intervalo de frecuencias (Hz)
Radio-microondas	$0\text{-}3.0\cdot10^{12}$
Infrarrojo	$3.0\cdot10^{12}\text{-}4.6\cdot10^{14}$
Luz visible	$4.6\cdot10^{14}\text{-}7.5\cdot10^{14}$
Ultravioleta	$7.5\cdot10^{14}\text{-}6.0\cdot10^{16}$
Rayos X	$6.0\cdot10^{16}\text{-}1.0\cdot10^{20}$
Radiación gamma	$1.0\cdot10^{20}\text{-}\ldots$

Fuente: Leonberger, G. (2002) Revealing the small range of radio-microwave frequencies. *Physics Education*. Vol. 37.

Regiones del espectro (Escala logarítmica) Tamaño relativo.

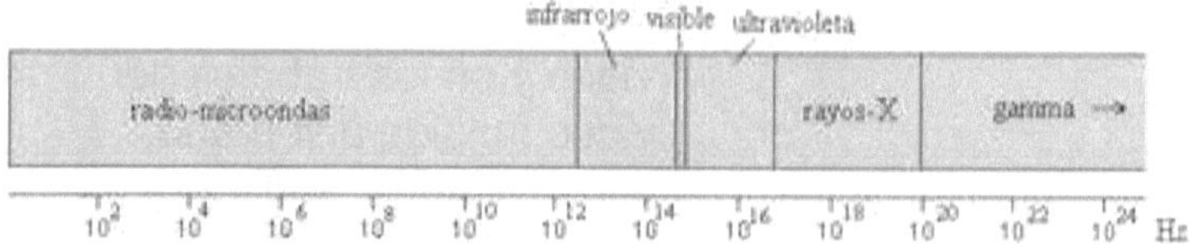

Escala lineal

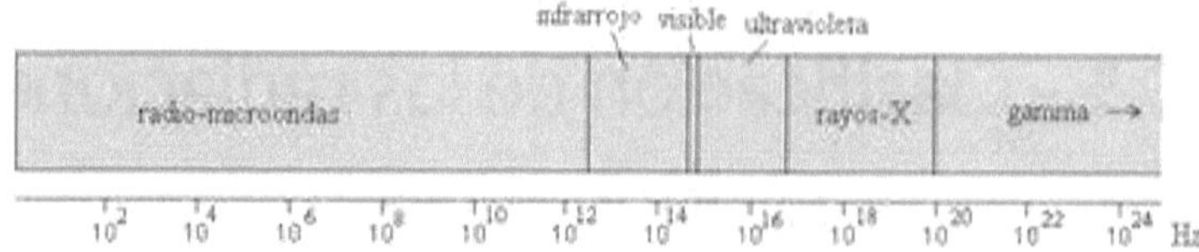

En el espectro electromagnético, las radiaciones ópticas ocupan una pequeña zona comprendida entre los rayos X y las microondas.

Las radiaciones ópticas no poseen suficiente energía para ionizar la materia viva, por lo que están clasificadas como radiaciones no ionizantes.

La exposición a radiaciones ultravioleta y visible puede dar lugar a reacciones fotoquímicas, y la absorción de radiación infrarroja, origina fundamentalmente calor.

5.3.3.- Efectos de las radiaciones infrarrojas.

Es un tipo de radiación electromagnética de mayor longitud de onda que la luz visible, pero menor que la de las microondas.

Clasificación.

IR- A: 750 - 1.400 nm

IR- B: 1.400 - 3.000 nm

IR- C: 3.000 – 10.600 nm

El infrarrojo es un tipo de luz que no se puede ver con los ojos, estos solamente pueden ver lo que se llama luz visible.

La luz infrarroja brinda una información especial que no se puede obtener de la luz visible, indica la temperatura de un objeto. El nombre de infrarrojo significa por debajo del rojo, pues su comienzo se encuentra adyacente al color rojo del espectro visible.

5.3.4.- Fuentes de emisión de rayos infrarrojos.

Según su origen:

Natural ⎰ Sol.

Artificial ⎱ Soldadura de arco.
Horno de fundición de metales.
Horno para secado de pinturas.
Sopladores de vidrio.
Lámparas incandescentes.

Los niveles de daño de umbral son esencialmente similares a los del daño a la piel producido por radiación visible. La piel y los ojos son los órganos críticos que sufren los efectos de la radiación infrarroja. La protección en contra de la radiación infrarroja la proporciona el uso de gafas protectoras y máscaras de protección para el rostro.

5.3.5.- Catarata por radiación infrarroja.

Las cataratas se definen como una opacidad en el lente del ojo, el cristalino. Los cambios en la transparencia y el índice refractivo llevan a diferentes niveles de deterioro visual, el cual está asociado con disminución en la calidad de vida.

De acuerdo con el área de la lente afectada pueden clasificarse en tres grupos diferentes:

- Nuclear.
- Cortical.
- Subcapsular posterior.

Muchos factores pueden ser los causales de la formación de cataratas: genéticos, traumáticos, inflamatorios, desórdenes metabólicos (síndrome metabólico, diabetes mellitus) nutricionales (obesidad o malnutrición) exposición a la radiación infrarrojas.

Adicionalmente, factores de riesgo como el tabaquismo, la alta ingesta de alcohol y el uso crónico de esteroides sistémicos, incrementan la probabilidad de su aparición.

El cristalino es un lente transparente, incoloro, flexible y sin vasos sanguíneos, formado por células alargadas (fibras) y rodeado por una cápsula de colágeno, debajo de la cual y en su porción anterior descansan las células epiteliales (zona germinativa), que migran lateralmente hacia la zona del ecuador donde se elongan. A medida que se forman las fibras del cristalino, las fibras circundantes dan lugar a la corteza y las más centrales se compactan para originar el núcleo. Estas fibras del lente continúan produciéndose durante toda la vida.

Khan y col. (2017) mencionan que las cataratas nucleares y corticales se desarrollan por cambios patológicos en las células de fibra del cristalino, mientras que las subcapsulares posteriores se asocian con anormalidades en la zona germinativa.

Okuno Tsutomu (1994) calculó los aumentos de temperatura inducidos en el ojo por la radiación óptica monocromática sobre la base de un modelo matemático.

Muestra que, de acuerdo con la teoría de Goldmann, cuando la luz visible o infrarroja-A (780 nm≤ $i.$ ≤ 1400 nm) incide sobre el ojo, la radiación es absorbida por el iris y convertida en calor que luego se conduce al cristalino e induce cataratas.

Cuando la radiación infrarroja-B (1400 nm< $i.$ ≤;3000 nm) o infrarroja-C (3000 nm ≤ $i.$ ≤ 1 mm) incide en el ojo, por otro lado, es absorbido por la córnea y se convierte en calor que luego se conduce a la lente e induce cataratas.

Concluye con la sugerencia que las cataratas infrarrojas son inducidas por rayos infrarrojos-B o infrarrojos-C en el lugar de trabajo.

Okuno y col. (2016) prepararon un informe técnico sobre catarata y rayos infrarrojos, mencionan que algunos científicos creen que el mecanismo de daño es puramente térmico, otros sugieren que hay alguna evidencia de que podría ser fotoquímico. Si el mecanismo fuese fotoquímico, tendría suma importancia por la fuerte dependencia de la longitud de onda en la región espectral del infrarrojo cercano, y esto tendrá una gran importancia para la seguridad de las lámparas, los dispositivos médicos infrarrojos-A, los límites de exposición ocupacional y el diseño de protección ocular industrial.

En la actualidad con la llegada de los LED infrarrojos de alta potencia y los láseres de diodo, así como los láseres infrarrojos ajustables en longitud de onda, es posible por primera vez realizar un estudio de laboratorio definitivo y concluyente del espectro de acción de la catarata infrarroja.

Durante mucho tiempo la mayoría de los autores consideraban que las cataratas se relacionaban con dosis de radiación infrarroja relativamente alta, pero la Comisión Internacional de Protección Radiológica estima que se requieren exposiciones breves de al menos 0,5-2 Sv para causar opacidades detectables en el cristalino y 5 Sv para cataratas que afectan la visión.

Varios estudios sugieren que la exposición a la radiación médica o ambiental del cristalino confiere riesgo de opacidades a dosis muy por debajo de 1 Sv.

Okuno y col. (2016) mencionan que entre los sobrevivientes japoneses de la bomba atómica, se observaron riesgos de cataratas que requirieron cirugía de cristalino con dosis inferiores a 1 Gy. El intervalo de confianza en el umbral de dosis de la bomba atómica para la prevalencia de la cirugía de cataratas, indicó que los datos son compatibles con un umbral de dosis que va desde ninguno hasta solo 0,8 Gy, similar al umbral de dosis para opacidades menores observadas entre los trabajadores de limpieza de Chernobyl con principalmente exposiciones prolongadas.

Actualmente, el peso de la evidencia, sugiere que el mecanismo etiológico es térmico.

5.3.6.- Queratoconjuntivitis por radiación infrarroja.

5.3.6.1.- Introducción.

Las lágrimas se producen por las glándulas lagrimales, la función es de limpieza y lubricación, así proteger la superficie ocular, especialmente la córnea. Además, nutren y mejoran la calidad refractiva de la superficie ocular.

Su producción aumenta ante las agresiones externas, cambios de temperatura, cuerpos extraños, o incluso motivaciones psíquicas.

En la lágrima se debe considerar la película lagrimal y la composición de la lágrima:

Película lagrimal.

La película lagrimal consta de 3 capas (de la más externa a la más interna):

- **Capa lipídica**: formada por grasas. Producto de la secreción de las glándulas palpebrales. Hace que la evaporización de la lágrima se lleve a cabo lentamente y disminuya la fuerza de evaporización.
- **Capa acuosa**: formada por agua. Producto de la secreción de las glándulas principales. Administra el oxígeno suficiente para el metabolismo corneal.
- **Capa mucosa**: formada por mucina (moco). Producto de la secreción de las glándulas conjuntivales, células caliciformes y criptas de Henle. La adhesividad de la mucina prolonga el tiempo de permanencia de la lágrima en la superficie ocular retrasando su eliminación por el barrido palpebral. También hace que la superficie corneal, sobre todo, sea lisa y que las irregularidades por descamación del epitelio se eliminen.

Composición de la lágrima.

Agua 85%. Glucosa Proteínas: Albúmina, globulina, lisozima. Sodio y potasio.

5.3.6.2.- Etiología de la queratoconjuntivitis.

Se pueden distinguir dos causas principales de producción de la queratoconjuntivitis:

1.- Queratoconjuntivitis seca por insuficiencia de lágrimas.

Suele ser producida por un trastorno idiopático, síndrome de Sjögren, artritis reumatoide, lupus eritematoso sistémico. Además trastornos que producen cicatrices en los conductos lagrimales, radioterapia local.

2.- Queratoconjuntivitis seca por evaporación acelerada de las lágrimas.

Se debe a la pérdida de la película lagrimal por evaporación anormalmente rápida causada por deficiencias de la capa lipídica, situada sobre la capa acuosa de la lágrima. La deficiencia puede ser a causa de lípidos cualitativamente anormales, disfunción de glándulas de Meibomio, o a la degradación de una capa lipídica normal, blefaritis seborreica.

La desecación también puede ser el resultado de la exposición debida a un cierre insuficiente de los ojos por la noche, lagoftalmos nocturno, parálisis de Bell o parálisis del nervio facial.

La acción de la luz infrarroja actuaría en esta forma por desecación e irritación sobre la conjuntiva

5.3.6.3.- Sintomatología.

Prurito, ardor; sensación de quemazón, de arenilla, tirantez o cuerpo extraño o fotofobia. También pueden quejarse de punzadas dolorosas, esfuerzo o cansancio ocular y visión borrosa.

5.3.7.- Evaluación del daño ocular por radiación infrarroja.

La avaluación del daño ocular por radiación infrarroja se realizará con una metodología que se consigna en el punto 3.3.1.3.- y 4.1.6.4.-, en este último se detalla lo establecido sobre incapacidades laborales por lesiones oculares en el Decreto 659/96, Tabla de Evaluación de Incapacidades Laborales.

5.4.- Radiaciones ultravioletas.

El Decreto 658/96 Listado de Enfermedades Profesionales establece:

Agente: Radiaciones ultravioletas.	
— Conjuntivitis aguda — Queratitis crónica — Fotosensibilización. — Cáncer de la piel (células escamosas).	Lista de actividades donde se puede producir la exposición: — Trabajos a la intemperie que exponen a la radiación ultravioleta natural en actividades agrícolas y ganaderas, mineras, obras públicas, pesca, salvavidas, guardianes, entre otros. — Trabajos en montaña. — Trabajos que exponen a la radiación ultravioleta artificial, soldadura al arco, laboratorios bacteriológicos, curado de acrílicos en trabajo dental, proyectores de películas.

La radiación ultravioleta (UV) se sitúa en el espectro electromagnético entre los rayos X y el espectro visible, con longitudes de onda entre los 100 y 400 nm.

Clasificación:

- **UV - A:** 315 - 400 nm. Se denomina luz negra y produce fluorescencia en numerosas sustancias. Gran penetración en la epidermis.
- **UV - B:** 280 - 315 nm. La mayor parte de las radiaciones ultravioletas están incluidas en esta gama.
- **UV - C:** 100 - 280 nm. Produce efectos germicidas.

La radiación ultravioleta depende de su longitud de onda, como la energía es inversamente proporcional a la longitud de onda, al disminuir la longitud de onda, la energía aumenta.

De modo que las radiaciones ultravioleta de onda corta tienen el máximo potencial para dañar al organismo.

La magnitud del daño causado por la radiación ultravioleta es determinada por la longitud de onda, la duración, la intensidad y el tamaño de la zona expuesta.

La radiación ultravioleta causa efectos beneficiosos como su contribución en la formación de la vitamina D, pero en la misma longitud de onda de UV-A con la exposición prolongada causa quemaduras en la piel humana. El UV-A y el UV-B pueden dañar las fibras de colágeno y aceleran el envejecimiento.

5.4.1.- Principales fuentes de radiaciones ultravioletas.

- De origen natural: Sol. Trabajos en la intemperie. Jardineros, socorristas de piscinas, carteros, trabajadores de la construcción, actividades agrícolas y ganaderas, mineras, pesca, policía, etc.
- De origen artificial: Soldadura al arco, laboratorios bacteriológicos, curado de acrílicos en trabajo dental, proyectores de películas.

5.4.2.- Efectos nocivos de las radiaciones ultravioletas.

UV - A. Afectan básicamente la dermis; alteran su vascularización y el tejido colágeno. Inducen reacciones de fotosensibilidad y deshidratación; queda una piel seca y poco elástica, de aspecto envejecido.

UV - B. Tiene alto poder de penetración les permite alterar el DNA celular, por lo que pueden resultar carcinogénicos.

Su incidencia aumenta a raíz de la disminución del grosor de la capa de ozono.

UV - C. Tiene poder germicida y provocan descamación, que elimina las capas protectoras ya melanizadas, y además pueden resultar carcinogénicos. Son los UV más absorbidos por la ozonosfera; por ello, aumentan hasta intensidades nocivas a grandes alturas, y en la actualidad incluso cerca del nivel del mar.

Es responsable de conjuntivitis actínica, con inyección conjuntival, prurito, sensación de cuerpo extraño, y también de la oftalmía de las nieves, con retinitis.

5.4.3.- Daños oculares por radiaciones ultravioletas.

En los parpados. La radiación ultravioleta (UV-B) produce daño al ADN y mutación en los "hot spots" del gen supresor tumoral p53. [12]

En promedio el 82,9 % de los tumores malignos en parpados corresponde al carcinoma basocelular, el cual se localiza preferentemente en el canto externo del parpado inferior.

La córnea también puede ser afectada por este tipo de radiación produciendo, lo que comúnmente se llama, fotoqueratitis en la cual hay inflamación, dolor, fotofobia, blefaroespasmo, y liberación de citoquinas pro inflamatoria.

Esta condición de la córnea es considerada como una quemadura solar, al cabo de algunos días disminuye sin causar mayores efectos anatómicos, pero la complicación de la fotoqueratitis se denomina *"ceguera de nieve y soldadura de arco"* este tipo de quemadura solar aparece después de 6 a 12 horas.

---

[12] TP53 es el ejemplo de gen supresor de tumores, está localizado en el cromosoma 17, cerca del telómero. Las alteraciones más frecuentes de p53 en tumores humanos son mutaciones puntuales en los exones codificantes, que originan proteínas deficientes en la unión a DNA o en transactivación. Estas mutaciones están muy localizadas en los denominados "puntos calientes" (*hot spots*) que reúnen aproximadamente el 35% de las mutaciones generadas en la zona central de la estructura de la proteína.

Muchas de las patologías asociadas a la exposición a los rayos ultravioletas son crónicas, desarrollándose durante años, la fotoqueratitis es un claro ejemplo de una respuesta aguda a esa radiación.

En la conjuntiva se destacan los tejidos opacos (pinguecula) y la proliferación externa de la conjuntiva sobre la córnea (pterigium), las cuales llegan a un punto en el que impiden visión del paciente, además de causar sensación de cuerpo extraño e inestabilidad lagrimal.

La foto-conjuntivitis y foto-queratitis actínicas, son lesiones agudas que se producen tras una exposición prolongada a radiación ultravioleta. Los síntomas suelen aparecen a las 6-10 horas de la exposición.

El cristalino, con el tiempo, pierde su transparencia, principalmente debido a cambios irreversibles en las proteínas de la lente causados por el envejecimiento, la herencia y la exposición a los rayos ultravioletas, conduciendo al desarrollo de cataratas.

5.4.3.1.- Evaluación del daño ocular por radiaciones ultravioletas

Se consignan en el punto 4.1.6.4.

5.4.4.- Cáncer de piel y radiaciones ultravioletas.

5.4.4.1.- Breves nociones previas.

La piel consta de dos capas:

- La epidermis, y
- La dermis.

Hay una tercera capa que separa la piel de los planos profundos:

- La hipodermis que en sentido estricto no forma parte de la piel, pero debe ser integrada a la misma, pues sus alteraciones con frecuencia repercuten en los planos superficiales.

Epidermis.

Formada desde la profundidad a la superficie por las siguientes capas celulares:

Capa germinativa o basal. Formada por una hilera de células cilíndricas, los *queratinocitos*, que dan origen a las siguientes capas epidérmicas. Los *queratinocitos* tienen estructuras de unión denominadas puentes intercelulares, que a la microscopia electrónica corresponden al llamado complejo desmosoma-tonofilamento. Por otro lado la cohesión de las células epidérmicas se debe a la presencia de una sustancia de cemento intercelular (glucocalix) constituida por glucoproteínas. Los *queratinocitos* cumplen con varias funciones, la más conocida es la de producir queratina, pero además sintetizan otras sustancias químicas, como: alfa interferón, prostaglandinas, factores estimulantes de colonias granulocíticas-monocíticas, factor activador de los timocitos, derivado de las células epidérmicas. Entre estas se encuentran otras células, menos numerosas, representando un 20% aproximadamente, los *melanocitos*, que dan origen a la melanina.

Cuerpo mucoso o de Malpighi o Capa espinosa. Son varias capas de células poliédricas, unidas entre sí por filamentos protoplasmáticos. Esta capa junto con la basal forma una unidad funcional constituyendo la parte viva de la epidermis.

Capa granulosa. Son dos o tres capas que resultan del aplanamiento del cuerpo mucoso. Las fibrillas de unión intercelular adoptan una posición horizontal, esto explica que a este nivel se produzcan los desprendimientos epidérmicos que dan origen a las ampollas. En su interior aparecen granulaciones de queratohialina, primera fase la las células queratinizadas de la capa córnea.

Capa lúcida. Dos o tres hileras de células planas, sin epitelio fibrillas. Cada célula tiene una membrana queratinizada, un núcleo en degeneración, granulaciones de eleidina por transformación de la queratohialina y gotas de grasa.

Capa córnea. Varias filas de células muertas anucleadas, con una envoltura de queratina.

Capa descamativa, Corresponde a las hileras más superficiales de la capa córnea, es la capa descamativa en continua renovación.

Además, la epidermis tiene terminaciones nerviosas libres, corpúsculos táctiles, células de Langerham, que son melanocitos alterados que emigran hacia las capas superficiales del cuerpo mucoso y dejan de producir melanina.

Las *células de Langerhans* se originan en la médula ósea y se localizan en la piel y otros sitios como la mucosa oral, vagina, ganglios linfáticos y timo. En la piel, se ubican en las zonas suprabasales de la epidermis y ocasionalmente en la dermis. Una de las funciones principales de las células de Langerhans es la presentación de antígenos, expresan IgA y HLADR asociados a respuestas inmunes, receptores FC y C3, antígeno T6, antígeno leucocitario común, proteína S-100 y filamentos de tipo actina y vimentina.

Dermis.

Constituida por tejido conjuntivo, vasos y nervios. En su interior se alojan glándulas sebáceas, pelos y músculos. Se encuentra dispuesta como un armazón, formado por fibras colágenas agrupadas en haces y entrelazadas con fibras elásticas. Adosada a las membranas basales y perivasculares, fibras de reticulina, precolágenas. Hay escasos elementos celulares: fibroblastos, fibrocitos, etc.

La parte superficial, en contacto con la epidermis se encuentra la dermis papilar, que tiene unas prolongaciones, las papilas que levanta la epidermis, formadas por un armazón fibrilar centradas por un eje vasculonervioso.

La parte profunda, corion o dermis propiamente dicha o dermis reticular, con fibras gruesas, trama más densa y elementos celulares más escasos.

Hipodermis.

Formada principalmente por tejido graso, en grandes lóbulos limitados por substancia conjuntiva,

Así dispuestos, forma una capa de protección contra traumatismos, cambios de temperatura y facilita el deslizamientos de la piel sobre los planos profundos.

En esta capa se encuentra la red de vasos, nervios

Anexos cutáneos.

Constituidos por las glándulas sebáceas, sudoríparas, el pelo y uñas

5.4.4.2.- Algunos tipos de cáncer de piel.
Melanomas.

Los tipos de cáncer que se originan a partir de los melanocitos. Los melanocitos también pueden formar crecimientos benignos llamados lunares.

Cánceres de los queratinocitos.

Se les llama carcinoma de los queratinocitos o cánceres de los queratinocitos, ya que al observarlos con un microscopio sus células comparten algunas características de los queratinocitos, el tipo de célula más abundante de la piel normal. Los tipos más comunes de queratinocitos son el carcinoma de células basales y el carcinoma de células escamosas:

A.- Carcinoma de células basales.

Cuando se observan con un microscopio, estos cánceres comparten características con las células en la capa más inferior de la epidermis, llamada capa de células basales.

Alrededor de ocho de cada diez casos de cáncer de piel son carcinomas de células basales. Por lo general, surgen en las zonas expuestas al sol, especialmente la cabeza y el cuello.

El carcinoma de células basales tiende a ser de crecimiento lento. Hasta la mitad de las personas diagnosticadas con cáncer de células basales padecerá un nuevo cáncer de piel dentro de los 5 años.

B.- Carcinoma de células escamosas.

Alrededor de dos de cada diez casos de cáncer de piel son carcinomas de células escamosas.

Comúnmente aparece en las áreas del cuerpo expuestas al sol, tales como la cara, las orejas, los labios y el dorso de las manos.

El carcinoma de células escamosas suele ser más agresivo que el cáncer de células basales.

Otros cánceres menos comunes.

Estos tipos representan menos de 1% de los casos de cáncer de piel: Carcinoma de células de Merkel. Sarcoma de Kaposi. Linfoma cutáneo. Tumores de los anexos de la piel. Varios tipos de sarcomas.

5.4.4.3.- Exposición a la radiación ultravioleta.

La mayoría de los casos de los cánceres de células basales y los cánceres de células escamosas se debe a la exposición sin protección a los rayos ultravioleta. Esta radiación procede de la luz solar, así como de fuentes artificiales.

La radiación ultravioleta natural o artificial puede causar daños al ADN. Algunas veces este daño afecta ciertos genes que controlan la manera y el momento en que las células crecen y se dividen. Por lo general, las células pueden reparar el daño, pero en algunos casos esto resulta en ADN anormal, lo que puede ser el primer paso para que se origine un cáncer.

Las células se transforman en células cancerosas debido una alteración en el ADN. El ADN se encuentra en cada célula y dirige todas sus actividades.

En una célula normal, cuando el ADN se afecta, la célula repara el daño o muere. En las células cancerosas el ADN dañado no se repara, y la célula no muere, continúa produciendo nuevas células, que tendrán el mismo ADN alterado que tuvo la primera célula. Su característica es el crecimiento sin control y la invasión a otros tejidos, trasladándose a otras partes del organismo donde comienzan a crecer y a formar nuevos tumores que reemplazan al tejido normal (Metástasis)

Se considera que el gen que con más frecuencia se encuentra alterado en los cánceres de células escamosas es el llamado *p53*. Este gen normalmente causa que las células dañadas mueran. Cuando este gen es alterado, estas células anormales pueden vivir por más tiempo y se conviertan en cancerosas.

Un gen que comúnmente se encuentra mutado en los cánceres de células basales es el gen "patched" (PTCH). Este gen supresor de tumores normalmente ayuda a mantener el crecimiento celular bajo control, los cambios en este gen pueden hacer que las células crezcan fuera de control.

Las personas que padecen el síndrome de nevo de células basales, el cual con frecuencia se hereda de uno de los padres y causa muchos cánceres de células basales, presentan un gen PTCH alterado en todas las células de sus cuerpos.

Estos cambios genéticos no son los únicos que pueden desempeñar un papel en el desarrollo de cáncer de piel. Es probable que también haya muchos otros.

5.4.4.4.- Evaluación del daño de piel por radiaciones ultravioletas.

Como se menciona en otros puntos, toda evaluación de un daño se realizará con una metodología que se consigna en el punto 3.3.1.3.

Las lesiones de piel se consignan en el punto 5.2.4.2., y siempre siguiendo el Decreto 659/96, Tabla de Evaluación de Incapacidades Laborales, a continuación se tratarán las lesiones por quemaduras.

5.4.4.4.1.- Quemaduras de piel.

Las quemaduras pueden ser causadas por elementos físicos, químicos o radiantes.

Métodos de evaluación:

Las lesiones superficiales que curen sin dejar cicatriz ni secuelas, no serán motivo de evaluación.

Para determinar el grado de incapacidad ocasionada por una quemadura, hay que tener en cuenta su extensión, profundidad, el compromiso de la movilidad articular y las secuelas estéticas.

La evaluación de la pérdida en la movilidad, deberá realizarse de acuerdo con la lesiones osteoarticulares y su ubicación en el cuerpo.

Para cuantificar la extensión de la lesión se aplicará la *"Regla del Nueve"*, donde se le asigna el 36% de la superficie corporal al tórax y dorso, el 36% a los dos miembros inferiores, el 18% a ambos miembros superiores, el 9% a la cabeza y el 1% a los genitales (masculino o femenino).

La profundidad de la quemadura se evalúa de la siguiente manera:

- Tipo A (superficial o epidérmico);
- Tipo AB (epidermis y dermis);
- Tipo B (dermis hasta aponeurosis o hueso).

Al tipo "A" o primer grado, se le asignará el 50% del porcentaje de la extensión de la superficie corporal lesionada.

En el caso del tipo "AB" o de segundo grado, se le fijará un porcentaje igual al área afectada;

<u>Al tipo "B" o de tercer grado</u>, se le asignará el doble de la extensión del sector aquejado.

Así, por ejemplo, una quemadura de la parte anterior del brazo izquierdo, que involucra la cara anterior de codo y no llega a la mano del tipo AB, le corresponderá una incapacidad de acuerdo con el siguiente detalle:

Limitación funcional del codo por retracción desde los 150°, llega a los 70° (flexoextensión):	20%
Extensión de la quemadura:	3,5%
Profundidad AB:	3,5%

La sumatoria da: 27% de incapacidad.

Otro ejemplo: la quemadura de los genitales externos en un hombre con una retracción en la abducción entre ambos miembros inferiores y del tipo AB.

En este caso:

Limitación en la abducción en ambos miembros inferiores (símil anquilosis en abducción:	30%
Extensión de quemadura:	1%
Tipo de quemadura "AB":	1%

La sumatoria da: 32% de incapacidad.

Otro ejemplo: la quemadura de la cara anterior del miembro inferior con limitación de la flexoextensión de rodilla, del tipo B.

En este caso:

Limitación en la extensión de rodilla (flexoextensión desde 150ª a 20ª):	20%
Extensión de la quemadura:	9%
Tipo de quemadura "B":	18%

La sumatoria da: 47% de incapacidad.

El compromiso de estructuras localizadas en otra zona

afectada, será evaluado acorde a lo referido en los capítulos correspondientes.

5.5.- Rayos laser.

La energía láser siempre se emite como radiación electromagnética, incluyendo los haces de luz. De esta emisión de luz es de donde el láser toma la denominación:

Láser: *Light amplification by stimulated emission of radiación. (Amplificación de luz por emisión estimulada de radiación)*

El Decreto 658/96 Listado de Enfermedades Profesionales establece:

Agente: Rayos láser.	
— Queratitis, conjuntivitis. — Dermatitis.	Trabajos que exponen a los rayos, entre ellos: — Soldadura. — Microelectrónica. — Microcirugía.

Resulta difícil establecer con claridad la existencia del riesgo laboral y las medidas de prevención, por la gran cantidad de láseres que se fabrican.

Los primeros rayos láser podían producir potencias de unos 10.000 vatios, actualmente son miles de millones de veces más potentes.

5.5.1.- Breves nociones del funcionamiento de un láser.

Los átomos emiten luz en un proceso de tres pasos:

1. Empiezan en su estado fundamental, con los electrones en su lugar normal.

2. Cuando absorben energía, uno o más electrones son expulsados fuera del núcleo, más lejos de él, a niveles de energía más elevados. (Excitación del átomo)

3. El átomo excitado es inestable e intenta volver a su estado estable, de manera que emite el exceso de energía que originalmente obtuvo como fotón de energía: un paquete de luz.

Un láser sigue este proceso a gran escala: es una máquina que hace que miles de millones de átomos bombeen billones de fotones a la vez, partículas de luz, de modo que se alinean para formar un haz de luz concentrado.

Componentes del láser:

Tiene tres partes básicas:

1. Una carga de átomos, un sólido, líquido o gas, con electrones a estimular alrededor del núcleo. Esto se conoce como el **medio laser,** el medio de amplificación o ganancia, porque "ganancia" es otra forma de referirse a la amplificación.

2. Algo con lo que estimular los átomos, como un tubo de flash, como la lámpara de flash de xenón en una cámara, u otro láser. Esto se denomina **sistema de bombeo**.

3. Una **cavidad óptica**, como un tubo de flash de una lámpara de xenón.

Funcionamiento del láser:

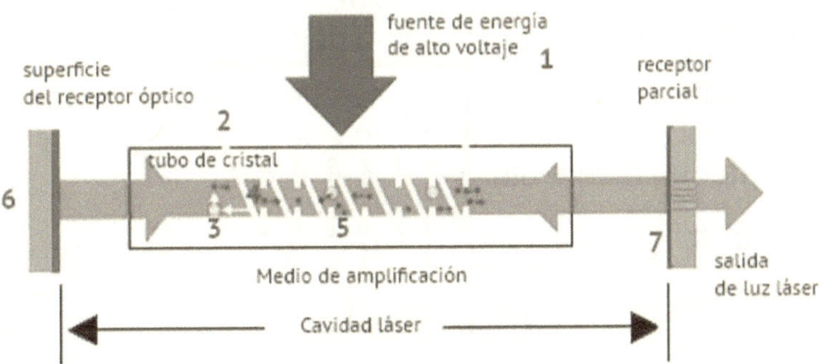

1. Un suministro eléctrico de alto voltaje hace que el tubo de flash, como el de una lámpara de xenón, se encienda y apague intermitentemente.

2. Cada vez que el tubo parpadea, "bombea" energía al cristal de rubí. Los flashes hacen que se inyecte energía en el cristal de rubí en forma de fotones.

3. Los átomos en el cristal (los puntos verdes grandes) absorben esta energía en un proceso llamado absorción. Los átomos absorben energía cuando sus electrones saltan a un nivel de energía más alto. Después de unos pocos milisegundos, los electrones vuelven a su nivel de energía original, estado fundamental, emitiendo un fotón de luz. Esto se llama emisión espontánea.

4. Los fotones emitidos por los átomos se acercan y alejan dentro del cristal de rubí, viajando a la velocidad de la luz.

5. En algunos momentos, uno de estos fotones estimula un átomo ya excitado. Cuando esto sucede, el átomo excitado emite un fotón y recuperamos también nuestro fotón original. Esto se llama emisión estimulada. En ese momento, un fotón de luz ha producido dos fotones de luz, así que ésta se ha amplificado (aumentada en fuerza). En otras palabras, la "amplificación de luz" (un aumento en la cantidad de luz) ha sido causada por "emisión estimulada de radiación", de ahí el nombre "láser".

6. Un espejo en un extremo del tubo láser mantiene los fotones rebotando hacia adelante y hacia atrás dentro del cristal.

7. Un espejo parcial en el otro extremo del tubo hace rebotar algunos fotones en el cristal, pero deja escapar a algunos.

8. Los fotones que escapan forman un haz muy concentrado luz láser muy potente, que es lo que se usa, por ejemplo, para cortar un tubo metálico.

5.5.2.- Efectos biológicos de la radiación laser.

La exposición a reflejos del haz láser puede ser tan peligrosa como una exposición directa al haz primario.

La reflexión en una superficie espejada, puede ser tan nociva como la exposición directa, si la superficie especular sobre la que se refleja el haz es plana.

La incidencia sobre una superficie especular curva crearía un efecto dispersivo sobre el haz láser, de modo que el ojo o la piel no absorberían toda la energía que concentra el haz, dado que la misma se repartiría sobre una superficie mayor.

La incidencia sobre una superficie difusa, reflejará el haz en múltiples direcciones. En este caso se habla de reflexión difusa del haz. En estas reflexiones el haz reflejado no porta toda su energía, pero aún puede ser peligroso, especialmente para láser de elevada potencia.

En el ojo.

La lente que es el ojo humano concentra la luz del haz láser en un punto muy reducido, actuando como una lupa puede quemar la retina. Un haz láser con baja divergencia entrando en el ojo, puede ser concentrado en un área de un diámetro de entre 10 y 20 micras.

El ojo tiene un mecanismo de "autodefensa", la "*respuesta de aversión*": cuando una luz brillante incide en el ojo, este tiende a cerrar rápidamente el párpado, o se mueve en una dirección diferente a la de la luz. Normalmente la respuesta de aversión se produce en menos de 0,25 segundos desde que se produce la incidencia de la luz en el ojo. Este reflejo de aversión puede proteger frente a la incidencia de láser de poca potencia, pero no tiene efecto alguno cuando el láser es de una potencia significativa, ya que el daño en estos últimos casos se produce en menos de 25 segundos.

El daño que se pueda producir en el ojo es función de la longitud de onda del haz. Esta longitud de onda determina donde, en el ojo, se produce la absorción de la energía del láser:

Los láseres en el espectro visible y en el infrarrojo cercano poseen el mayor potencial para causar una lesión retinal: la máxima absorción de energía láser en la retina se produce en el rango comprendido entre los 400 – 550 nm. Los láseres de argón y YAG operan en este rango, siendo los más peligrosos para el ojo.

Láseres con longitudes de onda de menos de 550 nm pueden causar un daño fotoquímico similar a una quemadura solar. Los efectos fotoquímicos son acumulativos, y se producen tras lo que se consideran "exposiciones largas": más de 10 segundo de luz difusa.

En la piel.

Los láseres pueden causar daños en la piel mediante efectos fotoquímicos o mediante quemaduras térmicas.

Las quemaduras térmicas de la piel no son frecuentes. Requieren habitualmente una exposición a haces láser de alta energía a lo largo de un período de tiempo. Los láseres de $CO2$ y otros de tipo infrarrojo son los más frecuentemente asociados con quemaduras térmicas, pues su longitud de onda puede penetrar profundamente en el tejido de la piel. Pueden darse quemaduras de primero, segundo y tercer grado.

5.5.3.- Evaluación de los daños producidos por rayos laser.

Toda evaluación de un daño se realizará con una metodología que se consigna en el punto 3.3.1.3.

La valoración de los daños oculares se consigna en el punto 4.1.6.4.- y de piel en los puntos 5.2.4.2.- y 5.4.4.4.1.-

Capítulo 6.

6.1.- Riesgos disergométricos y alteraciones del Sistema osteomuscular y tejido conjuntivo.

La ergonomía es definida por la Asociación Internacional de Ergonomía, como el *"conjunto de conocimientos científicos aplicados para que el trabajo, los sistemas, productos y ambientes se adapten a las capacidades y limitaciones físicas y mentales de la persona"*.

Neusa Arenas y Col. (2019) hacen referencia que *"No sólo se debe otorgar al trabajador las herramientas necesarias para el desarrollo de sus actividades, sino también analizar las condiciones en las que labora…"*.

Al hablar de *"disergonomía"*, es hablar de una desviación de lo aceptable como ergonómico o confortable para la persona en su labor, esta situación lleva riesgos en el sistema hombre – máquina – medio ambiente del trabajo.

En tales condiciones se producen lesiones en el organismo del trabajador, contempladas en el Listado de Enfermedades Profesionales, Decreto 658/96 y en la Tabla de Evaluaciones de Enfermedades Laborales Decreto 659/96. Estos temas se tratan en los capítulos 6° al 9°.

Las alteraciones del Sistema Osteomuscular relacionados con el trabajo, están asociados con factores de riesgo específicos como movimientos repetitivos, posturas inadecuadas, uso de la fuerza y falta de períodos de recuperación. Es necesario tener en cuenta la ergonomía vocal, la sobrecarga del uso de la voz.

Se entiende por movimientos repetidos a un grupo de movimientos continuos, mantenidos durante un trabajo, que pone en movimiento al mismo conjunto osteomuscular, provocando en los mismos fatiga muscular, sobrecarga, dolor y por último lesión.

Como resultado de una presión o fricción mantenidas, se provoca un sobreesfuerzo en las partes blandas del sistema osteomuscular, tendones, vainas, nervios, bolsas serosas, ligamentos y vasos sanguíneos

Algunos autores consideran que el movimiento repetitivo es aquel que se realiza con una duración inferior a los 30 segundos y donde más del 50% del ciclo repetitivo es invertido por el movimiento responsable de la fricción irritante.

La observación de un número cada vez más importante de casos, llevó al reconocimiento de un grupo de alteraciones relacionadas con el trabajo, que se rotuló como *Lesiones por Esfuerzos Repetitivos* (LER).

El término LER se utiliza para caracterizar alteraciones que pueden afectar tendones, sinoviales, músculos, nervios, fascias, ligamentos, de modo aislado o asociado, con o sin degeneración de los tejidos, pudiendo tener origen ocupacional.

Las LER resultan de los siguientes factores, simples o combinados:

- Uso repetido de grupos musculares;
- Uso forzado de grupos musculares;
- Mantenimiento de postura inadecuada.

6.1.1.- Trabajadores expuestos a riesgos disergonómicos.

Se detalla los porcentajes de trabajadores expuestos a riesgos disergonómicos, según rama de actividad, categoría ocupacional, perfil sociodemográfico del trabajador, calificación de la tarea, registración y tamaño del establecimiento (en % de trabajadores)

Rama de actividad	Manipular cargas	Mov. repetitivos	Posturas forzadas
Población trabajadora	20,3%	49,9%	24,5%
Actividades primarias	33,8%	46,1%	25,2%
Industria manufacturera	29,1%	64,5%	30,2%
Construcción	56,1%	66,5%	50,9%
Comercio	22,2%	45,9%	24,5%
Hoteles y restaurantes	10,3%	47,4%	14,1%
Transporte, Alm., y Comunic.	18,1%	60,2%	27,6%
Serv. Financ. Inm. Alq., y Emp.	8,2%	49,3%	19,3%
Admin. Pública y Defensa.	11,4%	44,8%	21,3%
Enseñanza.	7,0%	35,1%	18,7%
Serv. Sociales y salud.	20,2%	47,4%	29,2%
Trabajo doméstico.	9,2%	30,1%	15,4%
Otros serv. Comunit., Soc., y Per.	1,4%	61.8%	23,7%

Fuente: Ministerio de la Producción y Trabajo. Año 2018.
https://www.trabajo.gob.ar/downloads/estadisticas/ecetss/ecetss_informe.pdf

6.2.- Carga, posiciones forzadas y gestos repetitivos de la columna vertebral lumbosacra.

El Decreto 658/96 y sus modificatorias, Listado de Enfermedades Profesionales, establece:

Agente: Carga, posiciones forzadas y gestos repetitivos de la columna lumbosacra.	
- Hernia Discal Lumbo-Sacra con o sin compromiso radicular que afecte a un solo segmento columnario.	- Actividades laborales que pueden generar exposición - Tareas que requieren de movimientos repetitivos y/o posiciones forzadas de la columna vertebral lumbosacra, que en su desarrollo requieren levantar, trasladar, mover o empujar objetos pesados.

Los valores límites de las tareas habituales en relación al peso y tiempo de ejecución, durante la jornada laboral son los referidos en las Tablas 1, 2 y 3 del Anexo I de la Resolución del Ministerio de Trabajo, Empleo y Seguridad Nº 295/03. La Superintendencia de Riesgos del Trabajo establece los valores en la Resolución 3345/2015 del 24/09/2015. Dice:

"El período durante el cual las tareas descriptas deben ser ejecutadas no debe ser inferior a tres (3) años cumplidos en forma continua o discontinua mediante el desempeño en jornada habitual completa, definida legal o convencionalmente. El período en cuestión será proporcionalmente ajustado a las circunstancias del caso cuando el trabajador preste servicios con arreglo a regímenes de jornada reducida o a tiempo parcial.

Se considerarán Gestos Repetitivos aquellos movimientos continuos y repetidos efectuados durante la jornada laboral en los que se utilizan un mismo conjunto osteo-mio-neuro-articular de la columna lumbosacra.

Las Posiciones Forzadas son aquellas en las que la columna lumbosacra deja de estar en una posición funcional para pasar a otra inadecuada, que genera máximas extensiones, máximas flexiones y/o máximas rotaciones osteo-mio-neuro-articulares durante la jornada laboral.

Disposiciones comunes:

Con relación a todas las enfermedades contempladas en este Anexo, en cada caso concreto el órgano encargado de la determinación de la incapacidad deberá establecer científicamente si las lesiones fueron provocadas por causa directa e inmediata de la ejecución del trabajo, excluyendo la influencia de los factores atribuibles al trabajador o ajenos al trabajo. Sólo se indemnizarán los factores causales atribuibles al trabajo, determinados conforme lo anteriormente indicado.

Lo expuesto precedentemente es sin perjuicio del cumplimiento pleno de las prestaciones médico-asistenciales y sustitutivas de la remuneración en el período de Incapacidad Laboral Temporaria, cuando se demuestre la influencia causal de factores atribuibles al trabajo.

Asimismo, en todos los casos que contempla el presente Anexo será necesario tomar en cuenta, además de los antecedentes médico-clínicos, los estudios técnicos correspondientes al puesto y las condiciones y medio ambiente de trabajo concretos a los que estuvo expuesto el trabajador.

Las enfermedades contempladas en el presente Anexo se considerarán incorporadas al Listado a partir de la fecha de vigencia de la norma que así lo declare, y dicha nueva normativa sólo se aplicará a las contingencias cuyo hecho generador se produzca con posterioridad a la incorporación de las mismas al Listado".

6.2.1.- Hernia discal lumbosacra.

La hernia de disco se produce por la migración del núcleo pulposo, a través de hendiduras del anillo fibroso.

6.2.1.1.- Breves nociones anatómicas de la unidad funcional vertebral.

Esta unidad funcional está formada por:

- El disco intervertebral,
- Dos vértebras adyacentes,
- Dos articulaciones facetarias,
- El ligamento amarillo; y
- Los ligamentos longitudinales de un nivel vertebral.

Los cuerpos vertebrales que se articulan unos con otros por pequeñas articulaciones y los discos intervertebrales.

Además existen ligamentos que refuerzan las articulaciones, longitudinales comunes anterior y posterior, interespinosos, intertransversos, capsulares; es importante además el ligamento amarillo:

- Anterior: ligamento longitudinal común anterior, une los cuerpos saltándose los discos.
- Posterior: ligamento longitudinal común posterior, se inserta en el anillo del disco y salta los cuerpos.
- Ligamento amarillo: derecho e izquierdo, cierran el agujero raquídeo por detrás, al unir las láminas que forman la pared póstero lateral del agujero raquídeo en cada vertebra.

Disco intervertebral.

El disco intervertebral está formado por:

Ánulo fibroso: Formado por capas concéntricas de tejido fibroso de disposición helicoidal y fibras colágenas tipo I. Más denso en la parte anterior; se ancla por las *fibras de Sharpey* al cuerpo. Transición gradual hacia el núcleo pulposo.

Placas cartilaginosas limitantes: Capa de cartílago hialino, límite entre el disco y la lámina cribosa del cuerpo vertebral, área de la esponjosa que permite el paso de nutrientes al disco.

Núcleo pulposo.

Formado en torno a los restos de la notocorda. Tiene escasa cantidad de células y las mismas disminuyen con la edad.

El agua del disco está unida de forma iónica reversible a las macromoléculas del ánulo y de la matriz, el agua le da elasticidad.

La matriz aumenta de la periferia al centro del disco y la forman glucoproteinas y mucopolisacaridos ácidos: ac. hialurónico, condroitin y keratansulfato. Macromoléculas sintetizadas por los condrocitos tienen una vida media entre 2 y 14 días. Forman una red que da la elasticidad y viscosidad al disco por su capacidad de fijar agua.

6.2.1.2.- Etiopatogenia de la hernia discal.

Los discos intervertebrales no poseen un sistema vascular propio. Se nutren únicamente a través de la difusión, es decir, por la entrada y salida de fluidos de los tejidos próximos.

Las ramas meníngeas de los nervios espinales o nervios sinuvertebrales de Luschka, con el tronco simpático inervan al ligamento vertebral común posterior a la duramadre y al anillo fibroso del disco intervertebral

La función del disco es amortiguar, transmitir y distribuir el peso de las cargas que se lleve.

El núcleo pulposo tiene una presión coloido-osmótica que depende de las macromoléculas de la matriz que atraen agua. La presión de turgencia es la presión contra resistencia de un cuerpo, que es capaz de expandirse absorbiendo agua. La presión oncótica es la suma de las 2 (la de turgencia y la hidrostática).

Resulta difícil establecer la diferencia entre el envejecimiento y los cambios degenerativos. En ambos casos el núcleo se deshidrata, el contenido de proteino-polisacáridos disminuye y el contenido de colágeno aumenta.

Cuando el núcleo pulposo es sometido a presión hidrostática mayor de 80 Kpa (80 *kilopascales)* expulsa agua y pierde altura. La pérdida de agua aumenta la presión osmótica y llega un punto en que se detiene la extrusión de agua. Cuando la presión hidrostática cae por debajo de 80 Kpa el núcleo se expande por la entrada de agua que diluye las macromoléculas, cae la presión osmótica y cesa la entrada de agua. Este proceso es más rápido en los discos jóvenes.

La degeneración del disco intervertebral se produce por diferentes factores: 1) Estilos de vida, la edad, el peso, estatura, tabaquismo, exceso de actividad física o defectos congénitos. 2) Factores mecánicos, por estrés continuado debido a excesos de carga, levantar pesos o posturas inadecuadas.

El proceso degenerativo del disco se inicia al disminuir la actividad metabólica de las células discales: disminución de la síntesis de macromoléculas del núcleo y alteración de las fibras del ánulo. La pérdida de turgencia del núcleo abomba el anillo que permite un desplazamiento de las fibras externas presionadas por el núcleo pulposo, que se desplaza durante los movimientos. Se constituye un *primer período.*

Durante la flexión el desplazamiento del núcleo pulposo es hacia atrás, y en la extensión hacia delante,

Al levantar un peso, la región lumbar es el sitio de reunión, fulcro, de los brazos de una palanca representados por el tronco y los miembros inferiores, la fuerza que deben ejercer los músculos espinales al levantar un peso es de 15 a 1 respecto del peso. Si se levanta 30 Kgs., la fuerza que soportaría el punto de apoyo, fulcro o discos lumbares inferiores L4-L5, L5-S1, sería de 450 Kgs. (15x30)

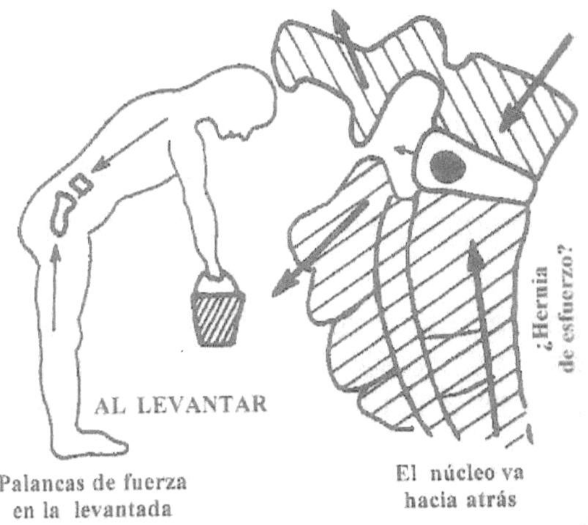

Tomado de J.M. Ramos Vértiz (1963) Elementos de traumatología y ortopedia. Librería Editorial Mario.

En un segundo periodo, el núcleo pulposo presiona al anulus y sus fibras se abomban y comienza a fisurarse. A través de las fisuras emigran fragmentos del núcleo pulposo, *protrusión*.

En la *protrusión* discal se ha roto la capacidad de contención del núcleo pulposo por el anillo fibroso. El resultado es que el disco intervertebral hace relieve en la parte posterior de los cuerpos vertebrales y estrecha el canal vertebral.

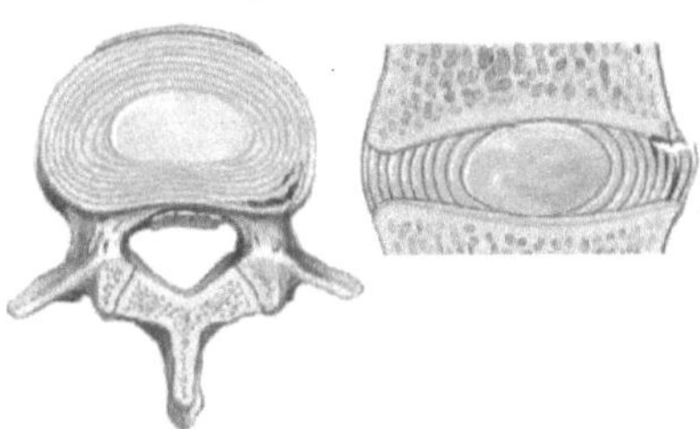

En la tercera fase, el disco se fibrosa, los cambios en el núcleo pulposo con pérdida de turgencia y el aplastamiento del ánulos producen inestabilidad.

La inestabilidad conduce a la tracción sobre el ligamento longitudinal anterior, que tira del borde del cuerpo vertebral y por roce y formación desmedida de hueso, aparecen osteofitos, con desarrollo de artrosis en las articulaciones posteriores. Los osteofitos de las vértebras pueden llegar a fusionarse y los segmentos vertebrales pierden movilidad: es la rigidez confortable de la columna senescente.

El núcleo pulposo se fragmenta y cavita de forma progresiva.

Cuando por la rotura del anillo fibroso, el contenido del núcleo pulposo sale fuera y se rompe el ligamento vertebral común posterior estamos ante una *extrusión discal.*

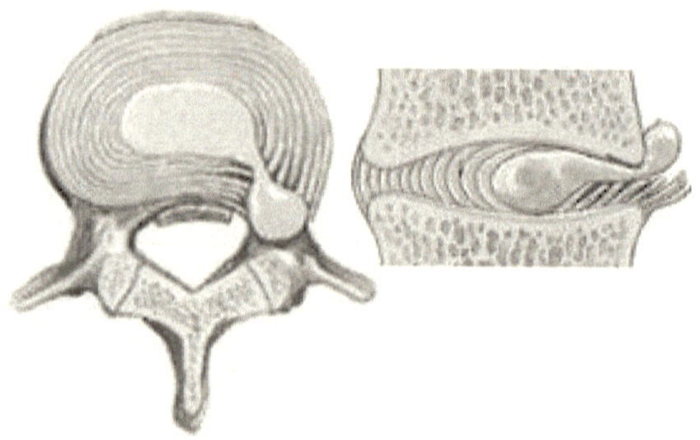

El fragmento extruido de núcleo pulposo entra en el canal, comprimiendo más intensamente la raíz o incluso la cola de caballo,

Tanto en el caso de prolapso como de extrusión, los fragmentos de núcleo pulposo pueden quedar a nivel del disco intervertebral o emigrar hacia arriba o abajo.

Por su localización las hernias pueden ser:

- **Hernias póstero-laterales** son las más frecuentes, correspondiéndose con lo referido en las hernias parciales. En su forma característica, una hernia lateral va a originar una compresión monorradicular.
- **Hernias póstero-mediales** suelen requerir un importante esfuerzo flexor en su producción y pueden comprimir el saco dural, dando lugar a un cuadro clínico variable según la localización en altura de la hernia, de su mayor o menor tamaño y de su mayor o menor lateralización.

* **Hernias foraminales**, más laterales, el material discal herniado se sitúa en la zona del agujero de conjunción, pudiendo originar un importante conflicto de espacio a este nivel y dando lugar a un intenso cuadro doloroso ante toda maniobra que implique una movilización de la raíz comprimida.

6.2.1.3.- Factores de riesgo.

Carga: Levantar, trasladar, mover.

* Fuerzas de tracción elevadas pueden producir lesiones mecánicas de los cuerpos vertebrales y en los discos intervertebrales.
* Las lesiones pueden estar causadas por sobrecargas bruscas o por fatiga debida a la carga repetitiva.

Movimientos repetitivos:

Los movimientos repetitivos son movimientos continuos y repetidos, efectuados durante la jornada laboral en los que se utilizan un mismo conjunto osteo-mio-neuro-articular de la columna lumbosacra.

* La elevación o el transporte repetidos de objetos pesados en posición de flexión o hiperextensión son factores de riesgo para la aparición de problemas lumbares.
* Los microtraumatismos repetidos han sido propuestos como causa de la degeneración de la columna lumbar.

Posturas forzadas:

Son aquellas en las que la columna lumbosacra deja de estar en una posición funcional, para pasar a otra inadecuada que genera máximas extensiones, máximas flexiones y/o máximas rotaciones osteo-mio-neuro-articulares durante la jornada laboral.

* Durante la flexión y la extensión, el disco puede experimentar una deformidad considerable, comprimiéndose o extendiéndose en un 30 a un 60 %.

- Si la carga se retira, el disco vuelve rápidamente a su estado anterior, pero si la carga se mantiene, el disco continúa perdiendo altura.

6.2.1.4.- Sintomatología.

El síntoma que se destaca es el dolor lumbar o lumbalgia, que casi un 80% de las personas han padecido en algún momento de su vida. Se considera que es el tributo que se paga por mantener la posición bípeda.

La lumbalgia es el proceso osteomuscular que provoca mayor absentismo laboral.

Lumbalgia es la sensación dolorosa circunscrita a la columna lumbar que impide su movilidad normal. Es aguda si dura menos de 3 meses y crónica a partir de los 3 meses y cuando se acompaña de intolerancia al esfuerzo, con o sin afección de las extremidades inferiores.

Hablamos de *lumbociática, o síndrome radicular*, cuando el dolor se irradia a uno o dos miembros inferiores siguiendo el trayecto del nervio.

El *síndrome de la cola de caballo* es aquella lumbalgia que se acompaña de dolor genital, perianal, anestesia en silla de montar, en la cara posterior de ambos miembros inferiores de forma difusa sin seguir la irradiación correspondiente a una raíz nerviosa, y afección de la micción y/o defecación.

Lumbociática aguda. Se define como la sensación dolorosa radicular con afección motora, ciática, y/o sensitiva, ciatálgia, que sigue el trayecto del nervio ciático.

El dolor se irradia desde la región lumbar a la región glútea y la cara posterior, raíz S1, o posterolateral de la extremidad inferior afectada, llegando hasta el talón, la cara dorsal del pie, raíz L5, la planta raíz S1 o los dedos de los pies. Junto a éste pueden aparecer síntomas sensitivos, parestesias, sensación de acorchamiento, entumecimiento, hipoestesia, a veces dolorosas, y disminución de la fuerza. En la exploración encontramos abolición de los reflejos osteotendinosos, y alteración de la sensibilidad y de la fuerza dependiente del nervio implicado.

Estenosis lumbar. Una reducción del diámetro del canal raquídeo, puede ser producida por la hipertrofia de algunos de los elementos óseos o de los tejidos blandos, y generalmente se debe a una gran hernia discal en posición media (L4-L5) o a una estenosis congénita del canal.

Algunos síntomas crónicos son episodios de retención urinaria, incontinencia, pérdida del tono esfinteriano anal o incontinencia fecal, anestesia perianal, perineal y genital, llamada anestesia en silla de montar, progresiva debilidad en extremidades inferiores, impotencia sexual en los varones, y dificultad a la deambulación.

La dificultad en la deambulación consecuencia de la estenosis del canal lumbar, se debe a que los nervios que dan la sensibilidad y que trasmiten las órdenes motoras a los miembros inferiores, sufren una congestión venosa que dificulta el riego sanguíneo normal y la aportación de oxígeno. El resultado es un dolor que aparece cuando se realiza un esfuerzo, llamada claudicación intermitente.

6.2.1.5.- Evaluación del daño por LER de columna vertebral lumbosacra.

Debe comenzar con una anamnesis minuciosa y una historia clínica completa del paciente, antecedentes personales y familiares.

Historia ocupacional. Posibles actividades generadoras del problema, aparte de descripción detallada del puesto de trabajo, tareas desarrolladas, carga de objetos, movimientos repetidos del miembro superior, vibraciones, etc., frecuencia, intensidad, movimientos desarrollados, posiciones de alivio o agravamiento del problema.

Hechos desencadenantes del problema que motiva la consulta, dolor, rigidez, alteración de la sensibilidad, etc.

Todo se debe concretar en establecer si es la causa directa

e inmediata de la ejecución del trabajo.

- Analizar: antecedentes médico-clínicos, estudios técnicos correspondientes al puesto.
- Condiciones y medio ambiente del puesto de trabajo concreto a los que estuvo expuesto el trabajador.

Luego de evaluar el examen clínico y estudios complementarios solicitados se está en condiciones de establecer el porcentaje de incapacidad laboral.

Se evaluará de acuerdo al Decreto 659/96:

Hernia de disco operada sin secuelas.	5%
Hernia de disco inoperable (según criterios médicos)	20-30%
Hernia de disco operada con secuelas clínicas y electromiográficas leves.	10 a 15%
Hernia de disco operada, con secuelas clínicas y electromiográficas moderadas.	15 a 20%
Hernia de disco operada, con secuelas clínicas y electromiográficas severas.	20 a 40%

6.3.- Aumento de la presión venosa en miembros inferiores.

Agente: Aumento de la presión venosa en miembros inferiores. **Decreto 658/96.**	
- Várices primitivas bilaterales.	Actividades laborales que pueden generar exposición: - Tareas en cuyo desarrollo habitual se requiera la permanencia prolongada en posición de pie, estática y/o con movilidad reducida.

6.3.1.- Breves nociones anatómicas previas.

Los capilares procedentes de las arteriolas se reunifican para formar las vénulas, las cuales se unen entre sí y forman el sistema venoso profundo y el sistema venoso superficial.

6.3.1.1.- Sistema venoso superficial.

El sistema venoso superficial está formado por las venas que se encuentran en el territorio comprendido entre la piel y la aponeurosis de los músculos, en pleno tejido celular subcutáneo.

La red venosa plantar superficial, está constituida por una red de venas que circulan en el tejido subcutáneo del pie llamada red venosa plantar superficial.

Esta red venosa se vierte en la arcada venosa plantar profunda y en la arcada venosa dorsal superficial, a través de

12 a 15 venas superficiales, las venas comunicantes marginales internas y externas.

Las dos venas más importantes de este sistema superficial son las venas safena interna y safena externa.

La vena safena interna se inicia en la zona premaleolar interna, discurre hacia arriba por la cara anterior interna del miembro, se va haciendo anterior hasta llegar a la zona inguinal donde, en el triángulo de Scarpa, desemboca en la vena femoral común formando el cayado de la vena safena interna.

La vena safena externa discurre por la cara posterior del maléolo externo dirigiéndose hacia la cara posterior de la pierna. En la unión del tercio inferior con el tercio medio se hace subaponeurótica, sigue hasta llegar al pliegue poplíteo, donde desemboca en la vena poplítea, formando el cayado de la vena safena externa.

Entre ambos sistemas venosos superficial y profundo existen comunicaciones o anastomosis que se denominan perforantes, en número inconstante.

6.3.1.2.- Sistema venoso profundo.

Es el sistema que se encuentra entre las aponeurosis y con trayectos que se corresponden con los trayectos arteriales.

La red venosa profunda del pie es doble y paralela a la red arterial. Está separada de la red venosa dorsal superficial por una aponeurosis y por diferentes tendones musculares. La red venosa profunda está constituida por las dos venas plantares externas, que se extienden formando una amplia arcada profunda desde el primer espacio interóseo al canal calcáneo, donde adoptan la denominación de venas tibiales posteriores.

Esta arcada venosa profunda se comunica asimismo con la suela venosa plantar a través de la aponeurosis plantar superficial. Ambos planos venosos dorsales, superficiales y profundos, se intercomunican mediante una decena de perforantes.

En la pierna, las venas profundas, por regla general, son dobles: dos venas tibiales anteriores, dos venas tibiales posteriores y dos venas peroneas. Estas venas se forman de las venas dorsales y plantares laterales, en el tercio medio de la extremidad se unen y forman la vena poplítea.

Ascendiendo pasa el anillo de los abductores y la vena poplítea cambia de nombre y pasa a denominarse vena femoral superficial. Después del arco crural la vena femoral pasa a denominarse vena ilíaca externa que junto con la vena hipogástrica van a formar la ilíaca primitiva.

Las venas perforantes se denominan así por atravesar la aponeurosis. Se distribuyen por toda la extremidad inferior y lo único que la diferencia es que las perforantes del pie no tienen válvulas y suelen ser tan sólo cuatro, en cambio en la pierna, son más numerosas llegando a contabilizarse de 16 a 20 dependiendo de los individuos.

6.3.1.3.- Sistema venoso comunicante.

El sistema venoso superficial está en comunicación con el profundo por ramas comunicantes que presentan válvulas que orientan la corriente hacia el sistema venoso profundo.

6.3.2.- Insuficiencia venosa.

El sistema venoso de retorno, tanto superficial como profundo de los miembros inferiores, presenta válvulas escalonadas a lo largo de todo su recorrido. Su función es orientar la corriente en un solo sentido, el centrípeto, e impedir en flujo retrógrado frente a un aumento de la presión venosa. Así, el organismo es capaz de extraer el líquido de los tejidos, evitando que se acumule en ellos.

Cuando el sistema valvular falla y deja de cumplir su función, se produce una dificultad para transportar la sangre en dirección al corazón, y ésta tiende a acumularse en los tejidos. Esto puede ocurrir en cualquier parte del cuerpo, pero se produce casi exclusivamente en las extremidades, y dentro de éstas con mucha mayor frecuencia en las inferiores.

La falla del sistema venoso valvular puede ocurrir en cualquiera de los dos sistemas superficial o profundo.

Si la falla valvular aparece en el sistema venoso superficial, se produce una de las enfermedades más frecuentes: las varices.

Si la alteración valvular aparece en el sistema venoso profundo, se producen los clásicos síntomas de la insuficiencia venosa crónica.

6.3.2.1.- Causas de la insuficiencia venosa crónica y las varices

Existe una serie de factores que pueden conducir a la aparición de esta enfermedad, y la mayoría de las veces actúan conjuntamente varios de ellos.

Los factores genéticos o hereditarios son de gran interés en esta patología. Los factores hormonales, los cambios en los niveles de estrógenos pueden colaborar también en la aparición de esta enfermedad. Estas alteraciones en los niveles hormonales explican por qué los primeros síntomas de insuficiencia venosa crónica aparecen en las mujeres con las primeras menstruaciones, y se agravan durante la menopausia. Los anticonceptivos orales pueden tener influencia sobre la circulación venosa.

Sin embargo, es necesaria una predisposición genética para que se desarrolle una insuficiencia venosa.

Permanecer durante prolongados períodos de tiempo de pie puede colaborar también a la aparición de esta enfermedad. Las profesiones en las que se pasa largo tiempo de pie, como camareros, profesores, delineantes, peluqueros o vendedores, presentan un mayor riesgo de sufrir varices. El embarazo es uno de los factores más importantes en el desarrollo y agravamiento de las varices. Los cambios hormonales que se producen, así como la compresión que el feto realiza sobre las grandes venas de retorno intraabdominales, hacen que durante la gestación se desencadenen o agraven los síntomas de la insuficiencia venosa crónica. Una vez finalizado el embarazo, los síntomas van a disminuir en gran medida o incluso pueden llegar a desaparecer del todo.

Otros factores, como el calor todo tipo de fuente de calor como saunas, baños calientes o depilaciones con cera, y el uso de prendas excesivamente ajustadas pueden influir negativamente en la aparición y agravamiento de las varices.

Las várices se pueden clasificas de numerosas formas, una forma simple es en dos grupos:

- Várices primarias o esenciales.
- Várices secundarias.

La etiología de las várices primarias o esenciales, sigue en estudio; en la actualidad existe más de una veintena de teorías, para explicar su génesis, van desde el factor hereditario, pasando por influencias hormonales, hábitos alimentarios, hábitos de trabajo, factores bioquímicos, ecológicos, etc.

Las várices secundarias son de causa prevista como las fistulas arteriovenosas congénitas o adquiridas, por tumores intrapélvicos que compriman las venas profundas, invasión neoplásica de las venas profundas, fístulas arteriovenosas congénitas y adquiridas, y lo más frecuente, várices secundarias debidas a tromboflebitis de las venas profundas.

Hay autores que sostienen que el origen de las várices puede partir de los dos elementos básicos de las venas, la pared o las válvulas. Los que defienden la teoría de la pared como inicio de la enfermedad, aducen que los factores primarios afectarían primero en la pared y como consecuencia de esa dilatación se alterarían válvulas. Los que defienden la teoría descendente siguen tomando como base la lesión valvular como primaria y secundariamente la lesión de la pared con su debilitamiento y dilatación secundaria.

6.3.2.2.- Síntomas.

Los síntomas clínicos que aparecen con la insuficiencia venosa crónica se caracterizan, en primer lugar, porque ni su presencia ni su gravedad, están en relación directa con el tamaño o la gravedad de las varices.

El síntoma que acompaña de forma más frecuente a las varices es una sensación de pesadez en las piernas, que se va acrecentando a lo largo del día. Otros síntomas son los calambres y la sensación de quemazón. Todos estos síntomas se acrecientan si se permanece durante prolongados períodos de tiempo de pie o sentado, y en ambientes calurosos.

Cuando la insuficiencia venosa es muy avanzada, aparecen cambios visibles en la piel, en forma de manchas de color marrón oscuro, este estado de la piel se denomina dermatitis ocre. Poco a poco, la piel se inflama y se vuelve dura y poco elástica, dermatosclerosis. Finalmente, pueden aparecer úlceras en la piel, que serán de muy difícil curación.

Existen varios tipos de varices si atendemos a su tamaño: en primer lugar las varices tronculares, varices de gran tamaño que habitualmente están producidas por la insuficiencia en alguna de las venas safenas. Las varices reticulares y varículas son de menor tamaño y se localizan debajo de la piel. Las teleangiectasias, que habitualmente presentan un diámetro inferior al milímetro y se localizan en el interior mismo de la piel.

6.3.3.- Insuficiencia venosa en el trabajo.

El Listado de Enfermedades Profesionales Decreto 658/96, establece que el aumento de la presión venosa en los miembros inferiores (Agente) puede generar várices primitivas bilaterales (Enfermedad), en las tareas en cuyo desarrollo habitual, se requiera permanencia prolongada en posición de pie y/o con movilidad reducida (Exposición)

Además indica condiciones:

"*Las tareas descriptas deben haber sido ejecutadas durante un período mínimo de tres (3) años, cumplidos en forma continua o discontinua mediante el desempeño en la jornada habitual de la actividad definida legal o convencionalmente. El período en cuestión será proporcionalmente ajustado a las circunstancias del caso cuando el trabajador preste servicios con arreglo a regímenes de jornada reducida o a tiempo parcial, o con jornadas extraordinarias.*

Las definiciones expuestas a continuación se entenderán referidas a situaciones impuestas por el desempeño de tareas en cuyo desarrollo habitual se requiera la prestación laboral en las siguientes condiciones:

Bipedestación estática: Bipedestación con deambulación nula por lo menos durante dos (2) horas seguidas durante la jornada laboral habitual.

Bipedestación con deambulación restringida: El trabajador deambula menos de cien (100) metros por hora durante por lo menos tres (3) horas seguidas durante la jornada laboral habitual.

Bipedestación con portación de cargas: Tareas en cuyo desarrollo habitual se requiera bipedestación prolongada con carga física, dinámica o estática, con aumento de la presión intraabdominal al levantar, trasladar, mover o empujar objetos pesados.

Bipedestación con exposición a carga térmica: Todos los trabajos efectuados con bipedestación prolongada en ambientes donde la temperatura y la humedad del aire sobrepasan los límites legalmente admisibles y que demandan actividad física. En tales casos se revisará la exigencia de tiempo mínimo de exposición tomando en cuenta la influencia derivada de las circunstancias concretas de carga térmica.

A los fines precedentemente indicados (bipedestación con portación de cargas y con exposición a carga térmica) se considerará pauta referencial para definir una situación de bipedestación prolongada aquella en que el trabajador deba permanecer de pie más de dos (2) horas seguidas en su jornada laboral habitual de la actividad definida legal o convencionalmente. No obstante el límite precedentemente indicado, se considerarán por las Comisiones Médicas aquellos casos especiales en los que, aun mediando un período inferior de bipedestación, concurran condiciones de trabajo susceptibles de originar causalmente la dolencia.

Los lapsos temporales definidos precedentemente serán adecuados a las circunstancias del caso cuando el trabajador preste servicios con arreglo a regímenes de jornada reducida o a tiempo parcial".

6.3.4.- Evaluación del daño por insuficiencia venosa.

La evaluación de la insuficiencia venosa o flebopatías, no están específicamente mencionadas en el baremo de la Tabla de Evaluación de Incapacidades Laborales, Decreto 659/96 actualizado.

En tales casos se puede utilizar lo mencionado en el punto 5.2.4.2. Es de utilidad el eso del Decreto 478/98 del Sistema Integrado de Jubilaciones y Pensiones. El mismo establece las normas para la evaluación, calificación y cuantificación del grado de invalidez de los trabajadores afiliados al sistema. Siempre teniendo en cuenta que para ser consideradas de índole laboral deben ser várices primitivas y bilaterales, con relación directa a la índole del trabajo realizado

Para la Flebopatías periféricas dice:

Estadio I: Sin incapacidad (Cero por ciento) Telangiectasias, arañas vasculares, varículas, pigmentación ocre difusa. No necesariamente deben concordar o concurrir todos los elementos que se describen en este estadio

Estadio II: Incapacidad del 0 al 15% (Cero al quince por ciento) Telangiectasias, várices esenciales o recidivadas del sistema venoso superficial (Uni o bilateral), pigmentación ocre difusa sin trastornos tróficos. Puede haber o no edema blando.

Estadio III: Incapacidad del 15 al 25% (Quince al veinticinco por ciento) Dilatación venosa (Várices) de los dos sistemas superficiales, safena interno y externo, con o sin edema blando, pigmentación ocre difusa o en placas (uni o bilateral) Puede haber un proceso flogótico, erisipela, proceso agudo que remite. Puede haber úlcera traumática, sobre un terreno sano. Puede haber golfos venosos.

Estadio IV: Incapacidad del 25 al 40% (veinticinco al cuarenta por ciento) Síndrome post-trombótico, con insuficiencia venosa profunda parcial (Dermatitis ocre, pigmentaria, manguito escleroretractil, sin úlceras o con cicatrices) con o sin várices (Uni o bilaterales)

Estadio V: Incapacidad del 40 al 70% (Cuarenta al setenta por ciento) Igual al Estadio IV con ulceraciones y cicatrices en el tercio inferior de las piernas, con o sin várices.

Estadio VI: Incapacidad del 70% (Setenta por ciento) Síndrome post-trombótico, con insuficiencia venosa profunda (Fibroedema en bota que incrementa, duplicando la circunferencia del miembro, dermatitis ocre o no, úlceras que abarquen el tercio interno e inferior o cicatrices que abarquen más de un tercio de la circunferencia) con o sin várices.

6.4.- Posiciones forzadas y gestos repetitivos del miembro superior I.

Agente: Posiciones forzadas y gestos repetitivos en el trabajo I (Extremidad superior) Dec. 658/96	
-Afecciones periarticulares: -Hombro: Hombro doloroso simple (tendinitis del manguito de los rotadores). Hombro anquilosado después de un hombro doloroso rebelde. -Codo: Epicondilitis. Epitrocleitis Higromas: Higroma agudo de las sinoviales o inflamación del tejido subcutáneo de las zonas de apoyo del codo. Higroma crónico de las sinoviales del codo. Síndrome de compresión del nervio cubital. Síndrome del pronador Síndrome cérvico-braquial Muñeca, manos, dedos: Tendinitis, tenosinovitis de los tendones de la muñeca y mano. Síndrome del Túnel Carpiano Síndrome de Guyon	Lista de actividades donde se puede producir la exposición: Hombro: Trabajos que requieren de movimientos repetitivos o forzados del hombro Codo: Trabajos que requieren de movimientos repetitivos de aprehensión o de extensión de la mano, o de supinación y pronosupinación . Trabajos que requieren de movimientos repetitivos de aducción o de flexión y pronación de la mano y la muñeca, o movimientos de supinación y pronosupinación. Trabajos que requieren de un apoyo prolongado sobre la cara posterior del codo. Ídem. Ídem. Trabajos que requieren de movimientos repetidos o mantenidos de los tendones extensores y flexores de la mano y los dedos. Trabajos que requieren de movimientos repetidos o mantenidos de extensión de la muñeca o de aprehensión de la mano, o bien de un apoyo prolongado del carpo o de una presión mantenida o repetida sobre el talón de la mano.

6.4.1.- Tendinitis del manguito de los rotadores.

6.4.1.1.- Noción anatómica previa del hombro.

El hombro es una estructura compuesta por cuatro articulaciones:

1.- Articulación escapulo humeral: está constituida por la cabeza humeral y la cavidad glenoidea de la escápula. Además está limitada superiormente por el acromion y anteriormente por la apófisis coracoides.

La articulación escapulo humeral o glenohumeral está constituida por la amplia superficie de la cabeza del húmero y la pequeña superficie glenoidea de la escápula. El elemento que adapta estas superficies distintas en tamaño, es un anillo de fibrocartílago que se adhiere en la periferia de la superficie glenoidea.

Aun este anillo de fibrocartílago la articulación glenohumeral presenta gran inestabilidad y alta capacidad de movimiento. El conjunto de tendones que rodean la articulación y que forman el manguito de los rotadores le confiere la estabilidad que los elementos ligamentosos no le pueden dar.

Existen tres planos musculares:

- **El deltoides o es el plano superficial**, su función es la abducción del brazo, cuando actúan las fibras anteriores, además tendrá una función de antepulsión y si son las fibras posteriores de retropulsión.
- **El maguito de los rotadores** lo constituyen el supraespinoso, infraespinoso y redondo menor cuyas fibras acaban insertándose juntas en la tuberosidad mayor o troquiter, y el subescapular se inserta en el troquín. El maguito se extiende anteriormente con el subescapular, que se inserta en la tuberosidad menor o

troquin. Entre el manguito y el subescapular existe una zona más debilitada llamada "intervalo rotador".

- **El tendón de la Porción Larga del Bíceps**: que discurre en el canal bicipital o corredera humeral, del cuello humeral. Pasa entre los músculos supraespinoso y subescapular. Se inserta en la porción superior del rodete glenoideo. *Desde el punto de vista funcional debe considerarse como parte del manguito de los rotadores.*

2.- **Articulación subacromiodeltoidea:** es el espacio comprendido entre la cabeza humeral cubierta por el manguito rotador y la bóveda superior formada por el acromion, el ligamento coracoacromial, la coracoides y las fibras proximales del deltoides. El deslizamiento se produce por la bolsa subacromiodeltoidea.

3.- **Articulación escapulotorácica:** sistema paraarticular formada por la escapula que recubierta por los músculos se desliza, sobre las costillas.

4.- **Articulación esternoclavicular**: une la cintura escapular con el tórax.

6.4.1.1.1.- Manguito de los rotadores.

Manguito de los rotadores es un término anatómico aplicado al conjunto de músculos y tendones que proporcionan estabilidad al hombro. Su función es mantener la cabeza del humero dentro de la cavidad glenoidea de la escapula.

Todos los músculos del manguito rotador se originan en la escápula y se insertan en el húmero. Está formado por:

El músculo supraespinoso: se origina en cara posterior de la fosa supraespinosa de la escapula y se inserta en el troquiter. La acción fundamental de este músculo consiste en la abducción del brazo, igual que el deltoides, pero aportando estabilidad a la articulación glenohumeral en el movimiento de abducción. Se entiende como abducción del hombro a la separación lateral del brazo hasta unos 90º. A partir de esa gradación, se pueden alcanzar otros 90º mediante la rotación de la escápula.

Músculo infraespinoso: se origina en cara posterior de la fosa infraespinosa de la escápula y se inserta en el troquiter. Su función estabilización de la cabeza del húmero en la cavidad glenoidea y rotación externa del brazo a nivel de la articulación glenohumeral.

Músculo redondo menor: Su origen está en el borde axilar de la escapula y se inserta en el troquiter. Función estabilización de la cabeza del húmero en la cavidad glenoidea, mantiene la cabeza del humero hacia abajo, contra la tracción hacia arribe del deltoides durante la abducción del brazo. Además, actúa en la rotación externa a nivel de la articulación glenohumeral.

Músculo subescapular: Su origen está cara anterior de los tercios mediales de la fosa subscapular y se inserta en el tubérculo menor del húmero o troquín humeral, su función estabilización de la cabeza del húmero en la cavidad glenoidea y rotación interna y aductor del brazo.

El músculo supraespinoso inicia la abducción de la articulación glenohumeral y el resto de los músculos del manguito se contraen para empujar al cabeza humeral contra la cavidad glenoidea. Sin embargo, el músculo infraespinoso contribuye tanto o más que el supraespinoso a la abducción, a la vez que lo rota. El músculo subescapular, por su parte, es el mayor y más potente de los músculos rotadores y produce gran parte del movimiento de la articulación gleno-humeral y de su estabilidad; forma la parte más anterior del manguito rotador y estabiliza el hombro, previniendo la luxación anterior a 0º de abducción.

6.4.1.1.2.- Lesiones del manguito de los rotadores.

Las lesiones del manguito de los rotadores, agrupa patologías que se caracterizan por el dolor en la región deltoidea al realizar actividades por encima de la cabeza.

Se describen múltiples factores de riesgo, dentro de los

cuales se menciona la edad, sexo, tabaquismo, enfermedades metabólicas, postura y ocupación.

Dentro del factor ocupacional personas dedicadas a trabajos que involucren vibración, movimientos por encima del nivel de los hombros, uso muy frecuente y activo de mano dominante, han demostrado alta asociación con lesiones del manguito de los rotadores. Una mala postura es un factor de riesgo independiente para lesiones sintomáticas o asintomáticas, personas con hipercifosis e hiperlordosis y adultos mayores son los más afectados. El pinzamiento es un factor de riesgo directo e independiente, ya que crea disminución del flujo vascular lo que ocasiona tendinitis y alteraciones de la función vascular.

Al hablar de lesiones del manguito de los rotadores, se destacan la tendinitis y las rupturas de espesor parcial, completo y masivo.

Tendinitis del manguito de los rotadores.

Al mencionar tendinitis se debe mencionar como el principal mecanismo de lesión del manguito de los rotadores, *el síndrome de roce o impingement, o síndrome subacromial.*

El síndrome subacromial es la dolencia más frecuente del complejo articular del hombro. Se define como la irritación de los tendones que forman el manguito de los rotadores a su paso por el arco coracoacromial.

Este arco, situado sobre la cabeza del húmero, formado por:

a) Articulación acromioclavicular;
b) Acromion;
c) El Ligamento coracoacromial, que va desde la cara anterolateral de la apófisis coracoides a la cara anteroinferior del acromion;
d) Apófisis coracoides.

En el interior de este arco encontramos el manguito de los rotadores y la porción larga del bíceps.

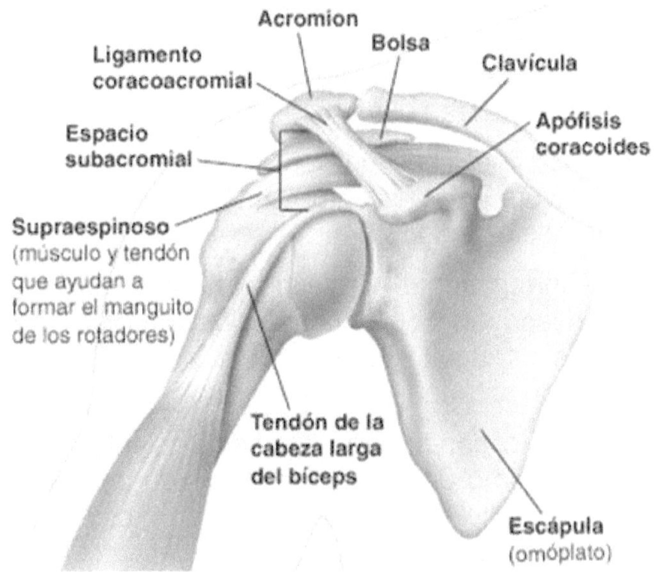

Fuente: Rodríguez, J, (2021) Dolor de hombro: Impingement subacromial. PremiumMadrid. Global Health Care.

Etiología.

Se han propuesto teorías:

Vasculares: Los tendones que forman el manguito tienen vascularización suficiente, excepto el tendón del supraespinoso. La vascularización del supraespinoso depende del aporte de los vasos óseos: arteria humeral anterior circunfleja; de los musculares arteria subescapular y supraescapular, y de los vasos tendinosos resultantes de las anastomosis de los anteriores. La zona crítica, es una pequeña zona localizada medialmente a un centímetro de la inserción del manguito rotador, siendo ésta una zona de relativa avascularidad. En esta zona se produce la difusión de los fluidos a través del tendón. Esta capacidad disminuye con la edad.

Mecánicos: Neer demostró que en el movimiento de abducción del hombro el manguito rotador roza con el tercio anteroinferior del acromion. La etiología mecánica se agrava con la presencia de un osteofito en la cara inferior del acromion, que produce un severo rozamiento con los tendones del manguito. El engrosamiento de la bolsa subacromial también es un factor desencadenante del rozamiento de las estructuras que recorren el arco coracoacromial.

El hueso acromial tiene una serie de variantes anatómicas que pueden favorecer la lesión del manguito de los rotadores y se describen tres estadios:

Estadio 1. Comúnmente afecta a pacientes menores de 25 años, se describen por inflamación aguda, edema y hemorragia del manguito rotador. Este estadio generalmente es reversible con el tratamiento no quirúrgico.

Estadio 2. Por lo general afecta a los pacientes de 25 a 40 años de edad, como un proceso continuado del estadio 1. El tendón del manguito rotador progresa a fibrosis y tendinitis, que comúnmente no responde al tratamiento conservador y requiere una intervención quirúrgica.

Estadio 3. Comúnmente afecta a los pacientes mayores de 40 años. A medida que avanza de esta lesión, puede llevar a una rotura mecánica del tendón del manguito rotador y a cambios en el arco coracoacromial con osteofitosis a lo largo del acromion anterior y rotura tendinosa.

Tipo I es plano, de tipo II es curva, y el tipo III es anterior y ganchudo, dirigido hacia abajo.

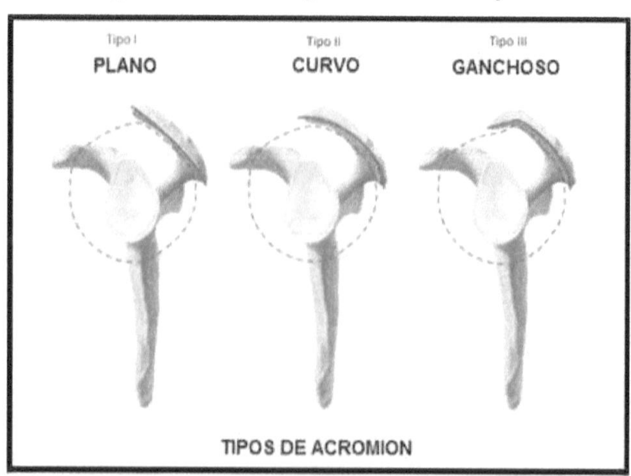

Aunque la forma curva es la más común (43% de prevalencia, en comparación con el 17% del plano y el 40% del ganchudo) La configuración de gancho se asocia más frecuentemente con desgarros del manguito rotador.

Degenerativas: Las alteraciones degenerativas del manguito se producen a partir de los 50 años de edad, agravada por la fricción contra el acromion.

Con la introducción de la artroscopia, se ha observado que las roturas degenerativas comienzan, en la mayoría de los casos, en la cara articular o inferior del manguito de los rotadores y no en la cara bursal o subacromial; contradiciendo con el papel etiológico atribuido al síndrome del roce subacromial.

Traumáticas: La acción de microtraumatismos repetidos provoca la degeneración e incluso la rotura del manguito. Los movimientos repetitivos por encima de la horizontal son frecuentes en la actividad laboral y en la práctica deportiva.

CLÍNICA

Su describe tres estadios:

Edema e inflamación del tendón supraespinoso. Se trata de una lesión reversible que cursa con dolor en la cara anterior y/o lateral del hombro de agudización nocturna. Existe dolor a la palpación sobre el troquiter y tendón del supraespinoso y sobre el acromion. En el movimiento de abducción está presente un arco doloroso entre los 70-120 grados

Fibrosis y engrosamiento. La bolsa serosa subacromio deltoidea está engrosada aumentando la compresión del manguito de los rotadores. En la exploración encontramos crepitación y limitación de la movilidad activa y pasiva.

Rotura del manguito. Podemos distinguir entre roturas agudas y roturas crónicas. Las roturas agudas son fruto de un traumatismo, caída sobre el hombro o levantamiento de peso. Existe dolor a la palpación del troquiter y debilidad para realizar la flexión y la abducción. Las roturas crónicas se producen por la degeneración y traumatismos del manguito.

6.4.2.- Rotura del manguito de los rotadores.

6.4.2.1.- Etiología de la rotura del manguito de los rotadores.

Las rupturas del manguito de los rotadores son más frecuentes en posiciones forzadas o gestos repetitivos, que producen microtraumatismos, como en determinados deportes o trabajos que tengan que adoptan posturas mantenidas en abducción del hombro o levantar pesos por encima de la cabeza, como mecánicos, jardineros, agricultores, etc.

En la producción de la rotura, se han identificado factores intrínsecos y extrínsecos.

Dentro de los factores intrínsecos cabe destacar el aporte sanguíneo al manguito, que disminuye con la edad y de forma transitoria con ciertos movimientos y actividades, contribuye a la degeneración del tendón y a la rotura.

Entre las causas extrínsecas se ha implicado el factor mecánico en los movimientos de abducción del hombro: el manguito puede rozar con el tercio antero-inferior del acromion. La presencia de un osteofito en la superficie inferior del acromion o de la clavícula y el engrosamiento del ligamento coracoacromial o de la bursa subacromial también disminuyen el espacio para el tendón. La morfología del acromion, en especial los Tipos II y III.

6.4.2.2.- Clasificación de la rotura del manguito de los rotadores.

Las rupturas del manguito de los rotadores, pueden dividirse en rotura parcial o total.

Las rupturas parciales del manguito de los rotadores son una causa frecuente de dolor e impotencia funcional en el hombro adulto, y son de dos a tres veces más frecuentes que las rupturas de espesor total.

Pero también se pueden dividirse en función de la profundidad, la forma, la movilidad y el tamaño.

Las roturas de espesor total pueden clasificarse según su morfología en "U", "L", "L invertida" o en "semiluna". El reconocimiento del patrón de rotura es importante para la planificación quirúrgica.

En cuanto a la movilidad, la rotura puede ser móvil y reductible o retraída e irreductible.

Las roturas también pueden clasificarse según su tamaño en:

- Pequeñas <1 cm.;
- Medianas de 1-3 cm.;
- Grandes de 3-5 cm.; y
- Masivas >5 cm.

6.4.2.3.- Clínica de la rotura del manguito de los rotadores.

Las roturas parciales intratendinosas y de la superficie articular son las más frecuentes.

El síntoma que sobresale el dolor localizado en la cara anterior y lateral del hombro, que se agrava con las actividades por encima de la cabeza. Con frecuencia, el dolor es de comienzo insidioso y de predominio nocturno. Menos frecuentemente, la instauración del dolor puede ser aguda tras una caída sobre el hombro.

La incidencia de roturas del manguito de los rotadores aumenta con la edad y son más frecuentes en el hombro dominante; el tendón que con más frecuencia se rompe es el músculo supraespinoso, que generalmente se localiza en la inserción del tendón en el troquiter.

En las roturas parciales, los pacientes refieren mayor dolor con las maniobras de contracción contra resistencia que los pacientes con roturas totales.

Los desgarros de larga evolución o con avulsión del manguito, el paciente refiere debilidad en la abducción y rotación externa del hombro.

6.4.3.- Tendinitis del bíceps braquial.

La tendinitis bicipital, es un proceso inflamatorio de la porción larga del tendón del bíceps y es una causa común de dolor en el hombro debido a su posición y función.

6.4.3.1.- Breves nociones anatómicas.

El bíceps braquial se encuentra en la región anterior del bazo y se extiende desde el omóplato al radio.

El bíceps braquial, es un músculo supinador y flexor del antebrazo, que tiene dos cabezas proximales con una inserción distal común en la radio.

En su extremo superior tiene dos porciones, que se dividen en corta y larga.

La porción larga del tendón del bíceps radica en la corredera bicipital del húmero, entre la tuberosidad mayor y menor y se angula 90° hacia adentro en el extremo superior de la corredera, cruzando la cabeza humeral para insertarse en el borde superior del labrum glenoideo y tubérculo supra glenoideo. Cuando el tendón discurre por dentro de la corredera bicipital del húmero, se mantiene en posición gracias al ligamento transverso del húmero. La porción larga del tendón del bíceps ayuda a estabilizar la cabeza humeral, dentro de la cavidad glenoidea, especialmente durante la abducción y rotación externa.

En su extremo inferior la porción larga del bíceps se fusiona con la porción corta del bíceps para formar el cuerpo del músculo bíceps braquial. La porción corta se inserta por un tendón común con el músculo coracobraquial, en la apófisis coracoides.

6.4.3.2.- Etiología de la tendinitis del bíceps braquial.

La tendinitis bicipital frecuentemente ocurre por un uso excesivo del hombro, que son bastante comunes en posiciones forzadas o gestos repetitivos, que producen microtraumatismos, en determinados deportes o trabajos que tengan que adoptan posturas mantenidas en abducción del hombro o levantar pesos por encima de la cabeza

El tendón de la porción larga del bíceps en el recorrido por la corredera bicipital del humero, túnel osteo fibroso que puede ser causa de fricciones y dar origen a la aparición de tendinitis.

Además el tendón de la porción larga del bíceps pasa por la corredera bicipital, en una vaina fibrosa, entre los tendones del subscapular y supraespinoso. Esta relación provoca que el tendón del bíceps sufra cambios degenerativos y desgaste que están asociados con la enfermedad del manguito rotador porque el tendón del bíceps comparte el correspondiente proceso inflamatorio dentro de la articulación suprahumeral. Cuando el manguito de los rotadores está roto, la cabeza del húmero es libre para moverse demasiado lejos hacia arriba y hacia delante en la cavidad glenoidea del hombro y puede afectar el tendón del bíceps. El daño puede comenzar a debilitar el tendón del bíceps y hacer que se inflame.

Otras causas son secundarias a la sobrecarga por lesiones del manguito rotador, roturas del labrum, y patología intraarticular.

6.4.3.3.- Clínica de la tendinitis del bíceps braquial.

El síntoma primordial es el dolor en la parte anterior del hombro, exacerbada por elevar o empujar o tirar de un objeto elevado. Puede localizarse en una línea vertical en la cara anterior del húmero, que empeora con el movimiento. A menudo, sin embargo, la ubicación del dolor es vaga, y los síntomas pueden mejorar con el reposo. Es frecuente la dificultad para dormir por el dolor.

En la mayoría de los casos hay tendinitis sin una grave lesión traumática.

La ruptura del tendón de la porción larga del bíceps puede manifestar una sensación repentina de intenso dolor. El vientre muscular retraído abulta en la parte anterior del brazo.

Las tendinitis del bíceps braquial suele estar asociada a patologías del tendón de los rotadores.

6.4.4.- Hombro anquilosado después de un hombro doloroso rebelde.

6.4.4.1.- Etiología.

La patología del hombro tiene una estrecha relación con la edad y se comprobó con los hallazgos artroscópicos.

Son numerosas las patologías que pueden producir dolor en el hombro, pero el síndrome de roce subacromial se consideró la causa local más frecuente en las décadas de los ochenta y noventa.

Una alteración anatómica, sea constitucional o adquirida, que determine una estrechez del espacio subacromial, contribuye a la estrechez afectando al manquito de los rotadores

Con la introducción de la artroscopia, se ha observado que las roturas degenerativas comienzan, en la mayoría de los casos, en la cara articular o inferior del manguito de los rotadores y no en la cara bursal o subacromial; contradiciendo con el papel etiológico atribuido al síndrome del roce subacromial.

Llegando a la conclusión que por el proceso degenerativo, en el paciente de edad media o avanzada, la lesión más frecuente es la que afecta al manguito de los rotadores, modelo de hombro doloroso, mientras en el individuo joven la inestabilidad gleno-humeral debe ser la primera presunción diagnóstica.

Estudios recientes han buscado vincular la patogenia molecular con factores de riesgo conocidos y susceptibilidad genética para la capsulitis adhesiva. El estudio de análisis citogenético ha revelado citocinas fibrogénicas (MMP-3) e inflamatorias (IL-6) elevadas en pacientes con capsulitis adhesiva.

6.4.4.2.- Fisiopatología.

El dolor provoca la contractura del musculo deltoides, produciendo la compresión del manguito de los rotadores entre la cabeza humeral y el arco coracoacromial.

Esta compresión ocasiona fricción y degeneración que llevará a la rotura tendinosa. Este ambiente inflamatorio, lleva a cambios fibróticos en la cápsula y el camino a una capsulitis adhesiva secundaria, que contribuye a la limitación funcional de la articulación.

Con la degeneración y rotura del manguito de los rotadores se pierde su capacidad para estabilizar la cabeza del humero en la cavidad glenoidea. Ahora la contracción de deltoides no realiza una abducción del brazo, solo asciende la cabeza del humero. Con este ascenso se desgasta el borde superior de la glenoides y el rodete.

Además los tendones del manguito de los rotadores en lugar de actuar como depresores de la cabeza humeral, lo hacen como elevadores, llevando a más degeneración y artrosis glenohumeral secundaria.

El hombro rígido, hombro congelado, descripto por Simón Emmanuel Duplay en 1896 como periartritis escapulohumeral, han sido sustituidos en la actualidad por capsulitis adhesiva, aceptando que la limitación funcional se debe a una fibrosis capsular.

Hand y col. (2007) refieren que la capsulitis adhesiva se caracteriza por una sinovitis multirregional, con vascularización y aumento del crecimiento capilar, nuevos elementos nerviosos, que explicaría el aumento del dolor.

Rodeo y col (1997) mencionan que la etiología de la capsulitis adhesiva no ha sido reconocida, y que se ha identificado la presencia de niveles elevados de citocinas en suero como resultado de una respuesta a un proceso inflamatorio fibrótico prolongado.

6.4.4.3.-Capsulitis adhesiva.

La capsulitis adhesiva puede ser primaria o secundaria.

La capsulitis adhesiva primaria o idiopática puede ocurrir espontáneamente sin ningún trauma específico o evento desencadenante.

La capsulitis adhesiva secundaria a menudo se observa después de una fractura periarticular, luxación de la articulación glenohumeral u otro traumatismo articular grave.

También puede ser una complicación grave después de una cirugía de hombro abierta o artroscópica, incluida la reparación del manguito de los rotadores y la artroplastia de hombro.

Las personas con diabetes tipo 1 y 2, la enfermedad de Dupuytren, la enfermedad tiroides y la edad entre 40 y 65 años tienen mayor propensión a desarrollar una capsulitis adhesiva

6.4.4.4.- Clínica.

Se caracteriza por dolor e impotencia funcional, hasta llegar a una fibrosis intensa con inmovilidad del hombro

Se describen cuatro etapas en el proceso evolutivo de la capsulitis adhesiva:

Etapa 1.

Duraría unos 3 meses. Sintomatología dolor agudo en el extremo del rango de movimiento, e dolorimiento en reposo que dificulta el sueño.

Neviaser y col. (2010) refieren que el examen artroscópico revela reacción sinovial difusa sin adherencias ni contractura.

A menudo se sospecha pinzamiento subacromial, al detectar clínicamente una mínima disminución del movimiento articular activo. Pero el signo inicial distintivo de la capsulitis adhesiva es la perdida temprana de la rotación externa con un manguito rotador intacto.

Etapa 2.

Puede durar de 3 a 9 meses. Dolor y hay una pérdida gradual de los movimientos del hombro en todas direcciones.

El examen artroscópico revela una agresiva sinovitis con aumento del crecimiento capilar.

Etapa 3.

Puede durar de 9 a 15 meses, se caracteriza por el dolor y pérdida del movimiento.

La sinovitis y el crecimiento capilar disminuyen. Aumento progresivo de la fibrosis capsulo ligamentaria y el rango de movimiento se prueba bajo anestesia

Etapa 4.

El dolor comienza a disminuir pero la hay una importante rigidez que persiste 15 a 24 meses después del inicio de los síntomas

Neviaser y col. (2010) describen en la artroscopia una compleja fibrosis capsulo-ligamentaria con sinovial retraída.

6.4.5.- Evaluación del daño por lesiones músculo tendinosas del miembro superior y funcionales del hombro.

Se sigue lo mencionado en otras patologías

1.- Anamnesis minuciosa:

- Antecedentes personales.
- Antecedentes familiares

2.- Historia ocupacional: Posibles actividades generadoras del problema, descripción detallada del puesto de trabajo, tareas desarrolladas, carga de objetos, etc.

3.- Hechos desencadenantes del problema, establecer si es la causa directa e inmediata de la ejecución del trabajo.

- Analizar: antecedentes médico-clínicos, estudios técnicos correspondientes al puesto.
- Condiciones y medio ambiente del puesto de trabajo concreto a los que estuvo expuesto el trabajador.

Luego de evaluar el examen clínico y estudios complementarios solicitados, se está en condiciones de establecer el porcentaje de incapacidad laboral.

Se evaluara de acuerdo al Decreto 659/96:

Miembro superior

En los casos de lesión anatómica y/o funcional del miembro más hábil se adicionará un 5% del porcentaje de incapacidad calculado.

En el caso en que existan rangos de porcentaje, el criterio a seguir para la determinación del porcentaje en el caso particular, será en función del recupero de la funcionalidad del miembro y de la prótesis colocada.

En las incapacidades siguientes está incluida la pérdida por repercusión funcional.

Lesiones músculo-tendinosas	
En las incapacidades siguientes está incluida la pérdida por repercusión funcional.	
Ruptura del deltoides.	10 a 15%
Ruptura del tríceps.	9 a 12%
Ruptura proximal del bíceps.	5 a 8%
Ruptura distal del bíceps.	6 a 9%
Sección de flexores antebrazo o muñeca.	5 a 10%
Sección de extensores antebrazo o muñeca.	5 a 10%
Síndrome de Volkman.	20 a 40%

Las lesiones músculo-tendinosas de la mano, serán evaluadas de acuerdo a la limitación de la movilidad.

Hombro

Limitación funcional

Abdo - Elevación		Elevación anterior	
Desde 0° hasta:		Desde 0° hasta:	
0°	10-20%	0°	10%
10°	10-20%	10°	9%
20°	8-15%	20°	8%
30°	8-15%	30°	8%
40°	7%	40°	7%
50°	7%	50°	7%
60°	6%	60°	5%
70°	5%	70°	5%
80°	5%	80°	4%
90°	4%	90°	4%
100°	4%	100°	3%
110°	2%	110°	2%
120°	2%	120°	2%
130°	1%	130°	1%
140°	1%	140°	1%
150°	0%	150°	0%

Elevación posterior

Desde 0° hasta:

0°	2%
10°	2%
20°	1%
30°	1%
40°	0%

Aducción

Desde 0° hasta:

0°	6%
10°	5%
20°	1%
30°	0%

Rotación externa

Desde 0° hasta:

0°	8%
10°	7%
20°	7%
30°	5%
40°	5%
50°	4%
60°	3%
70°	2%
80°	1%
90°	0%

Rotación interna

Desde 0° hasta:

0°	4%
10°	3%
20°	2%
30°	1%
40° a 80°	0%

Anquilosis

Anquilosis en:

	Abdoeleva	Aduc.	Eleva ante.	Eleva post.	Rot. I.	Rot. E.
0°	36%	36%	36%	36%	36%	36%
10°	34%	44%	32%	42%	42%	30%
20°	31%	52%	28%	48%	48%	24%
30°	28%	60%	24%	54%	54%	29%
40°	25%		27%	60%	60%	34%
50°	26%		30%			40%
60°	29%		33%			44%
70°	32%		36%			50%
80°	36%		39%			55%
90°	40%		42%			60%
100°	42%		45%			
110°	46%		48%			
120°	50%		51%			
130°	53%		54%			
140°	56%		57%			
150°	60%		60%			

Capítulo 7.

7.1.- Posiciones forzadas y gestos repetitivos del miembro superior II.

7.1.1.- Epicondilitis. Epitrocleitis.

La epicondilitis y la epitrocleitis se deben incluir en las lesiones por trauma acumulativo.

Bustillo (2000) describe las lesiones por trauma acumulativo como lesiones crónicas de los tejidos blandos, producidas por un daño físico, por sobre uso o gestos repetitivos de las articulaciones y tejidos blandos circundantes.

Teóricamente la actividad con posiciones forzadas o movimientos repetitivos producen microtraumas con deterioro estructural, al sobrepasar la capacidad temporal de recuperación.

Estas lesiones están relacionadas a las características de la persona, al tipo de ocupación del paciente, condiciones de trabajo que ejecuta e incluye el perfil psicológico, las motivaciones y la relación obrero - patrón.

7.1.1.1.- Breve noción anatómica previa.

Como se describe en el punto 3.3.1.1.-, el codo está formado por tres huesos:

Extremo distal del húmero:

El húmero distal se compone de un cilindro articular (tróclea) entre los cóndilos metafisarios, lateral que se articula con el radio, y medial que se articula con el cúbito.

La superficie articular para los dos huesos del antebrazo, se compone de dos partes. Una externa semiesférica el *cóndilo o cabeza pequeña del humero*. Otra parte interna con forma de polea, la *tróclea humeral*, con dos bordes y una garganta.

Fositas supraarticulares en número de tres. **1.-** En el plano anterior del hueso; a) la *fosita condilea*, por encima del cóndilo, para alojar la cúpula radial; b) la *fosita coronoides* por encima de la tróclea, para la apófisis coronoides del cúbito. **2.-** En el plano posterior: la *fosita olecraneana* por encima de la tróclea, para la extremidad libre del olecranon. **3.-** Eminencias supraarticulares: en número de dos. Una externa el *epicóndilo*, para los ligamentos epicondileos. Otra interna la *epitróclea* para el ligamento que en él se inserta.

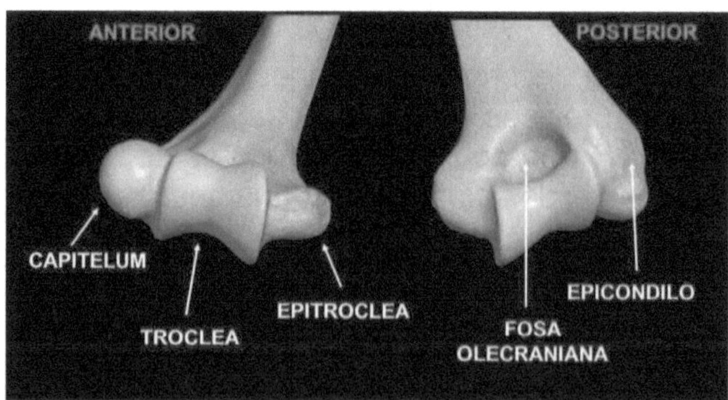

Tomado de: Garcia, R.: https://sechc.es/images/textbook/codo/principios-básicos/anatomia-biomecanica.pdf

Extremo proximal del radio.

La cabeza se articula con el cóndilo lateral del humero, es cóncava. El radio también se comunica con la cabeza del cubito, por la incisura radial.

El cuello es el área del hueso que se estrecha entre la cabeza, por debajo está la tuberosidad radial, que es una convexidad con forma ovalada sobre la cual se inserta el bíceps braquial.

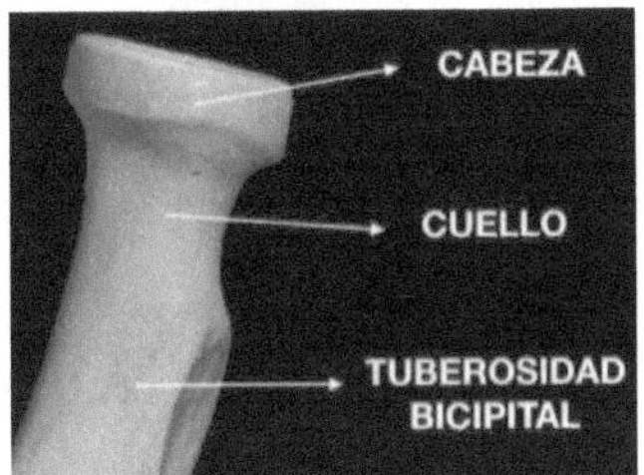

Tomado de: Garcia, R.: https://sechc.es/images/textbook/codo/ principios-básicos/anatomia-biomecanica.pdf

Extremo proximal del cúbito.

El cúbito presenta dos apófisis: el olecranon en forma de gancho, ubicado en la cara posterior y la apófisis coronoides. Además dos incisuras la troclear incisura en forma de C, ubicada anterior, que se articula con la tróclea del húmero y la incisura radial para articularse con el radio.

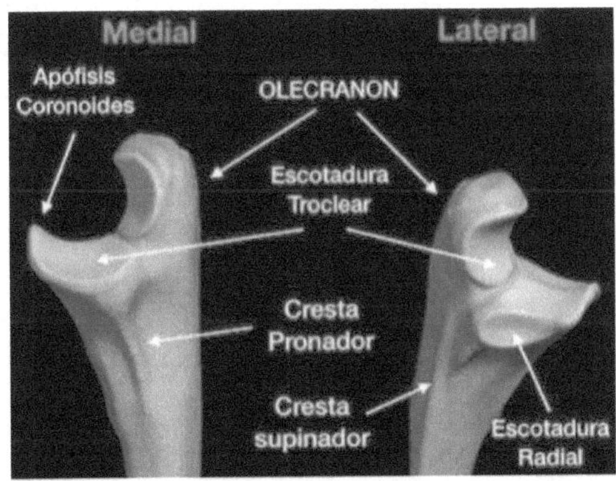

Tomado de: Garcia, R.: https://sechc.es/images/textbook/codo/ principios-básicos/anatomia-biomecanica.pdf

Articulaciones radio humeral, cúbito-humeral y radio-cubital respectivamente.

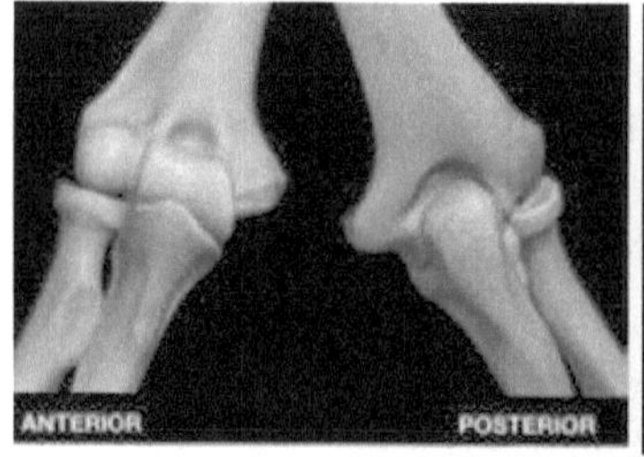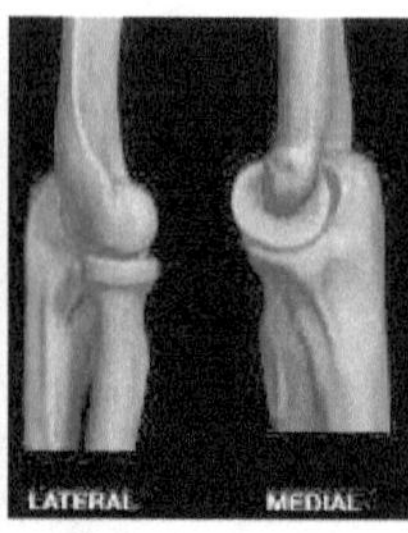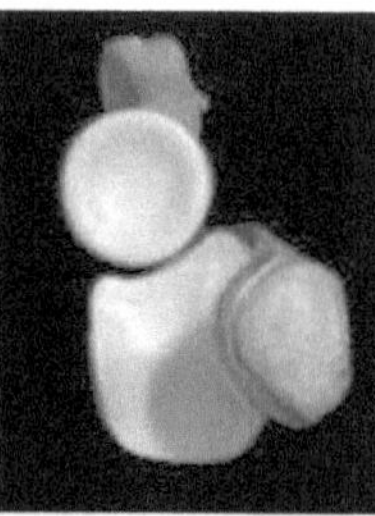

Tomado de: Garcia, R.: https://sechc.es/images/textbook/codo/principios-básicos/anatomia-biomecanica.pdf

7.1.2.- Epicondilitis o epicondilitis lateral.

7.1.2.1.- Fisiopatología.

La epicondilitis o epicondilitis lateral es el resultado de trauma directo y más frecuente de contracciones repetidas de los músculos extensores del antebrazo, principalmente del extensor radial corto, también llamado segundo radial externo o extensor carpi radialis brevis, así como el extensor común de los dedos.

Estos movimientos repetitivos o traumas directos, producen, según manifiesta Calfree y col. (2008) una degeneración seguida de micro desgarros, procesos de reparación inadecuada y tendinosis

Faro y Moriatis (2007) hacen referencia a la infiltración de mucopolisacáridos, neoformación ósea y proliferación vascular. El tejido normal del extensor radial corto es invadido por fibroblastos inmaduros y brotes vasculares no funcionales con tejido adyacente desorganizado e hipercelular. Esta apariencia del tejido junto a la falta de células inflamatorias ha llevado a acuñar el término "tendinosis angiofibroblástica"

Bales y col. (2007) hacen referencia a la avascularidad de los tendones que se insertan en el epicóndilo, al haberse encontrado que la superficie interna del tendón del músculo del extensor radial corto, es microscópicamente avascular.

Esta hipovascularidad los hace vulnerables a los microdesgarros secundarios al trauma repetitivo, con lo que se genera una reparación inadecuada que a largo plazo desencadena en dolor crónico.

Histológicamente, tanto en la epicondilitis lateral como en la medial, los hallazgos más frecuentes son pequeñas roturas de los tendones de inserción y lesiones degenerativas de tipo angiofibroblástico, tejido de granulación. Otros hallazgos patológicos menos frecuentes son: exostosis en epicóndilo, calcificación de partes blandas, y más raramente, alteraciones del ligamento anular, osteocondritis de la cabeza humeral o sinovitis humero radial.

7.1.2.2.- Sintomatología.

En la epicondilitis, también llamada "codo de tenista", se presenta dolor en la cara lateral del codo, sobre el epicóndilo, que suele irradiarse al tercio proximal del antebrazo. Sensación de debilidad en los agarres y debilidad para levantar objetos.

La prueba de provocación del dolor consiste en la extensión de la muñeca y dedos contra resistencia.

En la epicondilitis lateral y en la medial la prevención se basará en la optimización de las condiciones ergonómicas de los trabajadores manuales con actividades repetitivas de muñeca, dedos y antebrazos, o sometidos a vibraciones en miembros superiores. Los primeros síntomas deben ir seguidos de reposo relativo o modificación de la tarea para evitar la cronicidad.

Nirschl y Ashman (2003) crearon un sistema de clasificación que toma en cuenta la funcionalidad de acuerdo al nivel del dolor. Actualmente este sistema se usa en investigación principalmente con el fin de evaluar la respuesta a los diferentes tratamientos.

Fase	Descripcion de nivel de dolor en epicondilitis
1	Dolor moderado posterior al ejercicio que dura menos de 24 horas.
2	Dolor después del ejercicio que dura más de 48 horas y resuelve con medios físicos.
3	Dolor con el ejercicio, pero no es limitante.
4	Dolor con el ejercicio y lo limita.
5	Dolor con AVD pesadas.*
6	Dolor con AVD ligeras; dolor intermitente durante el reposo, pero no interfiere con el sueño.*
7	Dolor constante en reposo, interfiere con el sueño.

*AVD: Actividades de la vida diaria.

7.1.3.- Epitrocleitis o epicondilitis medial.

La epicondilitis medial o epitrocleitis es una tendinopatía que afecta a la inserción proximal del grupo muscular común flexor-pronador.

Stahl y Kaufman (1997) sugieren en un estudio prospectivo que la mayoría de las epitrocleitis agudas y subagudas curan de forma espontánea.

Se asocia con actividades repetitivas que requieren flexión de la muñeca y/o pronación de antebrazo, en deporte como el golf de ahí el nombre de "codo de golfista", bolos, arquería, lanzadores de jabalina, fútbol americano, etc. Pero cada vez más en ocupaciones laborales como carpintería, plomería y en manipuladores de alimentos como los carniceros.

7.1.3.1.- Fisiopatología.

La epicondilitis medial es una patología que compromete la porción proximal de los músculos que se originan en la parte medial del codo, comúnmente conocidos como músculos flexo-pronadores, generalmente los involucrados con mayor frecuencia son el pronador redondo y el flexor radial del carpo.

Sucede como consecuencia de una sobrecarga mecánica, posiciones formadas y movimientos repetitivos.

Se ha descrito poco acerca de este tema, ya que la mayoría de conceptos se extrapolan a los encontrados en el epicóndilo lateral.

Etimológicamente su nombre correspondería a una inflamación local, pero el análisis histológico ha demostrado que existe degeneración tendinosa seguida de proceso reparativo incompleto, por lo que se debería denominar con el término tendinosis para representar realmente esta patología.

En la actualidad se acepta que consiste en la presencia de un proceso inflamatorio que involucra una disrupción de la arquitectura del colágeno normal que posteriormente es reemplazado por tejido fibroblástico y vascular inmaduro, hiperplasia angiofibroblástica, en etapas tempranas. Progresa a micro rupturas y gran degeneración del tendón con o sin calcificación, produciendo la sintomatología específica.

7.1.3.2.- Sintomatología.

Existe dolor e hiperalgesia sobre las inserciones tendinosas flexo-pronadoras en la zona anterior del epicóndilo medial o epitróclea, que aumenta notablemente con los movimientos o maniobras resistidas de flexión de muñeca con el antebrazo en supinación y sobre todo con las maniobras de pronación de antebrazo contra resistencia.

En la mayoría de los casos la sintomatología se desencadena durante la actividad, aunque los rangos de movilidad en general permanecen intactos, en algunos casos severos se pueden presentar contracturas en flexión. En la mayoría de los casos la valoración neurovascular es normal en epicondilitis medial, sin embargo se debe sospechar lesiones asociadas como el atrapamiento del nervio cubital.

7.1.4.- Higroma o bursitis de codo.

7.1.4.1.- Breve noción anatómica previa.

Las bursas o bolsas son sacos cerrados, revestidos con un epitelio conjuntivo similar a la sinovial y lubricados por una pequeña cantidad de líquido sinovial.

Situados en los puntos de fricción, para amortiguar la fricción entre el hueso y los ligamentos, como el acromion, el trocantes mayor, tuberosidad del isquion y en el caso que nos ocupa sobre el olecranon.

La bolsa olecraniana es una bolsa serosa situada en el codo, entre el olecranon del cúbito y la piel que lo cubre. La inflamación de esta bolsa se conoce como bursitis olecraniana o higroma del codo, resulta de la degeneración mucinosa del tejido conectivo, causada por microtraumatismos repetidos actuando sobre las partes blandas que cubren la prominencia ósea.

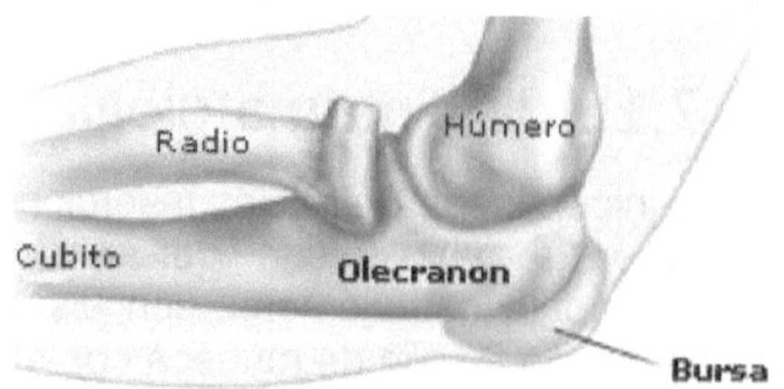

7.1.4.2.- Fisiopatología.

El trauma local o las fricciones repetidas producen una inflamación de la bursa, bursitis no específica, con inflamación local y acumulación de líquido.

La bursitis traumática se presenta con frecuencia en personas cuyas actividades ocupacionales requieren apoyo de los codos por un período prolongado.

En general, las bursitis sépticas están precedidas por algún tipo de trauma.

La bursitis séptica de codo, está vinculada a trauma, heridas en la piel, o focos de infección que proporcionan una puerta de entrada a partir del cual las bacterias parecen migrar a través de los tejidos blandos para colonizar la bursa.

Sin embargo, no siempre hay una historia de trauma, por lo que muchas veces el microorganismo penetra a través de la piel por fisuras mínimas. Aunque la diseminación hematógena no parece ser la ruta habitual de la infección, debido a que la bursa del olecranon tiene un aporte sanguíneo relativamente pobre.

Las bursitis asociadas a enfermedades sistémicas pueden convertirse en bursitis infecciosas. Las enfermedades que más se asocian a bursitis del olecranon son: diabetes, alcoholismo, inmunosupresión por uso crónico de corticoides, psoriasis, infección por VIH, enfermedades por depósito de calcio como la gota o pseudogota y artritis reumatoide.

La bacteria más frecuentemente implicada en la bursitis olecraneana cuando hay infección es el *Staphylococcus aureus*, siendo un gran porcentaje resistente a la penicilina. El segundo germen más frecuentemente encontrado es el Streptococcus β- Hemolítico.

Aaron y Patel (2011) revelan que en el noventa por ciento de las aspiraciones han dado positivos por Staphylococcus aureus, y streptococcus β hemolítico. El otro diez por ciento se encuentran otros organismos Gram-negativos y Gram positivos, micobacterias, que se han diagnosticados en bursitis sobre infectadas; en muchos de estas infecciones se han vinculado a diseminación por inoculación traumática.

7.1.4.3.- Sintomatología.

La bursitis produce dolor, en particular si se comprime o estira la bolsa durante el movimiento. Es frecuente la hinchazón y signos de inflamación. La hinchazón puede ser más prominente que el dolor en la bursitis del olecranon.

La bursitis inducida por cristales o por bacterias suele acompañarse de eritema, edema depresible, dolor y calor en el área sobre la bolsa.

La bursitis crónica se manifiesta como una tumoración blanda, esférica, fluctuante, habitualmente indolora bien delimitada y de volumen variable.

La piel que recubre la bursitis, suele estar afectada de hiperqueratosis y se desplaza sobre la tumoración.

En ocasiones hay limitación de la movilidad de la articulación subyacente.

La evolución de la bursitis crónica es lenta, con reagudización o remisión espontánea. Puede complicarse con una infección. A la exploración puede verse un cierto grado de enrojecimiento con calor local, causado por la inflamación de la sinovial.

El dolor y la hipersensibilidad sobre la bolsa pueden ir aumentando con la flexión del codo, ya que aumenta la presión. No hay limitación del rango de movimiento, salvo casos extremos de gran volumen.

Si la inflamación de la bolsa olecraniana no se resuelve, puede producirse la calcificación de la misma y la formación de nódulos con aspecto de arenilla.

7.1.5.- Evaluación de la limitación funcional del codo

La limitación funcional del codo se realiza en el punto 3.3.1.4.-

7.1.6.- Síndrome de compresión del nervio cubital.

7.1.6.1.- Breve noción anatómica previa.

El nervio cubital es un nervio mixto, sensitivo motor,

originado del fascículo medial del plexo braquial al que contribuyen las raíces espinales desde el C8 a D1. Una vez formado continúa, en la cara interna del brazo, entre la cabeza medial del tríceps braquial y el músculo braquial. El nervio está ubicado inmediatamente posterior al *septum intermuscular medial.*

Al llegar a la axila se encuentra entre la arteria axilar, la cual está por fuera del nervio cubital y por dentro la vena axilar. Desciende por la parte antero interna del brazo. Aproximadamente en el tercio distal del brazo, a unos 8 centímetros del epicóndilo medial, el nervio entra en la *arcada de Struthers,* una banda de fascia que conecta la cabeza medial del tríceps con el septum intermuscular del brazo, presente en el 70% de las personas. Luego se hace más superficial y en el codo entra en el surco cubital (ulnar sulcus), aproximadamente a 3,5 cm. del epicóndilo medial. El nervio cubital cruza posterior al epicóndilo medial y medial al olecranon. Luego, entra al *túnel cubital,* cuyo techo está formado por el ligamento arcuato de Osbourne. [13] El piso del túnel cubital está formado por el ligamento colateral medial, la cápsula articular del codo y el olecranon.

En la cara anterior del antebrazo descansa sobre el flexor profundo de los dedos y el pronador cuadrado, en contacto con la aponeurosis flexo – pronadora, cubierto por el músculo cubital anterior.

En la muñeca pasa por delante del ligamento anular y por el *Canal de Guyon,* formado por el hueso ganchoso y el pisiforme, siendo su techo el ligamento transverso del carpo.

En el antebrazo da ramos colaterales para: 1) La articulación del codo. 2) Cubital anterior y flexor profundo. 3) Braquial cutáneo interno. 4) Cutáneo dorsal de la mano que da los colaterales dorsales del meñique, anular, mitad externa del medio.

---

[13] Este ligamento es un engrosamiento de la banda transversa entre el vientre cubital y humeral del músculo flexor cubital del carpo.

Las ramas terminales son:

1) Rama superficial da un ramo para el cutáneo palmar, y ramas secundarias para el colateral palmar externo del meñique y colateral palmar interno del anular.

2) Rama profunda y termina en el aductor del pulgar, previamente da filetes articulares para muñeca, y ramas para los músculos de eminencia hipotenar, lumbricales, interóseos palmares y dorsales, aductor del pulgar y fascículo interno del flexor corto.

El nervio cubital al ser sensitivo motor proporciona:

1) Inervación motora a la mayoría de músculos de la mano (músculos de las eminencias hipotenar y tenar, interóseos y lumbricales)
2) Recoge la sensibilidad de la piel de la mitad cubital de la palma y dorso de la mano, y de los dedos 4º y 5º.

7.1.6.2.- Fisiopatología.

Con los movimientos del codo, especialmente la flexión y extensión, las estructuras anatómicas que rodean al nervio cubital se cierran, disminuyendo el espacio donde se encuentra el nervio cubital, lo que aumenta la presión del nervio, afectando su normal conducción.

Los lugares de atrapamiento del cubital pueden ser:
* Septum intermuscular medial, que divide el compartimiento anterior y posterior del brazo;
* Arcada de Struthers;
* Epicóndilo medial;
* Túnel cubital;
* Ligamento Arcuato de Osborne;
* Aponeurosis flexo – pronadora;
* Bandas fibrosas dentro del flexor cubital del carpo;
* Canal de Guyon.

Las causas principales de lesión del nervio cubital alrededor del codo son: tracción, compresión y la inestabilidad con luxación o subluxación.

7.1.6.3.- Sintomatología.

El síndrome del túnel cubital puede causar un dolor fuerte en la parte interna del codo. Sin embargo, la mayoría de los síntomas ocurren en la mano.

El adormecimiento y hormigueo del dedo meñique y el dedo anular son síntomas comunes del atrapamiento del nervio cubital. La sensación de que el dedo anular y el dedo meñique "se duerman", especialmente cuando el codo está doblado

Puede ocurrir debilidad para empuñar, hacer la pinza con los dedos y dificultad con la coordinación de los dedos.

Las lesiones totales dan la siguiente sintomatología:

1.- Hipoestesia o anestesia para todas las formas de sensibilidad en el borde interno, tercio interno de cara palmar y dorsal de la mano, cara dorsal y palmar de meñique, y mitad interna del anular.

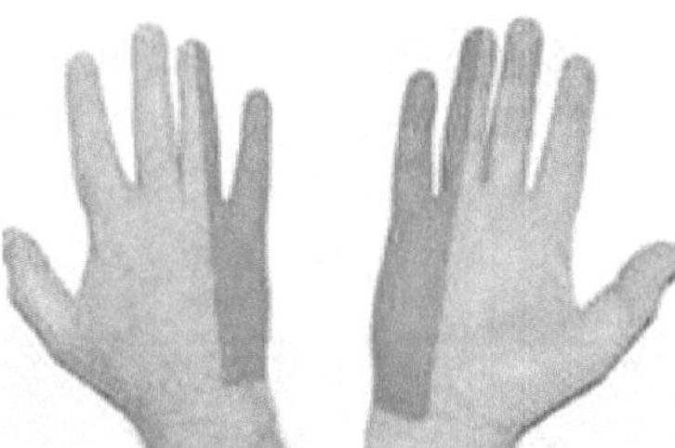

2.- Hipotrofia o atrofia de los músculos hipotenares, la eminencia hipotenar se aplana, e interóseos por lo que desaparece la maza de interósea dando lugar a la "*mano esquelética*".

3.- Disminución de la flexión de la mano sobre antebrazo, por parálisis del cubital anterior, en forma tenue por la acción de los músculos palmares inervados por el mediano.

4.- Imposibilidad de flexionar las primeras falanges sobre los metacarpianos respectivos, debido a la parálisis de los interóseos.

5.- Imposibilidad de la aducción y abducción de los dedos por parálisis de los interóseos.

6.- Imposibilidad de mover el meñique por parálisis del flexor corto, abductor y oponente del meñique, así como de los interóseos y lumbricales.

7.- Imposibilidad de flexionar la tercera falange del meñique por la parálisis de los haces internos del flexor profundo de los dedos.

8.- Imposibilidad de aducir el pulgar por parálisis del aductor corto del pulgar.

9.- En la parálisis del nervio cubital la mano adopta una actitud característica llamada *"mano en garra"* o *"garra cubital"*, por la hiperextensión de las primeras falanges, por acción de los músculos inervados por el radial, y la flexión de las segundas falanges, por acción de los músculos inervados por el mediano, sobre las primeras

7.1.6.4.- Actividades de riesgo.

Entre los factores de riesgo del síndrome de compresión del nervio cubital se destacan los relacionados con el trabajo: movimientos repetitivos de codo, trauma repetido, presión, compresión, tracción y fricción, en trabajos que requieran:

- Movimientos forzados repetidos de flexión y extensión de codo.
- Stress prolongado por apoyo en superficies duras o aristas sobre las correderas anatómicas que provocan lesiones nerviosas por compresión y por percusión (martillos, taladros, pistolas neumáticas).
- Rotación: cortadoras y muelas eléctricas (cubital y mediano).
- Manejo de instrumentos con empuñadura corta y/o delgada y/o resbaladiza (cubital, mediano).
- Manejo de instrumentos pesados de uso repetido: martillo de carpintero, hacha (cubital, mediano del serrato mayor).
- Actividades: montaje manual (electrónica, mecánica, automóvil, etc.), industrias de cerámica, industrias textiles, mataderos (carniceros, matarifes), limpieza, albañiles, empedradores, agricultores, jardineros, soldadores,

carpinteros, pulidores, pintores, leñadores, herreros, deportistas (ciclistas de fondo, lanzadores de martillo, disco, jabalina). Trabajos manuales: joyería, relojería, talla, grabado, telefonistas, empleados de zapatería, conductores, motoristas, empleados de mudanzas, descargadores, trabajos con ordenadores.

7.1.7.- Síndrome de compresión del nervio mediano.

7.1.7.1.- Breve noción anatómica previa.

El nervio mediano es mixto, sensitivo y motor, se origina de las raíces C5 a D1- Desciende por el brazo acompañado con la arteria humeral, se coloca en la parte interna del brazo hasta llegar a la epitróclea, en que se dirige hacia fuera y desciende en la cara anterior de antebrazo. En antebrazo da ramos para el pronador redondo; palmar mayor y menor; flexor superficial de los dedos y parte externa del flexor profundo de los dedos, dado que la interna de este musculo esta inervada y el cubital anterior están inervados por el cubital. Sigue su trayecto hasta la mano donde se divide en dos ramas:

1.- Muscular o profunda inerva todos los músculos de la eminencia tenar, con excepción del aductor y el haz superficial del flexor corto del pulgar y los dos primeros lumbricales.

2.- La rama superficial o cutánea inerva la parte media de la palma de la mano y piel de cara palmar de los dedos pulgar, índice, medio y cara externa del anular. Además, la piel de la cara dorsal de la primera falange del pulgar, de la segunda y tercera de índice, medio y cara externa del anular.

7.1.7.2.- Fisiopatología.

Los lugares que con más probabilidad el nervio mediano puede sufrir lesiones por compresión, debida a posiciones forzadas o gestos repetitivos del miembro superior, son:

- Síndrome cérvicobraquial,
- Síndrome del pronador,
- Síndrome del canal carpiano.

7.1.7.2.1.- Síndrome cervicobraquial.

Breve noción anatómica previa.

Los escalenos están situados profundamente a cara lado del cuello. Tiene la acción de ser elevadores de las costillas. Inclinan o mantienen fija la columna cervical.

Escaleno anterior se inserta, arriba, en los tubérculos anteriores de la 3°, 4°, 5° y 6° vértebras cervicales y por debajo en el tubérculo de Lisfranc de la primera costilla. Relaciones: Por delante: vena subclavia, clavícula y el subclavio, el esternomastoideo, el omohioideo y el nervio frénico.

El escaleno medio se inserta, arriba, en los tubérculos anteriores de las últimas seis vértebras cervicales. Abajo en las dos primeras costillas. Relaciones: entre el escaleno medio y el anterior hay un espacio triangular de base inferior por donde pasan la arteria subclavia y las ramas del plexo braquial.

El escaleno posterior arriba en los tubérculos posteriores de las apófisis transversas de las siete vértebras cervicales. Abajo en cara externa y borde superior de la primera y segunda costillas Relaciones: entre el escaleno posterior y el medio para el nervio del serrato mayor. Detrás del escaleno posterior los músculos de la nuca.

Fisiopatología del síndrome cérvico braquial.

El síndrome cervicobraquial también fue llamado síndrome del escaleno anterior, síndrome de la costilla cervical, síndrome de la salida torácica, etc.

En la producción de las lesiones intervienen las relaciones con la columna cervical, discopatías, las apófisis transversas, sobre todo la séptima hipertrófica, la existencia de una costilla cervical o el pinzamiento de los músculos escalenos.

El síndrome cervicobraquial produce una compresión del paquete vásculo-nervioso que nace en el cuello y que se encarga de la inervación y de la irrigación de todo el miembro superior. Se destaca la compresión por espasmo de los músculos escalenos, debiéndose descartar las otras causas mencionadas, tal estrechamiento produce una disminución del espacio porque tiene que pasar el los vasos y el plexo braquial. Esto conlleva un menor aporte sanguíneo al brazo y un deterioro en la conducción nerviosa.

Sintomatología.

La intensidad de los síntomas dependerá del grado de la lesión:

1. Hormigueos o parestesias en el brazo.
2. Sensación de frialdad y entumecimiento del brazo.
3. Debilidad muscular en el brazo, dificultad en el movimiento.
4. Dolor cervical.
5. Rigidez cervical.
6. Dolores irradiados hacia el pecho, al hombro, al brazo o a los dos primeros dedos de la mano.
7. Incluso sintomatología neurovegetativa como mareos.
8. La posibilidad de que los síntomas afecten más hacia el brazo o más hacia el cuello, depende de la afectación de los elementos comprimidos, así como la producción a distancia de un síndrome del túnel carpiano.

Se debe de investigar cual o cuales son los agentes que nos producen la lesión, por adaptaciones a otras lesiones en la columna dorsal o cervical.

7.1.7.2.2.- Síndrome del pronador.

El antebrazo tiene una importante musculatura útil para la movilidad de la mano y dedos, su excesivo uso genera posibles compresiones de los nervios periféricos, en su tránsito hacia las regiones distales del miembro superior.

El músculo pronador redondo se inserta por arriba con dos fascículos, uno en la epitróclea y otro en el borde interno de la apófisis coronoides. Entre estas inserciones pasa el nervio mediano. Por abajo, en la parte media de la cara externa del radio.

La compresión del nervio mediano en la zona proximal del antebrazo es poco frecuente, aunque es un componente importante del diagnóstico diferencial y una posible explicación del fracaso del tratamiento del síndrome del túnel carpiano.

Síntomas produce dolor a nivel del antebrazo y de la mano. A veces puede haber debilidad en los movimientos del pulgar, oposición del pulgar, pérdida de fuerza y parestesia.

7.1.7.2.3.- Síndrome del túnel carpiano.

Los movimientos repetitivos de la muñeca, y la flexión dedos, los traumatismos, las lesiones de muñeca, neuropatías, artritis reumatoide, acromegalia, el embarazo, así como con otras alteraciones son factores condicionantes en la producción del síndrome del túnel carpiano.

Los gestos profesionales responsables de la aparición del Síndrome del Túnel Carpiano son la extensión y la flexión exageradas de la muñeca, esta última asociada a la flexión de los dedos, y, finalmente, la compresión por apoyo sobre el talón de la mano, directa o por el mango de alguna herramienta.

Breve noción anatómica previa.

El nervio mediano, es tratado en el punto 7.1.6.1. y 7.1.6.2.

Los huesos del carpo se sitúan en dos filas curvadas, formando una cavidad en la palma de la mano.

En la parte radial sobresalen los huesos escafoides y trapecio, y en la cubital el hueso pisiforme y el gancho del ganchoso, uniéndose estas dos prominencias a través del retináculo flexor, ligamento transverso del carpo o ligamento anular anterior, banda fibrosa que cierra el curvo óseo para formar el canal o túnel carpiano, por el que pasan los tendones flexores.

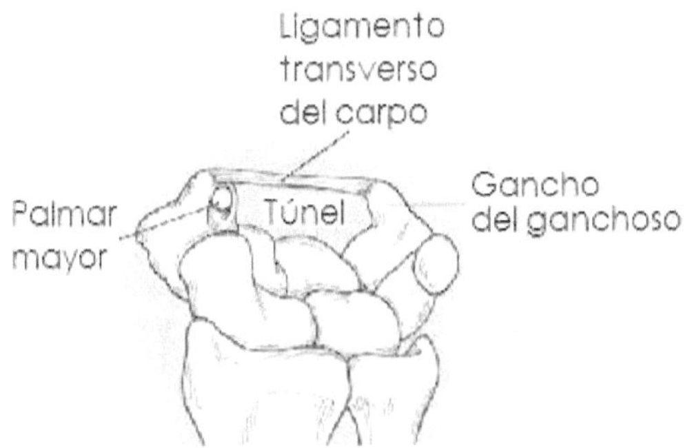

Por el interior del canal del carpo discurren nueve tendones, cuatro del músculo flexor superficial de los dedos, cuatro del flexor profundo de los dedos, y el tendón del músculo flexor largo del pulgar, y un nervio: el mediano.

Fisiopatología.

En el estrecho y rígido canal carpiano, el nervio mediano es susceptible de sufrir compresión, como consecuencia de varios factores, así, la inflamación de las vainas tendinosas, u otros procesos que cursen con ocupación de espacio del canal, se puede producir una intensa presión del nervio, ocasionando el síndrome de túnel o canal carpiano.

Síntomas.

El paciente presenta dolor, tipo quemazón, y parestesias en la cara ventral de la mano, dedos pulgar, índice y medio, y en parte del dedo anular, estos se acentúan por la noche. También se agudizan al efectuar determinadas actividades, como sujetar el volante para conducir, o sujetar un libro para leer.

La pérdida de sensibilidad en la distribución del nervio mediano puede ocasionar en el paciente una sensación de torpeza al caérsele algún objeto de la mano. La compresión prolongada del nervio mediano conduce a pérdida sensorial permanente y déficit motor con hipotrofia o atrofia muscular.

La compresión del nervio mediano está considerado un factor de predisposición para la distrofia vegetativa refleja.

7.1.8.- Evaluación del daño por lesiones de los nervios periféricos.

Siempre debe estar el basamento de una historia clínica completa, la historia clínica ocupacional y los hechos desencadenantes del problema, es decir una exposición profesional confirmada por la anamnesis.

Completado el examen clínico y los estudios complementarios, se está en condiciones de determinar la incapacidad, de acuerdo a lo establecido en el Decreto 659/96.

7.1.8.1.- Miembro Superior.

Miembro superior	Incapacidad
1.- Lesión completa del Plexo Braquial.	60%
2.- Nervio Supraescapular.	15%
3.- Nervio Torácico Largo.	10%
4.- Nervio Axilar (Ponderación funcional: Componente motor 98%, componente sensitivo 2%)	20%
5.- Nervio Radial (Ponderación funcional: Componente motor 90%, componente sensitivo 10%)	30%
6.- Nervio Músculo cutáneo (Ponderación funcional: Componente motor 90%, componente sensitivo 10%)	20%
7.- Nervio Interóseo posterior.	20%
8.- Antebraquial cutáneo medial.	30%
9.- Nervio Mediano (proximal al 1/3 medio del AB) Ponderación funcional: Componente motor 40%; componente sensitivo 30%)	40%
10.- Nervio Mediano (distal al 1/3 medio del AB) (Ponderación funcional: Componente motor 40%; componente sensitivo 60%)	25%
11.- Nervio Interóseo anterior.	10%
12.- Nervio Cubital (proximal al 1/3 medio del AB) (Ponderación funcional: Componente motor 70%, componente sensitivo 30%)	35%
13.- Nervio Cubital (distal al 1/3 medio del AB) (Ponderación funcional: Componente motor 70%, componente sensitivo 30%)	25%
14.- Colateral IR-	5%
15.- Colateral IC.	7%
16.- Colateral IIR.	7%
17.- Colateral IVC.	7%
18.- Resto colaterales.	3%

Ver punto 4.2.4., lesiones de los nervios periféricos.

7.1.9.- Tendinitis, tenosinovitis de la muñeca y mano.

7.1.9.1.- Introducción.

El tendón es un elemento esencial de la unidad musculo tendinosa, actúa como intermediario entre las fibras musculares y la superficie ósea. Son bandas resistentes de tejido conjuntivo, compuestas en su mayor parte por una proteína rígida denominada colágeno.

Con frecuencia están localizados dentro de unas fundas, vaina tendinosa o membrana sinovial, que están lubricadas para permitir a los tendones moverse sin fricción.

Las bolsas sinoviales son pequeños sacos llenos de líquido situadas bajo el tendón para amortiguar su movimiento y evitar lesiones. Estas bolsas además proporcionan una amortiguación adicional a estructuras adyacentes que de otro modo podrían rozar entre sí, ocasionando desgaste.

La tendinitis son inflamaciones del tejido propio de los tendones, con o sin degeneración de sus fibras.

La sinovitis es la inflamación de los tejidos sinoviales.

La tenosinovitis es una tendinitis acompañada de inflamación de la cubierta sinovial protectora que recubre al tendón, vaina tendinosa, en su pasaje por túneles osteofibrosos.

Maffulli y col. (1998) refieren que la nomenclatura alrededor del dolor crónico en el tendón es confusa. Consideran que hasta hace unos años se pensaba que el dolor crónico comportaba la presencia de un componente inflamatorio, y los términos "tendinitis" y "tendonitis" se usaban de forma habitual. Actualmente, la evaluación histológica de las biopsias, la microdiálisis intratendinosa y los análisis genéticos tecnológicos de las biopsias, han mostrado que no hay signos de inflamación y, por tanto, no deberían utilizarse estas palabras. Agregan que los tendones son metabólicamente activos; hoy en día se usa el término "*tendinopatía*" para designar los síntomas dolorosos crónicos en una zona sensible y dolorosa del tendón.

Maffulli y col. (1998) y Brukner y col. (2001) coinciden en que estos cuadros clínicos pueden verse complicados por la inflamación de la envoltura externa del tendón, llamada paratendón. La inflamación de este envoltorio conjuntivo puede presentarse de forma aislada, recibiendo el nombre de "*paratendinitis*", o de forma asociada a una tendinopatía, casi siempre caracterizada por una crepitación de la estructura.

7.1.9.2.- Etiopatogenia de las tendinopatías.

Desde el punto de vista etiopatogénico y biomecánico, cuando la carga que actúa sobre el tendón, produce una tracción que llega al 4% de la longitud del tendón en reposo, ocasiona una rotura fibrilar. Si supera ese 4% la rotura será completa.

Estas roturas parciales o fibrilares ponen en marcha los mecanismos de reparación tendinosa, existiendo varias teorías que tratan de explicar la reparación defectuosa y el dolor.

Modelo tradicional.

Considera que el sobreuso del tendón provoca inflamación y, por lo tanto, dolor.

La ausencia de marcadores inflamatorios pondrá en entredicho esta teoría.

Mafilla y col. (2008) y establecen que hay un proceso de degeneración y una fibrosis variable y Kan y col. (1996) proponen una fase de transición desde un tendón normal hasta una tendinosis o degeneración de la sustancia mucoide, que de existir una fase inflamatoria sería de muy corta duración.

Modelo mecánico

Atribuye el dolor a una lesión de las fibras de colágeno, aunque existen situaciones en las que el tendón está completamente intacto y también hay dolor.

También se ha propuesto que no sería la rotura del colágeno la causa del dolor, sino el colágeno intacto residual contiguo al lesionado, debido al estrés añadido que supera su capacidad normal de carga. Khan, y col. (1996) descartan esta causa por estudios de resonancia magnética, demostrando que el dolor se debe a algo más que a la pérdida de continuidad del colágeno.

Modelo bioquímico.

Propone que la causa del dolor es una irritación química debida a una hipoxia regional y a la falta de células fagocitarias para eliminar productos nocivos de la actividad celular.

Se ha relacionado una degeneración defectuosa con los niveles de hipoxia y daño isquémico, apoptosis desigual mediada por las citoquinas y mediadores inflamatorios, existencia de un estrés oxidativo, presencia de hipertermia local y una alteración del balance de las metaloproteinasas de la matriz.

Clegg, Strassburg y Smith (2007) mencionan que el tenocito tiene un papel fundamental en la homeostasis normal, en la regulación de la matriz y del cambio patológico que sucede durante la enfermedad degenerativa. Además un papel transcendental en la producción inadecuada de tejido durante la reparación del fibrocartílago en el desarrollo de las tendinopatías.

Todos estos procesos generan un tendón degenerado y fibrótico, por lo que disminuye la capacidad para soportar carga. Se cierra de esta manera el círculo fisiopatológico de las tendinopatías.

Por lo tanto, el dolor en las tendinosis podría estar causado por factores bioquímicos que activan los nociceptores, la sustancia P y los neuropéptidos.

Jurado y Medina (2008) consideran que este tercer modelo se podría aceptar como válido.

Modelo vasculonervioso

Se basa en el daño neural y la hiperinervación, sugiere que las fibras nerviosas positivas para la sustancia P se encuentran localizadas en la unión hueso-periostio-tendón.

Khan y col. (1996) y Dye (2003) dicen que los microtraumatismos repetidos en la inserción del tendón dan lugar a un proceso cíclico de isquemias repetidas que favorece la liberación de factor de crecimiento neural y, por tanto, de sustancia P, facilitando la hiperinervación sensitiva nociceptiva en el lugar de la inserción.

Según este modelo, cuando existe una lesión en el tendón por degeneración, las células dañadas liberan sustancias químicas tóxicas que impactan sobre las células vecinas intactas.

Este último modelo es actualmente el más aceptado, aunque hay diferentes autores que optan por un modelo integrador que engloba los cuatro modelos,

7.1.9.3.- Tenosinovitis estenosante del tendón flexor (Dedo en resorte)

La tenosinovitis estenosante, comúnmente conocida como "dedo en resorte o pulgar en gatillo", afecta las poleas y tendones de la mano que flexionan los dedos.

Los tendones trabajan como largas cuerdas que conectan los músculos del antebrazo con los huesos de los dedos,

En los dedos, las poleas forman un túnel bajo el cual los tendones se deslizan. Estas poleas mantienen a los tendones en estrecha relación al hueso. Los tendones y el túnel tienen por dentro un liso revestimiento que les permite un fácil deslizamiento a través de las poleas.

7.1.9.3.1.- Breve noción anatómica previa.

Tendones.

Cada dedo de la mano, excepto el pulgar, recibe dos órdenes de tendones uno procede del flexor común superficial y otro lo proporciona el flexor común profundo.

Estos tendones examinados en la palma de la mano, están superpuestos con regularidad, los flexores profundos están ocultos detrás de los superficiales.

En la articulación metacarpofalángica el tendón del flexor superficial presenta un canal cuya concavidad está dirigida hacia atrás, abarca el tendón del flexor profundo.

A la altura de la parte media de la primera falange, el tendón del flexor superficial se divide en dos cintillas, que se unen inmediatamente formando un ojal longitudinal. El tendón flexor profundo penetra en el ojal del tendón flexor superficial, mientras el tendón del flexor superficial ya unido se inserta en la extremidad superior de la segunda falange.

El tendón flexor profundo continua se trayecto descendente para terminar insertándose en la extremidad superior de la tercera falange.

El pulgar tiene dos falanges y tiene un solo tendón flexor, el flexor largo propio del pulgar, que se introduce en una vaina fibrosa análoga a los otros dedos y se inserta en la extremidad superior de la segunda falange.

Poleas.

En los dedos las poleas son una serie de anillos que forman un túnel a través del cual se desliza el tendón, en forma similar a las guías de una caña de pescar, a través de las cuales debe pasar la línea (el tendón). Estas poleas mantienen el tendón bien cerca del hueso. Tanto los tendones como el túnel, tienen un revestimiento que permite el fácil deslizamiento del tendón a través de las poleas.

Este complejo sistema de poleas de los flexores, permite la funcionalidad normal de la flexión de los dedos y está compuesto por cinco poleas anulares o arciformes (A1 al A5) y tres cruciformes (C1 al C3).

Cada una de las poleas está compuesta por tres capas:

1. La capa interna produce ácido hialurónico y su función es la de facilitar el deslizamiento de los tendones dentro del túnel fibroso;
2. La capa intermedia es rica en colágeno, responsable de que la polea pueda resistir la traslación palmar de los tendones;
3. La tercera capa o capa areolar exterior es la que permite la nutrición de la polea.

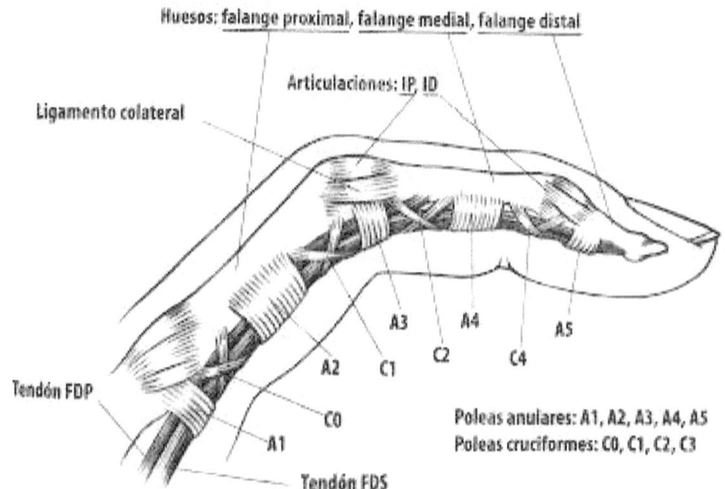

En conjunto, este sistema permite una mejor excursión de los tendones y agrega eficiencia a la función de este aparato.

Las poleas anulares o arciformes son más rígidas y mantienen a los tendones en estrecha relación con la superficie ósea, mientras que las cruciformes facilitan la flexión de los dedos por su gran flexibilidad.

Biomecánicamente las poleas A2 y A4 son las más importantes para mantener la función de los dedos, dado que, por su ubicación, son las más eficaces para evitar el desplazamiento palmar de los tendones y la producción de un fenómeno de cuerda de arco.

7.1.9.3.2.- Fisiopatología.

El fenómeno del dedo en resorte o pulgar en gatillo, se debe a un conflicto de espacio entre el tendón flexor y su polea, generalmente al nivel de la cabeza de los metacarpianos

(polea A1)

La flexión de la falange proximal, especialmente si se hace contra resistencia, origina una gran carga angular sobre el borde distal de la polea A1. Así se establece sobre la polea A1 una compresión que a la larga se traduce en una hipertrofia de la misma y, en muchas ocasiones, en la formación de un nódulo reactivo tendinoso. Éste nódulo reactivo produce incapacidad de los dos tendones flexores del dedo para deslizarse suavemente bajo la polea A1.

Es estado anterior crea la necesidad de incrementar la tensión para forzar al tendón a deslizarse y un tirón brusco cuando el nódulo del tendón tira de repente a través de la polea constreñida (efecto resorte). El efecto resorte se puede producir con la flexión o la extensión del dedo o con ambas.

7.1.9.3.3.- Sintomatología.

El tipo más frecuente de dedo en gatillo es en pacientes sin otra patología coexistente. El dedo en resorte aparece con mayor frecuencia en el dedo pulgar, medio o anular de la mano dominante.

Suele aparecer en pacientes que padecen diabetes mellitus, hipotiroidismo, insuficiencia renal, gota, amiloidosis o artritis reumatoidea, síndrome del túnel del carpo y otras tendinitis.

En el ámbito ocupacional el sujeto revelará el origen de la irritación, se suele relacionar con traumatismos repetidos en trabajadores manuales

Los pacientes a menudo presentan un nódulo blando palpable en el área engrosada de la polea A1. Este nódulo se puede palpar con el movimiento del tendón y puede ser doloroso con la palpación profunda. Para inducir el efecto resorte durante el examen es necesario pedir al paciente que cierre con fuerza la mano en puño y que a continuación extienda los dedos por completo, ya que él puede evitar así que aparezca dicho efecto si flexiona los dedos sólo parcialmente.

El dedo en gatillo produce dificultad para extender, en

algunos casos extender y flexionar, uno o varios dedos de la mano. Esta dificultad suele acompañarse de dolor o hinchazón en la base del dedo.

La dificultad es mayor después de un tiempo de inactividad, por ejemplo al levantarse por la mañana, y mejora a lo largo del día, según se va moviendo más.

7.1.9.4.- Tenosinovitis de De Quervain.

Fritz De Quervain fue un cirujano que describió la tenosinovitis estenosante crónica del abductor largo y extensor corto del pulgar en la estiloides radial. Aunque Tillaux (1880) ya había descrito esta entidad en su Tratado de Anatomía Topográfica como tenosinovitis crepitante, actualmente lleva el nombre de Tenosinovitis de De Quervain.

7.1.9.4.1.- Breve noción anatómica previa.

Los tendones de abductor largo y extensor corto del pulgar discurren unidos por una vaina tendinosa sobre una corredera situada por encima de la estiloides radial.

Sobre la estiloides radial existe un surco poco profundo, que forma el suelo del conducto osteoligamentoso subyacente o primer compartimento radial, cuyo techo está formado por el ligamento dorsal del carpo.

A la salida de la corredera, los tendones y en su paso por la estiloides radial hacia el pulgar existe un elevado grado de angulación, 45º polea de reflexión, que aumenta con la abducción del pulgar y la desviación radial de la mano. Este grado de angulación suele ser mayor en mujeres que en los hombres, se ha intentado explicar con esta mayor angulación el predominio de la enfermedad en mujeres.

7.1.9.4.2.- Fisiopatología.

Jurado y Medina (2008) refieren que la tenosinovitis de De Quervain tiene carácter multifactorial, condicionada por factores biomecánicos predisponentes.

Se consideran factores predisponentes:

- Sobreuso, descompensación entre actividad y reposo.
- Debilidad de la musculatura proximal o desequilibrio muscular.
- Laxitud ligamentaria, que ocasiona cierta inestabilidad de la muñeca.
- Realización de patrones de movimiento inadecuados.

Estos factores mecánicos pueden provocar daño en el primer compartimiento mediante un mecanismo de compresión continua, secundaria a un movimiento continuado o repetitivo, como ocurre en la mayor parte de los trabajos manuales, con utilización de la pinza anatómica, como escribir, tocar instrumentos, juego de video, teclado informático y otras actividades similares.

En la actividad laboral la causa más común de la enfermedad está en relación con los movimientos repetitivos de agarrar-soltar o movimientos rotatorios.

La patología consiste en el aumento de la vascularidad y edema de la vaina exterior que presiona al tendón incluido. El líquido sinovial tiende a aumentar y espesarse.

La disminución del área del canal, provoca una dificultad en el deslizamiento del abductor largo del pulgar y el extensor corto del pulgar, pudiendo los tendones presentar pérdida de sus cualidades mecánicas y tejido de granulación.

En casos avanzados la vaina sinovial puede estar destruida, con pérdida del tejido conectivo y degeneración hialina y cartilaginosa. La degeneración de la vaina puede dar lugar a la presencia de adherencias entre el tendón y su vaina e incluso entre los tendones.

7.1.9.4.3.- Sintomatología.

La sintomatología inicial se caracteriza por la presencia de dolor a nivel del primer compartimiento dorsal, que aumenta al realizar movimientos y disminuye con el reposo.

La movimientos repetitivos provocan el engrosamiento e inflamación de la vaina tendinosa a nivel de la estiloides radial, provocando dolor a ese nivel, que se puede irradiar hacia el pulgar o bien, por el lado radial del antebrazo, hasta el hombro.

En estadios avanzados el dolor aparece en reposo, la articulación metacarpofalángica del pulgar puede aparecer bloqueada, con alteración sensitiva en el dorso del dedo por compresión de una de las ramas del nervio radial.

7.1.10.- Evaluación del daño músculo-tendinoso.

La evaluación del daño musculo- tendinoso se trata en el punto 6.3.5.-

Las lesiones músculo-tendinosas de la mano, serán evaluadas de acuerdo a la limitación de la movilidad.

La Tabla de Evaluación de Incapacidades Laborales, Decreto 659/96 establece:

Pulgar

Limitación funcional

Articulación Carpo-metacarpiana (incluye Aducción y Abducción):

Flexión		Extensión	
Desde 0º hasta:	Incapacidad global	Desde 0º hasta:	Incapacidad global
0º	3%	0º	3%
10º	1%	10º	2%
15º	0%	20º	1%
		30º	0%

Articulación Metacarpo-falángica

Movilidad hasta	Incapacidad Global
0º	14%
10º	12%
20º	8%
30º	6%
40º	4%
50º	2%
60º	0%

Articulación Interfalángica

Movilidad hasta	Incapacidad Global
0º	12%
10º	10%
20º	8%
30º	6%
40º	5%
50º	4%
60º	2%
70º	1%
80º	0%

Anquilosis: Carpo-metacarpiana

(Incluye la Aducción y Abducción)

En flexión de:	Incapacidad Global	En Extensión de:	Incapacidad Global
0º	7%	0º	7%
10º	12%	10º	10%
20º	17%	20º	14%
		30º	17%

Anquilosis: Metacarpo-Falángica

Anquilosada en:	Incapacidad global
0º	12%
10º	10%
20º	9%
30º	12%
40º	13%
50º	15%

Anquilosis: Inter-Falángica

Anquilosada en:	Incapacidad global
0º	10%
10º	9%
20º	8%
30º	8%
40º	8%
50º	10%

Pulgar: Limitación funcional.

Por email múltiple remitido a las Comisiones Médicas y Comisión Médica Central de fecha 07 de julio 2005 por parte del Departamento de Comisiones Médicas y Homologación de la Superintendencia de Riesgos del Trabajo, establece la limitación funcional de la articulación metacarpo-falángica e interfalángica del pulgar, en la siguiente forma:

	MCF		IF	
	Flexión	Extensión	Flexión	Extensión
0	14	0	12	0
10	12	2	10	1
20	8	4	8	2
30	6	6	6	4
40	4	8	5	5
50	2	12	4	6
60	0	14	2	8
70			1	10
80			0	12

Las pérdidas en las funciones de extensión de las articulaciones metacarpofalángica, interfalángica proximal e interfalángica distal, de los dedos índice, medio, anular y meñique; y metacarpofalángica e interfalángica del dedo pulgar se valorarán invirtiendo la tabla existente en el Baremo para los valores de flexión.

En el supuesto de coexistir limitaciones funcionales en la flexión y extensión de un mismo dedo se sumarán ambas aritméticamente. Teniendo en cuenta que los dedos de la mano no son segmentos, por lo que las limitaciones funcionales asentada en ellos podrán superar el valor consignado para la amputación del dedo.

Dedos de la mano menos el Pulgar
Limitación funcional

Articulación Metacarpo-falángica

Flexión

Desde 0º hasta:	Incapacidad global
0º	8%
10º	7%
20º	6%
30º	5%
40º	4%
50º	3%
60º	3%
70º	2%
80º	1%
90º	0%

Articulación Interfalángica proximal

Flexión

Desde 0º hasta:	Incapacidad global
0º	8%
10º	8%
20º	7%
30º	6%
40º	5%
50º	4%
60º	3%
70º	3%
80º	2%
90º	1%
100º	0%

Articulación Interfalángica distal:

Flexión

Desde 0º hasta:	Incapacidad global
0º	6%
10º	5%
20º	4%
30º	4%
40º	3%
50º	2%
60º	1%
70º	0%

Dedos de la mano menos el Pulgar - Limitación funcional.

Por email múltiple remitido a las Comisiones Médicas y Comisión Médica Central de fecha 07 de julio 2005, por el Departamento de Comisiones Médicas y Homologación de la Superintendencia de Riesgos del Trabajo, establece la limitación funcional de la articulación metacarpo-falángica e interfalángica proximal y distal de los dedos de la mano, menos el pulgar, en la siguiente forma:

	MCF		IFP		IFD	
	Flexión	Extensión	Flexión	Extensión	Flexión	Extensión
0°	8%	0%	8%	0%	6%	0%
10°	7%	1%	8%	1%	5%	1%
20°	6%	2%	7%	2%	4%	2%
30°	5%	3%	6%	3%	4%	3%
40°	4%	3%	5%	3%	3%	4%
50°	3%	4%	4%	4%	2%	4%
60°	3%	5%	3%	5%	1%	5%
70°	2%	6%	3%	6%	0%	6%
80°	1%	7%	2%	7%		
90°	0%	8%	1%	8%		
100°			0%	8%		

Las pérdidas en las funciones de extensión de las articulaciones metacarpofalángica, interfalángica proximal e interfalángica distal, de los dedos índice, medio, anular y meñique; y metacarpofalángica e interfalángica del dedo pulgar se valorarán invirtiendo la tabla existente en el Baremo para los valores de flexión.

En el supuesto de coexistir limitaciones funcionales en la flexión y extensión de un mismo dedo se sumarán ambas aritméticamente.

Los dedos de la mano no son segmentos, por lo que las limitaciones funcionales asentada en ellos podrán superar el valor consignado para la amputación del dedo.

Anquilosis: Índice y Mayor

Incapacidad Global

	MCF	IFP	IFD
0º	8%	8%	6%
10º	8%	8%	5%
20º	7%	8%	5%
30º	6%	8%	5%
40º	8%	7%	4%
50º	8%	8%	5%
60º	10%	8%	5%
70º	11%	8%	6%
80º	13%	10%	
90º	14%	10%	
100º	11%		

Anquilosis: Anular y Meñique

Anquilosis Metacarpo-falángica   0%

Dr. Luis Anunziato

Capítulo 8.

8.1.- Posiciones forzadas y gestos repetitivos del miembro inferior.

Agente: Posiciones forzadas y gestos repetitivos en el trabajo II. (Extremidad inferior) Decreto 658/96.	
— Rodilla: Síndrome de comprensión del nervio ciático poplíteo externo. Higroma agudo de las sinoviales o compromiso inflamatorio de los tejidos subcutáneos de las zonas de apoyo de la rodilla. Higroma crónico de las sinoviales. Tendinitis subcuadricipital o rotuliana. Tendinitis de la pata de ganso. — Tobillo: Tendinitis del tendón de Aquiles.	Lista de actividades donde se puede producir la exposición: Trabajos que requieren habitualmente de una posición en cuclillas mantenida. Trabajos que requieren habitualmente de una posición de rodillas mantenida. Ídem. Trabajos que requieren habitualmente de movimientos flexión y extensión de la rodilla. Tobillo: Trabajos que requieren habitualmente de mantener en forma prolongada la posición en punta de pies.

8.1.1.- Síndrome de compresión del nervio ciático poplíteo externo.

8.1.1.1.- Breve noción anatómica previa.

El nervio ciático o ciático mayor se origina en 4° y 5° raíz lumbar y en la las raíces 1°, 2° y 3° sacras, Desciende la de la pelvis por la escotadura ciática mayor, después a la región posterior del muslo hasta el hueco poplíteo, donde se divide en dos ramas terminales: ciático poplíteo externo y ciático poplíteo interno, éste luego de atravesar el músculo soleo toma el nombre de tibial posterior que continua hasta el talón y planta del pie.

El ciático poplíteo externo desde su origen se dirige abajo y afuera, sigue el borde interno del bíceps hasta su inserción peronea, contornea por detrás de la cabeza del peroné, de la cual está separado por el tendón del músculo soleo, para dividirse más abajo en dos ramas terminales: el nervio musculocutáneo y el nervio tibial anterior.

Antes de su división emite ramos colaterales para los músculos peróneos, ramas cutáneas que son el accesorio del safeno externo, que inerva una pequeña parte de la garganta del pie, y el cutáneo peroneo que inerva la parte inferior de la cara externa de la pierna.

El nervio musculocutaneo atraviesa el peroneo lateral largo, se coloca por delante del extensor común de los dedos, da ramos para los peróneos lateral largo y corto y haciéndose superficial inerva la piel de la parte externa del dorso del pie y dedos.

El tibial anterior desciende por la pierna entre el músculo tibial anterior y el extensor común. Da ramos colaterales para el tibial anterior, extensor común de los dedos, extensor propio del primer dedo y peroneo anterior. Sus ramas terminales en número de dos, una muscular que inerva el pedio y otra cutánea que inerva parte interna del dorso del pie, del primer dedo e interna del segundo.

8.1.1.2.- Fisiopatología.

El nervio ciático poplíteo externo es muy susceptible a lesiones en la región de la cabeza del peroné, donde es más superficial, en un trayecto del nervio por un arco fibroso que une el músculo peroneo largo y el sóleo, a 2 cm de la cabeza del peroné.

La causa más frecuente es traumática, laceración, tracción o compresión, una herida en la zona lateral, una luxación de la rodilla o una cirugía en la rodilla también pueden causar una lesión del nervio ciático poplíteo externo. Otras causas: Complicación de quiste de Baker, secundario a hematoma, tumor del nervio, infarto del nervio, neuropatías periféricas.

El tipo de lesión del nervio condicionará la evolución, el tiempo de recuperación y las secuelas que puedan quedar.

El paciente presenta una caída del pie con incapacidad de flexión dorsal o elevación del pie-tobillo.

Durante la marcha arrastra el pie por que no puede elevarlo del suelo, marcha característica equina o en "steppage". Se produce por lo tanto una alteración de la marcha o del caminar.

También aparece una hipoestesia o pérdida de sensibilidad de la zona anterolateral de la pierna y la zona dorsal del pie. El inicio en muchas ocasiones es agudo o en otros casos de forma progresiva.

Tipo de lesiones del nervio:

Neuroapraxia es una lesión del nervio en la que se interrumpe la conducción nerviosa, debido a una lesión en las vainas de mielina, con un bloqueo fisiológico del nervio.

Esta lesión del nervio puede generarse debido a un traumatismo, contusión, compresión o isquemia. Además, pueden producir esta lesión nerviosa los trastornos metabólicos, agentes tóxicos, los trastornos inmunológicos y la exposición a radiaciones. Aun cuando no existe un daño estructural en el nervio, microscópicamente se puede visualizar una fragmentación de la vaina de mielina, que es la que induce el fallo en la red nerviosa.

Axonotmesis es una lesión nerviosa con degeneración de las vainas de mielina y los axones, pero las estructuras conjuntivas del nervio permanecen intactas. Conserva la continuidad del nervio y puede haber regeneración distal.

Neurotmesis lesión completa del nervio, con conservación de las vainas de mielina, puede ser una lesión reversible.

8.1.1.3.- Lesión a nivel de la cabeza del peroné.

El tronco del ciático poplíteo externo es particularmente vulnerable a la compresión a su paso por encima de la cabeza del peroné.

Las personas muy delgadas y las que han adelgazado mucho rápidamente son más vulnerables.

Los apoyos repetitivos y prolongados, más aún si se añade un mecanismo vibratorio, personas que pasan muchas horas con las piernas cruzadas, pueden lesionar el nervio por compresión.

Se pueden dar lesiones bilaterales en actividades laborales que implican estar en posición arrodillada, en cuclillas o en posición de Buda. Si no hay patología local o neural subyacente, el pronóstico suele ser bueno. La lesión provoca paresia de los músculos eversores y dorsiflexores del pie y de los dedos.

La conservación de la fuerza en el músculo tibial posterior, en la oposición a la flexión dorsal del tobillo o del hallux, indica que la raíz L5 (L4-L5) está indemne, si se vence fácilmente hay posible lesión de esa raíz.

8.1.1.4.- Lesión del nervio tibial anterior.

Las estructuras musculares, vasculares y nerviosas de la pierna se reparten en cuatro compartimentos, dispuestos alrededor de la tibia y el peroné y delimitados cada uno por un envoltorio de tejido fascial que no permite la expansión de los tejidos. Se describen compartimento anterior, lateral, posterior superficial y posterior profundo:

En el compartimento anterior de la pierna desciende el nervio tibial anterior, entre los músculos tibial anterior y el extensor común.

Cualquier patología que produzca un *síndrome compartimental* puede producir una lesión del nervio tibial anterior. Es una patología que representa una emergencia quirúrgica y requiere un diagnóstico rápido, ya que el éxito del tratamiento radica en el abordaje breve con fasciotomía.

Andrew y Schmidt (2006) refieren que debido a la carencia de métodos diagnósticos, se introdujo la monitorización de la presión intracompartimental en 1970.

El tono vascular, la presión sanguínea, la duración de la elevación de la presión y las demandas metabólicas van a representar parámetros fundamentales en el desarrollo del *síndrome compartimental agudo*.

La vasodilatación precapilar en el sistema arteriolar, en conjunto con las vénulas colapsadas, aumenta la permeabilidad capilar, incrementando la tasa de filtración y la presión del líquido intersticial. La presión normal del líquido intersticial es de 10mmHg, conforme está aumenta, la perfusión de los tejidos va descendiendo. Una vez que la perfusión de los tejidos alcanza niveles críticos, estos tejidos entran en una fase de hipoxemia.

Steven (2005) menciona que por la hipoxia se cierra la bomba de sodio-potasio ATPasa, que mantienen el equilibrio osmótico de las células, incrementa el estrés oxidativo y se desarrolla hipoglicemia en el tejido.

El aumento de los iones cloro lesiona la membrana celular, que lleva a la inflamación y necrosis celular. La isquemia muscular da liberación de mioglobina, metabolitos inflamatorios y tóxicos. La mioglobinuria, la acidosis metabólica y la hipercalemia que se desarrolla, puede conducir a un fallo renal, shock, hipotermia y fallas o arritmias cardíacas

El síndrome compartimental agudo, se desarrolla por modificaciones entre el contenido de fluido y el tamaño del compartimento. Ocurre en fractura o trauma; cualquier tipo de sangrado, vendajes circunferenciales, tales como los yesos pueden restringir la expansión del compartimento y ocasionar un aumento de la presión al igual que las prendas neumáticas anti shock. También se puede presentar en quemaduras, vasculitis autoinmunes, trombosis venosa profunda, infecciones. Los síntomas del síndrome compartimental agudo son dolor, palidez, ausencia de pulso, y la lesión del nervio parestesias y finalmente parálisis.

En el caso del síndrome compartimental crónico, se presenta en los que realizan movimientos repetitivos.

El *síndrome compartimental crónico* es una condición que induce dolor causado por el ejercicio, inflamación y alteración de la función muscular. El dolor desaparece con reposo, pero el músculo afectado puede volverse isquémico.

Los síntomas sensoriales son frecuente indicación de isquemia del nervio. El tejido nervioso periférico, por lo general suele dañarse en mayor frecuencia, por tener mayor sensibilidad a los eventos isquémicos. La duración y el grado de presión que lleva a daño irreversible no están bien definidos.

8.1.1.5.- Evaluación del daño neurológico del miembro inferior.

La metodología se detalle en el punto 4.2.4.-, punto 2. A continuación se detallan los valores en el miembro inferior:

Miembro Inferior	Incapacidad
1.- Lesión completa del plexo lumbar	40%
2.- Lesión completa del plexo sacro	60%
3.- Nervio Femoral cutáneo	7%
4.- Nervio Femoral (Componente motor 95%, componente sensitivo 5%)	30%
5.- Nervio Obturador interno (Componente motor 95%, componente sensitivo 5%)	15%
6.- Resto de las ramas del plexo lumbar	10%
7.- Nervio Ciático (Proximal al hueso poplíteo. Componente motor: 50%, componente sensitivo 50%)	50%
8.- Nervio Cutáneo posterior del muslo	5%
9.- Nervio Peroneo común (Componente motor 70%, componente sensitivo 30%)	25%
10.- Nervio Tibial anterior (1/2 prox. de la pierna. Componente motor 95%, compomente sensitivo 5%)	18%
11.- Nervio Tibial anterior (1/2 distal de la pierna. Componente motor 50%, componente sensitivo 50%)	10%
12.- Nervio Peroneo superficial	7,5%
13.- Nervio Tibial (Componente motor 60%, componente sensitivo 60%)	35%
14.- Nervio Tibial posterior (1/2 prox. de la pierna. Componente motor 60%, componente sensitivo 40%)	30%
15.- Nervio Tibial posterior (1/2 distal de la pierna. Componente motor 30%, componente sensitivo 70%)	20%
16.- Nervio Plantar externo o interno (Componente motor 30%, componente sensitivo 70%)	10%
17.- Nervio Safeno	5%
18.- Nervio Sural	5%

8.1.2.- Higroma de rodilla.

Las bolsas serosas son cavidades revestidas de sinovial, localizadas preferentemente en zonas de apoyo o de roce, entre los músculos o entre éstos y una prominencia ósea.

Pueden sufrir una reacción inflamatoria como consecuencia de un traumatismo, de un depósito de microcristales o de una colonización por parte de un microorganismo; asimismo, las bursitis o higromas pueden aparecer en el curso clínico de enfermedades inflamatorias sistémicas, como la artritis reumatoide.

El compromiso local o regional de las bolsas serosas da como consecuencia los higromas o bursitis.

El signo clínico más característico es la presencia de una tumefacción esférica, bien delimitada, fluctuante y por lo general adherida a los planos profundos; la tumefacción es menos aparente cuando se afectan las bolsas más profundas. La intensidad del cuadro es variable y en gran medida dependiente de la etiología.

8.1.2.1.- Bursitis prepatelar.

La bursa prepatelar se encuentra entre la rótula y la piel. La inflamación generalmente es secundaria a fricción constante entre la piel y la rótula, más que como resultado de una presión. La bursitis también puede ocurrir después de 8-10 días de haber recibido un golpe en el área, generalmente después de una caída.

Es habitual en personas que por su profesión pasan largos períodos de tiempo de rodillas, así como asociada a infecciones y artritis reumatoide.

El dolor se puede aumentar flexionando la rodilla por el aumento de la tensión sobre la bursa. La articulación de la rodilla es normal. Hay una inflamación con edema fluctuante y bien circunscrito y caliente en la parte más distal de la patela.

8.1.2.2.- Bursitis infrapatelar.

La bursa infrapatelar puede ser dividida en dos: superficial y profunda. La profunda está situada entre el tendón rotuliano y la superficie anterosuperior de la tibia, tuberosidad, y la superficial está entre el tendón rotuliano y la piel.

Cuando se distiende, esta bolsa forma una tumoración fluctuante que hace desaparecer la depresión existente entre ambos lados del ligamento.

La bursitis infrapatelar superficial, está localizada más distalmente que la prepatelar y se asocia más con la bipedestación que con la posición de rodillas. Es debida a movimientos repetitivos de fricción.

La bursa infrapatelar profunda se inflama menos frecuentemente que la superficial. Clínicamente el paciente no tiene dolor en la flexión y extensión pasiva, no obstante puede tener dolor con la flexión y extensión activa en los últimos rangos del movimiento. El edema cuando es visible se sitúa a ambos lados del tendón patelar, y es sensible a la palpación.

8.1.2.3.- Bursitis del ligamento lateral interno de la rodilla.

Se trata de una bolsa situada entre la parte longitudinal del ligamento lateral interno y la cápsula de la rodilla.

El dolor puede localizarse por debajo de la interlinea articular.

En ocasiones esta bolsa se puede calcificar.

8.1.2.4.- Bursitis del ligamento lateral externo de la rodilla.

Situadas por encima del ligamento lateral externo. Aparece tumefacción dolorosa localizada sobre el lado externo de la rodilla, y puede confundirse con un quiste de menisco externo.

La bolsa puede alcanzar un tamaño entre 0,5 y 2,5 cm. o más. Es extrasinovial y se encuentra justo por delante o detrás del ligamento lateral externo. La movilización forzada de la rodilla provoca intenso dolor.

El diagnóstico diferencial se hace con tendinitis del bíceps o la avulsión parcial de este músculo.

6.1.2.5.- Bursitis anserina o de la pata de ganzo.

La pata de ganso, hace referencia a la inserción en la parte interna de la rodilla de los músculos semitendinoso, sartorio y recto interno. Los anatomistas le pusieron ese nombre, debido a que se asemejaba a la forma membranosa que tiene el ganso en sus patas.

La bursitis anserina es una condición inflamatoria de la parte medial de la rodilla, especialmente común en ciertos grupos de pacientes, coexistiendo a menudo con otros desórdenes de la rodilla. Estos tres músculos influyen en la rotación interna de la tibia y protegen la rodilla contra la tensión rotatoria y del valgus. La bursitis resulta de la tensión en esta área, suele darse al subir y bajar escaleras. Mayores de edad, deportes y obesos.

8.1.2.6.- Valoración del daño por bursitis de rodilla.

Finalizado el tratamiento de la bursitis, se evaluará según la limitación funcional que produzcan.

Limitación funcional de rodilla.

Flexión

De 0° hasta:

0º	30%
10º	25%
20º	20%
30º	17%
40º	16%
50º	14%
60º	13%
70º	11%
80º	10%
90º	8%
100º	7%
110°	6%
120°	4%
130°	3%
140°	2%
150°	0%

Extensión

De 0° hasta:

0°	0%
10º	10%
20º	20%
30º	40%
40º	50%
50° a 150°	60%

Anquilosis

Anquilosis en:

0º	30%
10º	35%
20º	40%
30º	45%
40º	50%
50° a 150°	65 %

8.1.3.- Tendinitis cuadricipital o rotuliana.

8.1.3.1.- Breve noción anatómica y funcional previa.

El cuádriceps es un músculo voluminoso, formado por cuatro fascículos distintos: recto anterior, vasto externo, vasto interno y crural.

Inserción superior son distintas en los cuatro fascículos:

- **Recto anterior**: en la espina ilíaca antero inferior, tendón directo y en la ceja cotiloidea, tendón reflejo.
- **Vasto externo**: en el borde superior del trocánter mayor y en el labio externo de la línea áspera.
- **Vasto interno**: en el labio externo de la línea áspera y en la línea rugosa que une la línea áspera con el cuello del fémur.
- **Crural**: en la línea áspera, lado externo, y en las caras anterior y externa.

Inserción inferior desde los puntos de inserción superior, descienden por el fémur para terminar en un tendón común, que se inserta en la base y bordes laterales de la rótula. Este mismo tendón, cuya parte se inserta en el polo inferior de la rótula, se conoce como *tendón rotuliano*, y se extiende desde del polo inferior de la rótula hasta su inserción distal en la tuberosidad tibial. Algunos fascículos se insertan en el fondo del saco sinovial, músculo tensor de la sinovial.

El tendón junto con la rótula se llama el mecanismo del cuádriceps, mecanismo extensor de la rodilla. Algunos autores consideran que se trata de un único dispositivo, otros que el mecanismo del cuádriceps tiene dos tendones separados, el tendón del cuádriceps en la parte superior de la rótula y el tendón rotuliano por debajo de la rótula.

La contracción de los músculos cuádriceps tracciona de los tendones del mecanismo de los cuádriceps. Esta acción hace que la rodilla se extienda. La rótula actúa como un fulcro, punto de apoyo de una palanca, para aumentar la fuerza de los músculos de los cuádriceps.

Los huesos largos del fémur y la tibia actúan como brazos niveladores, distribuyendo la fuerza o la carga en la articulación de la rodilla y los tejidos blandos circundantes.

La cantidad de carga puede ser muy importante. Por ejemplo, la carga que soportan las extremidades inferiores, incluido rodilla, son dos a tres veces el peso corporal durante la marcha normal y hasta cinco veces el peso corporal cuando se corre.

8.1.3.2.- Tendinitis cuadricipital o rotuliana.

La introducción al tema de la tendinitis y su etiopatogenia se trataron en los puntos 7.1.8.1.- y 7.1.8.2.-

La llamada rodilla del saltador, rodilla del futbolista, tendinitis rotuliana, "jumper's knee" son denominaciones de la lesión que ocurre frecuentemente en deportistas o trabajadores que realizan esfuerzos del tendón rotuliano.

La lesión muestra microtraumas y microlesiones sobre el tejido tendinoso y su inserción ósea, donde se presenta pequeñas áreas de focos degenerativos y necróticos.

Blazina y Col. (1973) utilizó por primera vez el término rodilla de saltador para describir una tendinopatía de inserción que aparece en atletas esqueléticamente maduros, aunque fue descrita por otros autores con anterioridad. La rodilla de saltador, por lo general, afecta a la unión del polo inferior de la rótula con el tendón rotuliano (entesitis). La definición fue posteriormente ampliada para incluir tendinopatía de la inserción del tendón del cuádriceps en el polo superior de la rótula o a la tendinopatía de la inserción del tendón rotuliano a la tuberosidad anterior de la tibia.

El término rodilla de saltador implica sobrecarga funcional de estrés debido al salto. Sin embargo, dado que cualquier persona puede sufrir tendinitis rotuliana, el usar este término puede inducir a error.

Los términos que se utilizan para describir la tendinitis rotuliana recurrente, que causa más la degeneración del tendón rotuliano son: tendinopatía rotuliana, tendinosis rotuliana, tendinitis rotuliana y entesitis rotuliana.

8.1.3.3.- Sintomatología.

Dolor en la parte anterior de la rodilla, y en ocasiones una inflamación en el tendón rotuliano. El dolor es fuerte por lo general durante las actividades tales como saltar o correr, y persiste como un dolor sordo después de la actividad.

Inicialmente el dolor puede estar presente sólo durante el inicio, después de completar la actividad deportiva o el trabajo, posteriormente progresa, empeora y se hace más constante. Las actividades cotidianas tales como subir y bajar escaleras, podría ser muy dolorosa. Es raro que describan un antecedente traumático.

Por lo general, la participación es infra-rotuliana o cerca del polo inferior de la rótula, pero también puede ser supra-rotuliana.

8.1.4.- Tendinitis de la pata de ganso.

8.1.4.1.- Breve noción anatómica – funcional previa.

La llamada pata de ganso está formada por la inserción inferior de tres músculos: el sartorio, recto interno y el semitendinoso.

Sartorio: Se inserta: Arriba en la espina ilíaca antero-superior y en la escotadura situada por debajo. Abajo en la parte interna de la extremidad superior de la tibia. Se encarga de realizar flexión de rodilla, flexión, aducción y rotación externa de cadera.

Recto interno: Se inserta: Arriba a cada lado de la sínfisis pubiana, rama descendente del pubis. Abajo en la parte superior de la cara interna de la tibia. Se encarga de la rotación interna de rodilla, flexión y aducción de cadera.

Semitendinoso: Se inserta: Arriba en la cara posterior del isquion. Abajo en la parte interna de la extremidad superior de la tibia. Flexor de la rodilla y extensor de la cadera.

Los tendones de los tres músculos en su inserción inferior, forman la llamada pata de ganso.

8.1.4.2.- Tendinitis de la pata de ganso.

La tendinitis de la pata de ganso, también conocida como tendinitis anserina, es la inflamación de este grupo de tendones, produciéndose principalmente en corredores de larga distancia por diversos motivos:

* Traumatismos o golpes sobre la zona de inserción.
* Pisada en pronación, pies planos.
* Prominencia en la cara interna de la rodilla que produce rozamiento en los tendones.
* Genu valgo.

- Calzado inapropiado o muy desgastado y con escasa amortiguación.
- Por falta de estiramientos después del entrenamiento o la carrera.
- Carga excesiva de trabajo.

8.1.4.3.- Sintomatología.

Dolor espontaneo o al presionar en parte antero-interna de la rodilla, sobre la tibia,

Dolor al incorporarse de una silla, con o sin inflamación, en la zona interna de rodilla, subir o bajar escaleras.

8.1.5.- Tendinitis del tendón de Aquiles.

8.1.5.1.- Breve noción anatómica y funcional previa.

Espinosa Monzada y Gallart Ortega (1998) describen el sistema *Aquileo-Calcáneo-Plantar* como una unidad funcional, con tres partes el tendón de Aquiles o tendón calcáneo, que transmite al pie toda la potencia del tríceps sural, el sistema trabecular posterior-inferior del calcáneo y la aponeurosis plantar. La unidad permite la flexión plantar, además de la inversión del pie.

En la región posterior de la pierna en la capa superficial de músculos, existen tres músculos que conformaran el tendón de Aquiles, los músculos gemelos y el soleo.

8.1.5.1.1.- Tríceps sural.

Músculos gemelos.

Son dos músculos voluminosos. Inserción superior: Gemelo interno se inserta en el cóndilo interno y el gemelo externo en el cóndilo externo. Desde estos puntos descienden y fusionan con el soleo, formando el tendón de Aquiles, que se dirige a su inserción inferior en cara posterior del calcáneo.

Soleo.

Músculo ancho y grueso, situado debajo de los gemelos. Inserción superior: cabeza, borde externo y cara posterior del peroné y en la línea oblicua de la tibia. Entre estas dos inserciones en un arco fibroso, el arco del soleo, por debajo del cual pasan los vasos y nervios tibiales posteriores.

Tendón de Aquiles.

Al unificarse los tendones de los músculos gemelos y el soleo forman el tendón de Aquiles, inserción inferior de los gemelos interno, externo y el soleo, llamado tríceps sural.

Commandre y col. (2004) mencionan que el tendón de Aquiles es el tendón más fuerte, voluminoso, largo y potente del organismo, capaz de soportar cargas tensionales de diez veces el peso corporal durante la carrera y los saltos

8.1.5.1.2.-Calcaneo y el sistema trabecular Aquileo.

El calcáneo es un hueso corto que forma parte junto con el astrágalo de lo que conocemos como el retropié.

Constituye una zona de transición mecánica entre la pierna y el antepie diseñada para el apoyo estático y para la propulsión dinámica.

En el calcáneo se describen cinco sistemas trabeculares; el sistema talámico, el sistema de la apófisis anterior, el sistema plantar, el sistema Aquileo y el sistema del sustentaculum tali. De ellos el sistema trabecular Aquileo está formado por las trabéculas póstero-inferiores y representa el elemento básico de unión entre el tendón de Aquiles y la aponeurosis plantar. Se encarga de transmitir la fuerza del tendón de Aquiles hacia el resto de la planta del pie y de la flexión plantar del pie.

8.1.5.1.3.- Aponeurosis plantar.

La aponeurosis plantar es una banda de tejido resistente presente en la planta del pie. Presenta una forma triangular de base distal y vértice proximal, pues se origina en la tuberosidad medial del calcáneo, subyacente al tejido celular subcutáneo, se extiende por la planta del pie, y se ensancha en forma triangular hasta insertarse por medio de las cintillas pretendinosas en la base de la 1ª falange de los 5 dedos.

Está compuesta por tres partes; medial, central y lateral. Su banda central es la conocida como fascia plantar, que es la más resistente y gruesa, mantiene de forma estática la forma de la bóveda plantar. Se inserta en la tuberosidad interna del calcáneo y se abre en 5 bandas en forma de abanico, estas 5 bandas se dividen en 2 ramificaciones; las ramificaciones superficiales se unen a la dermis a través de ligamentos dérmicos, se mezcla con el ligamento transversal metatarsiano, y las que se desvían corren transversalmente. La profunda se fracciona en medial y lateral para juntarse con la vaina del flexor, la placa volar y el periostio de la base de la falange proximal. Además, la banda del primer radio se fija a los sesamoideos.

Por otro lado, las porciones medial y lateral cubren la superficie plantar del abductor del primer y quinto dedo respectivamente.

8.1.5.2.- Tendinopatía aquilea.

La introducción al tema de la tendinitis y su etiopatogenia se trataron en los puntos 7.1.8.1.- y 7.1.8.2.-

Almekinders y col. (2003) refieren que el término tendinopatía aquilea como la inflamación del tendón de Aquiles.

Aunque puede aparecer una inflamación aguda o crónica, lo más adecuado desde un punto de vista funcional es clasificar estas alteraciones en dos grupos; las insercionales, que ocurren en la inserción del tendón y las no insercionales que ocurren en sentido proximal a su inserción.

8.1.5.2.1.- Tendinopatías no insercionales.

Las tendinopatías no insercionales ocurren en como resultado del estrés de repetición de actividades en las que se realizan punta de pie, saltos, despegue, o desplazamientos bruscos.

Histologicamente se consideran:

Paratendinitis: Generalmente traumática con lesión en las áreas donde el tendón está rodeado de paratendón.

Es una inflamación de las capas exteriores del tendón y engloba afecciones como tenosinovitis y tenovaginitis. Esta patología genera edema y exudado con células inflamatorias, seguido de un exudado fibrinoso causante de la crepitación y de la limitación del recorrido tendinoso dentro de la vaina. Si el proceso inflamatorio es muy agresivo o permanece mucho tiempo, puede llegar afectar las vainas interiores del tendón como el epitendón y el endotendón

Tendinosis: Se trata de la degeneración propia del tendón, hay degeneración hipóxica, degeneración hialina, degeneración mucoide o mixoide donde algunas fibras de colágeno se encuentran adelgazadas y otras fragmentadas entre fibras que aparentemente son sanas, grupos pequeños aislados de adipocitos entre las fibras colágenas.

8.1.5.2.2.- Tendinopatías insercionales.

Las tendinopatías insercionales al contrario de las no insercionales, ocurren en personas de más edad.

Los pacientes presentan dolor en la unión óseo-tendinosa que empeora después del ejercicio y al cabo del tiempo se vuelve constante. La zona de dolor se encuentra en la zona posterior o posterolateral a la inserción del tendón calcáneo y se puede palpar irregularidades en el cuerpo del tendón en estadios avanzados de la patología.

8.1.5.2.3.- Etiología.

Principalmente las lesiones tendinosas son producidas por fuerzas de compresión, rozamiento, ficción, estímulos repetitivos. Pueden ser factores extrínsecos o intrínsecos.

Factores Extrínsecos	
Fármacos	- Corticoides. - Esteroides anabolizantes. - Fluoroquinolonas.
Factores relacionados con la actividad. Sobrecarga. Esfuerzos repetitivos.	- Duración, intensidad del entrenamiento. - Rápida progresión del entrenamiento. - Calzado inadecuado. - Fatiga - Ausencia de variación en el entrenamiento. - Inadecuado calentamiento o estiramiento.
Factores ambientales.	- Superficies duras en el entrenamiento. - Clima frio.

Factores Intrínsecos	
Factores generales y sistémicos	- Edad. - Sexo. - Enfermedades sistémicas. - Factores endócrinos. - Factores Metabólicos.
Locales	- Biomecánicas por mal alineamiento. - Dismetrías. - Debilidad muscular.

8.1.5.2.4.- Sintomatología.

El único síntoma normalmente es el dolor, frecuentemente unilateral, por encima del talón o en la parte inferior de la pierna.

- Rigidez y dolor en el talón, especialmente por la mañana o tras períodos de reposo prolongado.

- Hinchazón o nudos en el tendón de Aquiles.
- Crujidos.
- Debilidad en la pierna.
- Dolor a la palpación del tendón.
- Dolor a través de la presión ejercida por los zapatos.

8.1.6.- Valoración de las lesiones musculares y tendinosas del miembro inferior.

Las lesiones musculares y tendinosis del miembro inferior serán evaluadas según la limitación funcional que produzcan.

8.2.- Aumento de la presión abdominal en tarea de carga física.

El Decreto 658/96 y sus modificatorias, Listado de Enfermedades Profesionales, establece el agente de posiciones forzadas y gestos repetitivos en el trabajo.

Agente: Aumento de la presión intraabdominal.	
- Hernias inguinales directas y mixtas (excluyendo las indirectas) - Hernias crurales.	- Tareas en cuyo desarrollo habitual se requiera carga física, dinámica o estática, con aumento de la presión intraabdominal al levantar, trasladar, mover o empujar objetos pesados.

Los valores límites de las tareas habituales en relación al peso y tiempo de ejecución durante la jornada laboral son los referidos en las Tablas 1, 2 y 3 del Anexo I de la Resolución del Ministerio del Trabajo, Empleo y Seguridad Social Nº 295/03. La Superintendencia de Riesgos del Trabajo establece los valores en la Resolución 3345/2015 del 24/09/2015.

El período durante el cual las tareas descriptas deben ser ejecutadas no debe ser inferior a tres (3) años, cumplidos en forma continua o discontinua, en actividades sujetas a las condiciones de exposición arriba expuestas. Cuando se demuestre que el daño se produjo durante un período en el que el empleador haya estado afiliado a más de una Aseguradora de Riesgos del Trabajo o mediante el servicio prestado a favor de sucesivos empleadores de la misma actividad, las prestaciones serán abonadas, otorgadas o contratadas con arreglo a lo definido en el artículo 47 de la Ley de Riesgos del Trabajo.

La invocación de incapacidades preexistentes al inicio del vínculo laboral deberá acreditarse mediante el examen preocupacional, confeccionado con arreglo a los requisitos exigidos por la Ley de Riesgos del Trabajo y demás normas aplicables. Cuando el examen no se hubiera realizado, y se demuestre la realización de actividades habituales con sujeción a las condiciones de exposición y valores límites arriba expuestos, se presumirá la vinculación causal con el trabajo, salvo que se acredite por medio fehaciente el carácter congénito o extralaboral de la dolencia o la concurrencia de factores concausales extralaborales, que en tal caso se desagregarán.

8.2.1.- Breve noción anatómica funcional previa de la región inguinocrural.

La región inguino abdominal ocupa la parte anterior e inferior de la pared lateral del abdomen. En su constitución intervienen, de la superficie a la profundidad, los músculos: oblicuo mayor, oblicuo menor y transverso, y en situación más medial, el músculo recto anterior. Por debajo del plano musculoaponeurótico se encuentra la fascia transversalis y luego el peritoneo.

8.2.1.1.- Plano muscular.

Comprende parte del cuerpo muscular del oblicuo mayor, oblicuo menor y transverso

Oblicuo mayor. Tiene una pequeña porción carnosa en la parte superoexterna de la región y su aponeurosis de inserción termina en tres grupos de fascículos:

<u>Fascículos superiores</u>: de dirección transversal se dirigen a la línea media para insertarse en la línea blanca.

<u>Los fascículos inferiores</u>: de dirección oblicua se dirigen hacia abajo y adentro, dan origen a la *arcada crural* y al *ligamento de Gimbernat.*

La Arcada Crural es una cuerda fibrosa extendida desde la espina iliaca anterosuperior hasta la espina del pubis, vista de adentro tiene una forma de un ángulo diedro abierto hacia arriba y atrás. La vertiente anterior de dicho diedro se continúa con la aponeurosis del oblicuo mayor. La arista está formada por un grupo de fibras nacaradas, de aspecto tendinoso, denominada *ligamento inguinal externo de Henle.*

La vertiente posterior de la arcada es una lámina aplanada y delgada, que va desde la espina ilíaca anterosuperior hasta la espina del pubis, es la *cintilla iliopubiana de Thompson.*

Un haz de fibras de la arcada, después de pasar por encima de los vasos femorales y antes de insertarse en la espina del pubis, se refleja de adelante hacia atrás y de abajo hacia arriba y alcanza la cresta pectínea, constituye el *ligamento lagunar o de Gimbernat.*

<u>Los fascículos medianos</u>: se dirigen al pubis para formar *los pilares del orificio superficial del conducto.* Son tres tendones aplanados de dirección oblicua hacia abajo y adentro:

Pilar externo: se inserta en la espina y en la cara anterior del pubis

Pilar interno: se dirige a la sínfisis del pubis, sus fibras se entrelaza con la del pilar interno del lado opuesto y van a fijarse en cara anterior y espina pubiana del lado opuesto.

Los pilares externo e interno circunscriben el orificio inguinal superficial, entre ambos hay fibras que van de uno al otro lado, denominadas *fibras arciformes o intercolumnarias*.

Pilar posterior o Ligamento de Colles: también se entrecruza con el pilar del lado opuesto, se inserta en el borde superior del pubis opuesto y en la parte interna de la cresta pubiana, por medio de fibras que se fusionan al ligamento de Gimbernat.

Oblicuo menor.

En esta región es casi completamente muscular y va desde la espina ilíaca anterosuperior hasta por debajo del orificio profundo del trayecto inguinal.

Sus fibras aponeuróticas más altas contribuyen a formar la hoja anterior de la vaina del recto; las medianas terminan en la vaina del recto, pero a una altura variable del borde superior del pubis, dando lugar a una zona de debilidad, tanto mayor cuanto más alta sea su inserción, conocida como *triángulo de Willian Hessert*; sus fibras inferiores a nivel del orificio inguinal profundo le forman al cordón una cubierta, la fascia espermática media, y más profundamente transcurren los vasos funiculares.

Esta porción que es aponeurótica se fusiona en su parte inferior con la aponeurosis de inserción del transverso y forman el *tendón conjunto*, que se inserta en el pubis y en la sínfisis pubiana.

Este músculo no integra la pared posterior del trayecto inguinal, pues se encuentra por encima de esa zona y aparece luego en la fascia cremasteriana. En su superficie y por encima del orificio inguinal profundo, encontramos al nervio abdominogenital mayor, y siguiendo al cordón por la cara superoexterna, al nervio abdominogenital menor.

Triángulo de Hesselbach: Sus límites son fijos y están dados: hacia afuera por los vasos epigástricos inferiores, hacia adentro por el borde externo del recto y la hoz del transverso, y hacia abajo por el ligamento inguinal.

Triángulo de Willian Hessert: esta zona de debilidad por estar sólo tapizada por la fascia transversalis. Sus límites son: hacia arriba el borde inferior del oblicuo menor y el transverso, hacia adentro el borde externo de la vaina del recto y hacia abajo la arcada inguinal.

Transverso: Parte de la fascia ilíaca anterosuperior y se hace rápidamente aponeurótico; sus fibras más altas forman parte de la vaina del músculo recto y las inferiores integran la pared posterior del trayecto inguinal, insertándose junto con la fascia transversalis, que en esta región es más densa y sólida, en la cresta pectínea unidas al ligamento de Cooper.

A nivel de la pared posterior del trayecto inguinal la fascia transversalis presenta unos refuerzos fibrosos que le dan solidez. Así, la *hoz del transverso*, formada por las fibras aponeuróticas más bajas del músculo, al insertarse en la vaina del recto en su extremo inferior o en la espina del pubis y hasta también en la cresta pectínea o rama horizontal del pubis, es el límite superior de las hernias directas o retroinguinales.

La pared posterior también es reforzada en su extremo inferior por la cintilla iliopubiana de Thompson, que es una reflexión de esa arcada, la cual, luego de trasponer el borde interno de los vasos femorales, forma los bordes anterior e interno del anillo crural, y termina uniéndose al pilar inferior del orificio inguinal profundo.

La fascia transversalis, el músculo transverso y su aponeurosis forman un único plano que constituye la pared posterior del trayecto inguinal. A nivel del su borde interno del orificio inguinal profundo presenta un engrosamiento que fue llamado ligamento de Hesselbach y que en realidad no pertenece a la fascia transversalis, sino a la envoltura fibrosa que rodea a los vasos epigástricos.

Conducto inguinal.

Es un trayecto con cuatro paredes y une los orificios profundo y superficial.

Inmediatamente por arriba de la espina del pubis se halla el orificio inguinal superficial, formado por el oblicuo mayor con sus pilares interno, externo y fibras arciformes, y por el pilar posterior del músculo contralateral. El orificio inguinal profundo, se encuentra formado por una evaginación de la fascia transversalis, reforzada por el borde inferior del transverso y el ligamento de Hesselbach.

Pared anterior: Formada por la aponeurosis del oblicuo mayor u más adentro por el oblicuo menor.

Pared posterior: Constituida de afuera adentro por orificio inguinal profundo, vasos epigástricos, fascia transversalis

Pared inferior: en forma de canal formado por la arcada crural y la cintilla iliopectínea.

Pared superior: por el oblicuo menor y transverso.

El orificio inguinal superficial normal rara vez admite la yema del dedo meñique

Por dentro transcurre el cordón espermático o funículo, envuelto por la vaina espermática interna derivada de la fascia transversalis y la vaina muscular espermática media o cremasteriana, proveniente del oblicuo menor, y más superficialmente, al dejar el orificio inguinal superficial, por la vaina espermática externa dependiente del músculo oblicuo mayor.

8.2.1.2.- Anatomía funcional.

La contracción de los músculos del abdomen representa un mecanismo dinámico de defensa ante el empuje visceral abdominal.

En caso de aumento de la presión abdominal, el músculo oblicuo menor desciende como una cortina por delante del orificio inguinal profundo y protege además la zona de la pared posterior cuando sus fibras inferiores se insertan cerca del pubis sobre la vaina del recto.

También, el músculo transverso no sólo estrecha el orificio inguinal profundo, y lo desplaza hacia arriba y afuera para ocultarlo bajo el oblicuo menor

Como protección ante el aumento de la presión abdominal, cumplen relativa importancia la oblicuidad del recorrido del cordón espermático y la contracción del cremáster.

Respecto a las hernias crurales hay que considerar:

Anillo crural.

Es la base del conducto crural. El anillo crural tiene forma triangular, sus bordes son:

- **Anterior**: constituido por la arcada crural:
- **Posteroexterno**: formado por la cintilla iliopectínea;
- **Posterointerno**: corresponde a la cresta pectínea y al ligamento de Cooper que la tapiza.

8.2.2.- Clasificación de las hernias inguinales. (Enrique José Corbelli)

1.- Intrainguinales (indirectas)

- Punta de hernia.
- Hernia funicular.
- Hernia inguinoescrotal.

2.- Retroinguinal (directas).

- Saculares.
- Lipomatosas.
- Viscerales.

3.- Mixtas

8.2.3.- Conducto crural.

A su salida de la pelvis por el anillo crural, los vasos femorales penetran en una vaina fibrosa que los contiene hasta el anillo del tercer aductor, adoptando una forma prismática triangular, con base, vértice y tres paredes

- **Base**: Anillo crural
- **Vértice**: la desembocadura de la safena en la vena femoral;
- **Pared anterior**: la fascia lata o aponeurosis del muslo, extendida entre el sartorio y el primer aductor,

perforada por numerosos orificios que dan paso a vasos, por lo que recibe el nombre de fascia cribosa:

- **Pared posteroexterna**: formada por un desdoblamiento de la fascia lata, que se fusiona con la aponeurosis del psoas ilíaco;
- **Pared posterointerna**: formada por la aponeurosis del muslo, que se confundo con la aponeurosis del pectineo

8.2.3.1.- Infundíbulo crural.

El conducto crural contiene en su interior, en el tercio externo la arteria femoral, en el medio la vena.

El tercio interno solo contiene vasos y ganglios linfáticos, recibe el nombre *infundíbulo o embudo crural*, destinado al albergue de las hernias crurales.

8.2.3.2.- Anatomía funcional.

El orificio crural, no presenta ningún mecanismo activo de protección y, por lo tanto, la aparición de una hernia crural dependerá de la disposición congénita de cada caso en particular y en relación con la morfología de la pelvis según el sexo, dado que el diámetro de ese orificio está en relación con la extensión lateral de la inserción de la fascia transversalis y de la cintilla de Thompson sobre la cresta pectínea.

8.2.4.- Evaluación de lesiones en la pared abdominal.

El decreto 659/96 establece:

8.2.4.1.- Cicatrices y ruptura del recto anterior.

Cicatrices viciosas, retráctiles,

anfractuosas:	
menores de 10 cm.	2%
mayores de 10 cm.	5%
Ruptura del recto anterior, operado o no que, cura sin secuelar	sin incapacidad

8.2.4.2.- Hernia, eventración o evisceración diafragmática post-traumática.

Sin complicaciones	sin incapacidad
Con complicaciones (respiratorias, digestivas, cardiopulmonares):	según secuela

8.2.4.3.- Hernias.

Umbilical o Epigástrica:	
operada, sin secuelas	sin incapacidad
operada con secuelas post quirúrgicas	6%
Inguinal o Crural unilateral:	
operada, sin secuelas	sin incapacidad
operada con secuelas post quirúrgicas	6%
Inguinal o Crural bilateral:	
operada, sin secuelas	sin incapacidad
operada con secuelas post quirúrgicas	12%

8.2.4.4.- Eventración.

Menor de 6 cm, sin solución terapéutica	6-12%
Mayor de 6 cm. sin solución terapéutica	13-16%
Gigante, más de 25 cm., no reparable	40%

Si hay complicaciones que requieran cirugía y esta le dejara alguna secuela, se le sumará a la incapacidad evaluada la correspondiente al tipo de intervención realizada, como ejemplo resección intestinal.

Capítulo 9.

9.1.- Sobrecarga del uso de la voz.

Agente: Sobrecarga del uso de la voz. **Decreto 658/96.**	
- Disfonía que se intensifica durante la jornada de trabajo y que recurre parcial o totalmente durante los periodos de reposo o vacaciones, sin compromiso anatómico de las cuerdas vocales. - Disfonía persistente que no remite con el reposo y que se acompaña de edema de cuerdas vocales. - Nódulos de las cuerdas vocales.	Lista de actividades donde se puede producir la exposición: - Maestros o profesores de educación básica, media o universitaria. - Actores profesionales, cantantes y otros trabajadores de las artes o espectáculos. - Telefonistas.

9.1.1.- Nociones sobre anatomía funcional de la voz.

El aparato fonador o vocal está integrado por estructuras musculares de diferentes regiones y por elementos del aparato respiratorio y del aparato digestivo.

La emisión de sonidos está condicionada al movimiento de las cuerdas vocales. Los movimientos de los cartílagos de la laringe permiten variar el grado de apertura entre las cuerdas y una depresión o una elevación de la estructura laríngea, hacen variar el tono de los sonidos producidos por el paso del aire a través de ellos.

Lo anterior junto a la disposición de los otros elementos de la cavidad oral, labios, lengua y boca, permite determinar los diferentes sonidos que se imiten.

Cuando se habla de fonación, se hace referencia a la voz hablada y cantada, dado que ambas utilizan los mismos mecanismos para su producción, aunque, debido a sus características especiales la voz cantada usará los elementos del aparato fonador de modo más controlado.

9.1.1.1.- Aparato fonador.

El aparato fonador se divide para su estudio en tres zonas, aun cuando es un todo inseparable y cualquier tensión muscular excesiva en cualquiera de ellas provocará problemas en la emisión de la voz y alteraciones, a largo o corto plazo, en la laringe.

Zonas del aparato fonador	
Fuelle	Formado por las estructuras infraglóticas que determinan la mayor o menor presión del aire espirado.
Vibrador	Constituido por los pliegues vocales (cuerdas vocales) de la laringe.
Resonadores	Integrados por las cavidades supraglóticas donde el sonido producido en los pliegues vocales es amplificado y modificado.

El fuelle es el conjunto formado por los pulmones y la musculatura que suministra la energía necesaria al aire espirado, el *fuelle del aparato fonador o vocal*. Incluye los pulmones, la caja torácica, el diafragma (músculo inspirador) y los músculos del abdomen (espiradores) así como músculos accesorios de la respiración que actuarán únicamente en casos muy concretos.

9.1.1.1.1.- Caja torácica

La caja torácica está integrada por la unión entre las costillas, el esternón y la porción torácica (dorsal) de la columna vertebral. Esta unión se realiza mediante diversas articulaciones que confieren movilidad y elasticidad a todo el conjunto, lo que permitirá que durante la respiración los diámetros de la caja torácica varíen y los pulmones se llenen y vacíen de aire.

Durante la inspiración se produce la elevación de las costillas, y durante la espiración su descenso. Durante la inspiración las costillas superiores se dirigen hacia delante produciendo un aumento del diámetro anteroposterior del tórax. Las costillas inferiores se dirigen hacia los lados produciéndose un aumento del diámetro transversal de la caja torácica.

9.1.1.1.2.- Tráquea y pulmones.

La tráquea se encuentra delante del esófago y se extiende entre la laringe y los bronquios. Su función es la de conducir el aire hacia los pulmones y desde éste hacia fuera.

Los pulmones son los órganos de la respiración, su función básica es la de oxigenar la sangre. El pulmón derecho está formado por tres lóbulos y el izquierdo por dos. La pleura, envuelve a cada pulmón, es un saco de doble pared, una interna íntimamente unida al pulmón y una externa adherida a la pared torácica y a la cara craneal del diafragma. Por esta unión de la capa interna y externa de la pleura, los pulmones seguirán al diafragma y a las costillas en sus movimientos respiratorios.

En la inspiración, la capacidad de la cavidad torácica aumenta en las tres direcciones del espacio (por los movimientos costales y el descenso del diafragma). Al ensancharse el pulmón, se produce una reducción de la presión intraalveolar y el aire es inspirado hacia el interior.

9.1.1.1.3.- Diafragma. Inspiración.

El diafragma es el músculo principal de la inspiración. Se sitúa como una lámina que separa la cavidad torácica de la abdominal. Tiene forma de doble cúpula y constituye el suelo de la cavidad torácica y el techo de la abdominal.

Cierra la abertura inferior de la caja torácica donde se inserta. Su cara craneal es cóncava y su cara caudal convexa.

Durante la inspiración, se contrae descendiendo, y durante la espiración se relaja ascendiendo.

Cranealmente se halla cubierto por la pleura y el pericardio, que envuelve al corazón, y caudalmente por el peritoneo, que envuelve a las vísceras abdominales.

Cuando el diafragma se contrae sus cúpulas derecha e izquierda se desplazan hacia abajo aplanándose. Este descenso aumenta el diámetro vertical de la cavidad torácica; por su origen en la abertura inferior de la caja torácica actuará sobre sus articulaciones determinando el movimiento de las costillas lo que provoca el aumento de los diámetros anteroposterior y transversal. Con este aumento de los tres ejes del tórax los pulmones, se llenan de aire.

La espiración normal o tranquila es un proceso pasivo en el que el ascenso del diafragma se produce por su elasticidad y la de los elementos de la cavidad torácica. Este retorno del diafragma determina la salida de aire intrapulmonar que pasará por la laringe en la cual los pliegues vocales, cuerdas vocales, están abducidos.

En el habla o en el canto la espiración es activa y estará controlada por la musculatura abdominal. En la fonación las cuerdas vocales están aducidas y el aire espirado ha de salir de los pulmones con una cierta presión para poder abrir la hendidura glótica, glotis, y producir la vibración de los pliegues vocales, cuerdas vocales.

Los músculos accesorios de la inspiración son los músculos que se insertan en la caja torácica, entre ellos, los músculos pectorales, músculos del cuello y pequeños músculos profundos del tórax.

9.1.1.1.4.- Músculos abdominales. Espiración controlada.

Los músculos de esta región forman la mayor parte de las paredes abdominales, constituyen una faja que sujeta a las vísceras abdominales.

Durante la inspiración esta musculatura se relaja y el diafragma se contrae. En la espiración activa, los músculos del abdomen se contraen mientras que el diafragma se relaja. Esta acción coordinada constituye el denominado *soporte de la voz*.

En la fonación, la contracción de la musculatura del abdomen provoca el aumento de la presión intraabdominal, que empuja al diafragma provocando su ascenso. Este ascenso del diafragma empuja a los pulmones y determina un aumento de la presión subglótica ya que los pliegues vocales, como decíamos, se encuentran acercados impidiendo el paso del aire. Finalmente, la presión es suficiente y el aire es espirado con fuerza produciéndose la abertura y vibración de los pliegues vocales, cuerdas vocales.

Los músculos del abdomen y el diafragma intervendrán en todos los actos de expulsión: tos, estornudo, micción, defecación, vómito y en el parto. Para que se pueda dar la acción conjunta del diafragma y de los músculos del abdomen es necesaria la acción de la laringe.

Antes de cualquier acto de expulsión se produce una inspiración profunda y la aducción, acercamiento, de los pliegues vocales, impidiendo la salida del aire inspirado.

Este aire quedará contenido en los pulmones mientras los pliegues vocales permanezcan cerrados. Esta columna de aire está sujeta por el diafragma que se halla bajo ella. Del mismo modo el diafragma está fijado en la posición de inspiración ya que el aire, que no puede salir de los pulmones, le impide ascender y relajarse. Es ahora cuando los músculos del abdomen contrayéndose aumentarán la presión intraabdominal que puede determinar el vaciado de las vísceras.

La musculatura accesoria de la espiración es de poca importancia. Sólo hallamos pequeños músculos, algunos de función muy controvertida, situados en el tórax.

9.1.1.1.5.- La Laringe. Vibrador del aparato fonador.

La laringe forma parte de la vía aérea, es una estructura móvil, situada en la zona anterior del cuello y de unos 5 cm de longitud, corresponde a la altura de los cuerpos vertebrales C3-C6.

Presenta un esqueleto cartilaginoso, con un grupo importante de músculos y en donde la mucosa adquiere características particulares.

La laringe, es una estructura móvil, que forma parte de la vía aérea, actuando normalmente como una válvula que impide el paso de los elementos deglutidos y cuerpos extraños hacia el tracto respiratorio inferior. Además permite el mecanismo de la fonación, diseñado específicamente para la producción de la voz.

La laringe contiene los pliegues vocales denominados comúnmente cuerdas vocales. La presencia de estos pliegues determina la presencia de tres compartimentos distintos en el interior de la laringe.

Compartimentos de la laringe.

- **Compartimento superior o vestíbulo**. Espacio situado por encima de los pliegues vocales (cuerdas vocales)
- **Compartimento medio**. Incluye la glotis y los ventrículos laríngeos o de Morgagni. La glotis es la porción de la laringe donde se produce la voz, e incluye los pliegues vocales y el espacio comprendido entre ellas y los aritenoides denominado hendidura glótica. Es necesario señalar que muchos autores utilizan el término glotis para denominar a este espacio.
- **Compartimento inferior o región infraglótica**. Espacio laríngeo situado por debajo de los pliegues vocales (cuerdas vocales)

Las articulaciones establecidas entre los diferentes cartílagos, se hallan reforzadas por pequeños ligamentos que las sujetan. Además, encontramos ligamentos que unen a la laringe con estructuras vecinas, como el hioides, y otros que unen entre sí los diferentes cartílagos.

El *hioides* es un hueso impar que se sitúa sobre la laringe. Es el único del cuerpo que no se articula con otro hueso sino que se haya suspendido del cráneo por pequeños ligamentos y estructuras musculares. Tiene forma de U, con una parte anterior o cuerpo y unas astas mayores o cuernos, que constituyen las ramas de la U; ambas estructuras pueden palparse en el cuello. Posee dos pequeñas astas menores, cuernos, que se dirigen hacia arriba y no son palpables.

La laringe se une al hioides mediante la membrana ligamentosa tirohioidea. En el hueso hioides se insertan, por un lado, la lengua y, por otro, los denominados músculos extrínsecos de la laringe.

Estos músculos llevan hacia arriba y hacia abajo al hueso hioides y consigo a la laringe y a la lengua. Las tres estructuras, hueso hioides, laringe y lengua, constituyen un bloque funcional inseparable tanto durante la fonación como durante la deglución.

Dentro del grupo de ligamentos propios de la laringe destacaremos *los ligamentos vocal y vestibular por constituir el esqueleto de los pliegues vocales, cuerdas vocales, y vestibulares, cuerdas vocales falsas.* Ambos ligamentos son bilaterales y se extienden desde el tiroides al aritenoides correspondiente. Los vestibulares se sitúan cranealmente a los vocales.

Cartílagos de la laringe.

La laringe está formada por un esqueleto de piezas cartilaginosas que se articulan entre sí

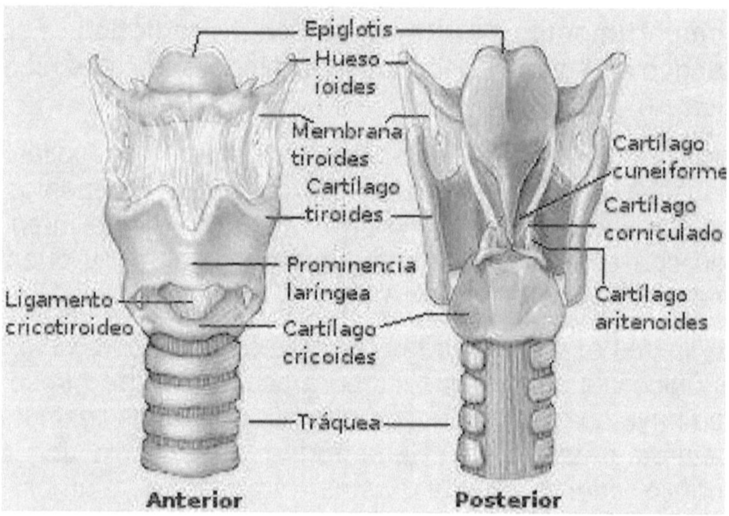

El esqueleto laríngeo está formado por seis cartílagos, tres impares: cricoides, tiroides y epiglotis, y tres pares: aritenoides, corniculados y de Wrisberg o de Morgagni. En conjunto nueve cartílagos.

En ellos se insertan pequeños músculos, musculatura intrínseca, que actuando sobre sus articulaciones, determinarán los movimientos de los pliegues vocales, cuerdas vocales.

Se considerarán los más importantes

Cartílago tiroides.

Es un cartílago hialino constituido por dos láminas cuadradas que se fusionan anteriormente en la línea media. Sobre el punto de fusión se encuentra la escotadura tiroidea, formando la denominada nuez del cuello.

Desde el borde posterior de cada lámina se proyectan dos cuernos, uno superior y otro inferior. El cuerno superior recibe la inserción del ligamento tirohioideo lateral. El cuerno inferior se dobla levemente hacia medial y articula en su cara interna con el cartílago cricoides.

Cartílago cricoides.

Cartílago hialino que tiene la forma de un anillo de sello. Es el más inferior de la laringe. En la zona anterior y lateral el anillo se adelgaza formando el arco, pero posteriormente se expande en una lámina gruesa y cuadrada. En la parte superior de la unión del arco con la lámina hacia lateral se encuentra la faceta que articula con el cartílago tiroides. En este mismo punto hacia superior se encuentra una segunda faceta para la articulación con el cartílago aritenoides.

El cartílago cricoides forma el único anillo cartilaginoso completo del esqueleto laríngeo, y su preservación es esencial para mantener cerrada la vía aérea.

Cartílago aritenoides.

Son dos cartílagos hialinos, de forma de pirámide triangular y en ellos se insertan los pliegues vocales, cuerdas vocales. Están ubicados sobre el borde superior de la lámina del cartílago cricoides en el borde posterior de la laringe.

Epiglotis.

Cartílago fibroelástico con forma de hoja que se proyecta hacia arriba detrás de la lengua y el hueso hioides. La delgada porción inferior se inserta a través del ligamento tiroepiglótico al ángulo entre las láminas tiroideas, bajo la escotadura tiroidea. La ancha porción superior se dirige hacia arriba y hacia atrás. Se conecta al hueso hioides por el ligamento hioepiglótico. Su borde superior es libre.

El tiroides y el cricoides se articulan entre sí dando lugar a las *articulaciones cricotiroideas*, en ellas el tiroides se mueve hacia delante y atrás; este movimiento es importante para la *elongación y tensión de los pliegues vocales*.

En los aritenoides se insertan el ligamento y el músculo vocal que son el esqueleto del pliegue vocal, cuerda vocal.

La base de estos cartílagos se articula con la lámina del cartílago cricoides dando lugar a las *articulaciones cricoaritenoideas*. En ellas se producen los movimientos: de deslizamiento del aritenoides sobre el cricoides y de rotación alrededor de un eje vertical. Estos movimientos determinaran la *aducción, acercamiento, o abducción, separación, de los pliegues vocales, cuerdas vocales*.

La epiglotis se sitúa en la parte posterior del ángulo del tiroides al que se une por medio de un pequeño ligamento. Su función es cerrar el vestíbulo de la laringe para impedir la entrada de cuerpos extraños a las vías respiratorias durante la deglución.

Músculos de la laringe.

Son responsables de los movimientos de la laringe. Estos se clasifican en:

Músculos extrínsecos:

Aquellos que se relacionan con los movimientos y fijación de la laringe. Tienen una inserción en la laringe y otra fuera de ella.

Grupo depresor de la laringe:

Esternohioideo.
Tirohioideo.
Homohioideo.

Grupo elevador de la laringe:

Geniohioideo.
Digástrico.
Milohioideo.
Estilohioideo.
Constrictor medio e inferior de la faringe.

Músculos intrínsecos: aquellos con sus dos inserciones en la laringe, responsables del movimiento de las cuerdas vocales.

* **Músculo Cricotiroideo**: se origina de la cara lateral del arco anterior del cartílago cricoides. Algunas fibras se dirigen hacia arriba a la parte posterior del borde inferior de la lámina tiroidea, y otras fibras pasan hacia atrás y lateralmente hacia el cuerno inferior del cartílago tiroides. Es el único músculo de la laringe que es inervado por el nervio laríngeo superior.
Alarga, tensa y aduce los pliegues vocales.

* **Músculo Cricoaritenoideo posterior**: se origina de la superficie posterior de la lámina del cricoides; las fibras se insertan en el proceso muscular del cartílago aritenoides. Inervado por el nervio laríngeo recurrente.
Es el único músculo abductor de los pliegues vocales

* **Músculo Cricoaritenoídeo lateral**: se origina en el borde superior del cartílago cricoides, sus fibras se insertan en el cartílago aritenoides. Inervado por el nervio laríngeo recurrente.
Aduce, tensa y alarga las cuerdas vocales.
Ambos cricoaritenoideos actúan sinérgicamente en el cierre de la glotis.

* **Músculo Tiroaritenoideo o vocal**: se origina en el cartílago tiroides y la membrana cricovocal, se inserta en el cartílago aritenoides. Posee dos porciones: una media (tira vocal) verdadero músculo vocal que en su contracción endurece la cuerda y una porción lateral (tira muscular) la cual forma la masa muscular de la banda y cuya acción cierra el vestíbulo laríngeo. Inervado por el nervio laríngeo recurrente.

* **Músculo Interaritenoideo**: Es el único músculo impar; se encuentra entre los dos aritenoides y su función es el cierre de la glotis.

Pliegues vocales y vestibulares

A cada lado de la superficie interna de la laringe encontramos dos pliegues de su mucosa superpuestos:

- **Pliegues vestibulares** (Cuerdas vocales falsas, cuerdas vocales superiores o bandas ventriculares) situados cranealmente. El pliegue vestibular recubre al ligamento vestibular y se forma a causa de su presencia.

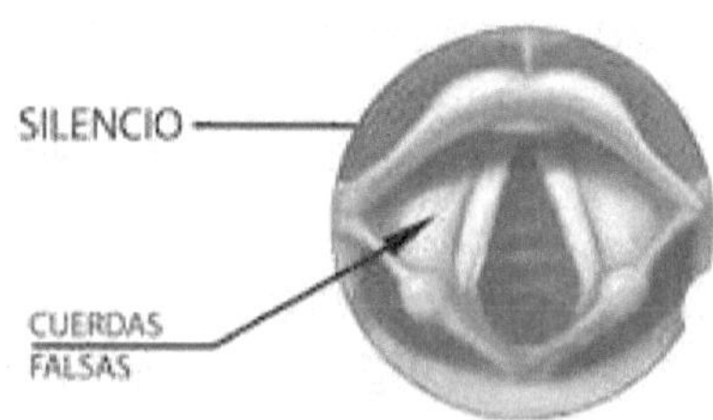

- **Pliegues vocales** (cuerdas vocales, cuerdas vocales verdaderas o cuerdas vocales inferiores) en posición caudal. Los pliegues vocales son altamente elásticos y tienen una estructura histológica que le permite a la voz su gran versatilidad. El pliegue vocal recubre al *ligamento vocal y al músculo vocal* y viene determinado por la existencia de estas estructuras que forman su esqueleto. [14]

La zona de la cuerda vocal que muestra un movimiento más acentuado durante la fonación es el borde libre.

Desde un punto de vista histológico, la cuerda está constituida por diferentes capas, superficie a profundidad se encuentra:

1.- Capa mucosa.

2.- La lámina intermedia con tres capas:

> 2a.- Capa superficial de la lámina propia: también denominada *espacio de Reinke*, mecánicamente es

---

[14] **Ligamento vocal**: Ligamento que ocupa el borde de la cuerda vocal, entre la mucosa y el músculo de la misma. **Músculo vocal**: Constituye la mayor parte del pliegue vocal. Es el responsable de sus variaciones locales de tensión durante la fonación

muy flexible y puede compararse con una masa de gelatina suave. Está formada por una matriz extracelular con escasa densidad de fibras.

2b.- Capa intermedia de la lámina propia: desde el punto de vista mecánico puede compararse con un mazo de tiras de goma elástica. Está formada principalmente por fibras elásticas.

2c.- Capa profunda de la lámina propia: mecánicamente es menos flexible y se comporta como un mazo de hilos de algodón. En su composición predominan las fibras de colágeno, que corren casi paralelas al borde libre de la cuerda vocal.

Músculo vocal o Tiroaritenoideo: constituye el cuerpo principal de la cuerda y su rigidez cambia en función de la contracción muscular.

La fonación exige un cierre y una abertura continuas de los pliegues vocales, cuerdas vocales, con cambios en la longitud y la tensión.

En el habla normal la regulación de la salida de este aire es básicamente voluntaria y automática. En los conferenciantes, actores y cantantes se observa un control en la espiración, que se ejerce por acción de los músculos abdominales. La voz es producida por la espiración del aire a través de la hendidura glótica cerrada; los pliegues vocales son obligados a separarse y a ponerse en vibración por la presión del aire espirado, presión subglótica ejercida.

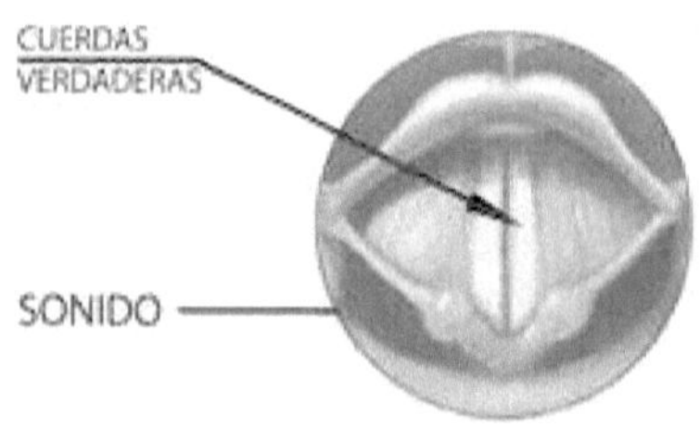

El sonido producido en los pliegues vocales sería prácticamente inaudible si éste no se modificara y ampliara en las cavidades supraglóticas o resonadores de la voz.

Los pliegues vocales no hacen vibrar el aire como las cuerdas de un instrumento, sino que se crean remolinos de aire a través de la abertura y cierre de la hendidura glótica.

9.1.1.1.6.- Resonadores del aparato fonador.

Todas las cavidades situadas por encima de los pliegues vocales, cuerdas vocales, actúan, o pueden actuar, como cajas de resonancia de la voz.

Hay resonadores móviles, como la boca, que pueden modificar su forma y volumen adaptándose al sonido producido, y otros fijos, como las fosas nasales, que no podrán cambiar su forma ni su volumen. La boca se modificará en función de la abertura mandibular y de la posición de la lengua y labios.

La faringe cambia su morfología principalmente en función de los desplazamientos de la laringe, la lengua y el velo del paladar o paladar blando.

Se ha dado gran importancia a los senos paranasales como resonadores de la voz, principalmente en la voz cantada, pero estas cavidades actuarán como zonas en las cuales el aire vibrará dando lugar a sensaciones propioceptivas para el cantante, y no como cavidades de resonancia para amplificar el sonido y hacerlo más audible.

9.2.- Disfonía.

Las disfonías pueden clasificarse en:

Disfonías por lesiones adquiridas.

* Nódulos.
* Pólipos.
* Edema de Reinke.
* Quistes de retención mucosa.
* Granulomas.
* Laringitis crónica.
* Hemorragia Submucosa de cuerda vocal.
* Latigazo laríngeo.
* Parálisis recurrencial.
* Carcinoma de cuerda vocal.
* Lesiones secundarias a reflujo gastroesofágico.
* Otros procesos.

Disfonías por lesiones congénitas.

* Quiste epidermoide.
* Sulcus glotidis.
* Puente mucoso.
* Vergeture.
* Microsinéquias.

Disfonías funcionales.

* Hipotónicas.
* Hipertónicas.
* Mixtas.
* Formas especiales de disfonías funcionales.

Se consideran las patologías consignadas en el Listado de Enfermedades Profesionales, Decreto 658/96.

9.2.1.- Factores de riesgo en la aparición de disfonía

* Físicos: temperatura, iluminación, ruido, ventilación, posturas de trabajo inadecuadas o forzadas, etc.
* Químicos: tiza, polvo, ácaros, etc.

- Tóxicos: tabaco, alcohol, alimentación que produce regurgitación gasto esofágica, medicamentos (antihipertensivos, antihistamínicos, etc.)
- Biológicos: sexo, edad, estado general de salud.
- Psicosociales: stress, contexto sociolaboral
- Organizacionales: carga horaria semanal, pausas, autonomía, tarea en sí misma
- Desconocimientos de pautas de higiene vocal

9.2.2.- Nódulos vocales.

Son lesiones de pequeño tamaño, engrosamientos benignos de la capa superficial de la mucosa de la cuerda vocal, de coloración rosácea, grisácea o blanquecina.

9.2.2.1.- Etiopatogenia.

La mayoría de los autores considera a los nódulos vocales como lesiones de pequeño tamaño, caracterizadas por ser engrosamientos benignos y puntuales de la capa superficial de la mucosa de la cuerda vocal, de coloración rosácea, grisácea o blanquecina, dependiendo del momento evolutivo.

La American Speech-Language-Hearing Association (SLHA) considera que, con el transcurso del tiempo, el abuso continuo de las cuerdas vocales tiene como resultado un tejido suave e inflamado en cada una de las cuerdas vocales. Estos tejidos pueden endurecerse y convertirse en lesiones similares a un callo, llamados nódulos. Mientras más se prolongue el abuso de la voz más se agrandarán y endurecerán los nódulos.

Según Prater (1996) los nódulos de formación reciente aparecen blandos, rojizos, vasculares y edematosos, mientras que nódulos más maduros se muestran duros, blancos, espesados y fibróticos. Consisten principalmente en tejido edematoso y/o fibras colágenas, ya que se produce hialinización condepósito de colágeno y fibrina.

Se sitúan en el borde libre de la cuerda vocal, en la capa superficial de la lámina propia, en la unión del tercio medio con el tercio anterior, denominado *"punto nodular"*, centro de la porción vibrátil de las cuerdas y área de mayor impacto durante la fonación. En la mayoría de los casos son bilaterales

Hay mayor incidencia en las mujeres y niños, que en hombres adultos.

La mayoría de los autores coinciden que los nódulos vocales son el resultado de la reacción del tejido del pliegue vocal a una serie de causas favorecedoras, como son el traumatismo y el estrés físico crónico de abuso o mal uso vocal.

Se considera que el mecanismo fisiopatogénico de la formación de los nódulos laríngeos sería debido al funcionamiento hipotónico de las cuerdas vocales, y por otra parte un flujo excesivo de aire. Por el excesivo flujo de aire, la zona músculo-membranosa, dos tercios anteriores, de las cuerdas vocales adquiere un aspecto arqueado con convexidad superior, y precisamente era en la cúspide de esta convexidad, dónde se producía el impacto más potente cada vez que se juntaban las cuerdas vocales. La repetición de este impacto, en cada ciclo vibratorio, sería responsable del engrosamiento del epitelio en esta localización

La anatomía de la zona hace aceptable esta teoría, dado que los pliegues vocales serían más flexibles en la superficie y se volverían más rígidos en dirección al músculo vocal. Esta característica es esencial para el adecuado movimiento vibratorio de los pliegues vocales. Como con- secuencia, los nódulos se localizarían en las capas más superficiales de la lámina propia, el epitelio, donde se observan diversos grados de edema, fibrosis y se constituyen generalmente de tejido edematoso y/o fibras colágenas.

Existen otros factores que colaboran en su producción, como los procesos alérgicos, reflujo gastroesofágico, tabaquismo, irritantes en algunas profesiones. Otras patologías que se han relacionado con los nódulos vocales, aunque con menor frecuencia, son: problemas endocrinos, sobre todo trastornos de tipo ovárico o tiroideo; procesos infecciosos de vecindad, faringitis, amigdalitis, rinosinusitis, así como disfunción hepática y trastornos cardiovasculares.

9.2.2.2.- Clínica.

La voz generada por nódulos presenta un timbre ronco y soplado. El tono fundamental se desplaza hacia frecuencias graves y la intensidad está a menudo aumentada, sobre todo en el ataque, puesto que es preciso sacudir fuertemente la cuerda para que sonorice.

En ciertas ocasiones se puede observar un ritmo jadeante de la palabra, mayor o menor en función de lo elevadas con que se realicen la toma inspiratoria de aire y el descontrol que presente su soplo espiratorio. La respiración tiende a ser irregular y forzada, interviniendo, con frecuencia, los músculos inspiratorios accesorios. En esta forma se remarca el engrosamiento de la pared cervical, el dibujo de músculos bajo la piel y el inflado de venas del cuello.

Debido a tal sobreesfuerzo muscular el paciente exhibe, signos subjetivos locales: hipersecreción, pinchazos, picazón, o, incluso, dolorimientos laríngeos.

La voz cantada acusa los efectos de los nódulos con más intensidad que la voz hablada, dado que se añade la disminución del registro vocal generada por los nódulos, sobre todo en medios y agudos.

La confirmación de la sospecha clínica de nódulos, exige el concurso de técnicas instrumentales de imagen con las que se puede observar "in vivo" la patologíaen cuestión y su alteración del funcionamiento.

La presencia de nódulos impide un cierre glótico completo por la interposición de los mismos, la glotis adquiere un aspecto "en reloj de arena", con un hiatus anterior y posterior por donde se escapa el aire.

9.2.3.- Edema de Reinke.

Conocido también como laringitis crónica hipertrófica edematosa o pseudomixomatosa, degeneración o corditis polipoidea, fibromixoma o poliposis bilateral difusa Sin embargo, en la actualidad el término más utilizado en la clínica diaria por médicos y logopedas es el de edema de Reinke.

9.2.3.1.- Etiopatogenia.

Es de etiología es desconocida, se asocia al abuso vocal y al consumo de tabaco fundamentalmente. Como cofactores pueden mencionarse el mal uso de la voz mantenido en el tiempo Puede producirse también por infección, reacción alérgica, sinusitis crónica con drenaje purulento y reflujo gastroesofágico.

En cuanto a la incidencia, el edema de Reinke lo desarrollan generalmente las personas de ambos sexos con hábito de fumar. Es bilateral, raramente se observa en una cuerda vocal y ocurre más en varones mayores de 40 años. Se puede observar también en el hipotiroidismo.

9.2.3.2.- Clínica.

Es una disfonía de instalación lenta y progresiva, en la disfonía crónica, voz con tono bajo, tanto en el hombre como en la mujer, con el agregado de tos y carraspera. Genera una disfunción vocal característica con voz agravada y acortada en extensión tonal. El marcado descenso en el tono vocal, afecta principalmente a cantantes y mujeres a las que confiere una voz masculinizada que es fácilmente identificable.

9.2.4.- Pólipos.

Son tumefacciones benignas, de aspecto muy variable, aunque la mayoría tienen una forma regular y circunscrita, de tamaño también variables

Son generalmente unilaterales y ubicados en el centro de la parte vibrátil.

Según su base de implantación se clasifican en sésiles (base amplia) o pediculados (implantados en la cuerda vocal mediante una base estrecha llamada pedículo)

Histológicamente la lesión se localiza en el corion, con edema, exudado fibrinoso y fibras de colágeno hialinizado.

En el estroma gran cantidad de vasos sanguíneos. En el epitelio se identifican fenómenos de hiperqueratosis.

Resulta dificultoso diferenciar los pólipos de los nódulos por presentan elementos anátomo-patológicos comunes. Pero hay evidencias contundentes que sugieren como un hecho diferencial importante a favor de los pólipos, la presencia aumentada de células de Langerhans en el epitelio.

9.2.4.1.- Etiopatogenia.

Existen constantemente dos factores que afectan mucosa cordal el tabaco y el alcohol, asociados a factores mecánicos que ejerzan un fuerte presión de despegado de las cuerdas vocales: gritos desmesurados, fuertes presiones glóticas por toses o carraspeos importantes, fuertes presiones glóticas al tocar instrumentos de viento, levantar pesos grandes etc. Por ello, no es de extrañar una mayor incidencia en hombres que en mujeres, siendo excepcionales su presencia en niños.

Pueden existir antecedentes de hemorragias y hematomas de cuerdas vocales, por lo que el pólipo puede ser una consecuencia secundaria de procesos organizativos de dichos hematomas,

9.2.4.2.- Clínica.

La voz es muy ronca y forzada con tiempo fonatorio acortado.

Todo pólipo supone un incremento importante de la masa cordal, lo que genera problemas en sus propiedades vibratorias, con cierres glóticos incompletos, con hiatos importantes por donde se pierde buena parte de la energía aérea, generando una disminución de la eficiencia fonatoria.

Pueden acompañarse de sensación de cuerpo extraño laríngeo, prurito, disnea en los casos de pólipos grandes que comprometan la luz glótica.

El tono fundamental tiende a desplazarse a registros

graves. El timbre tiende a ser rugoso y soplado. Se aprecia bitonalidad y, en ciertos casos, saltos en los registros, ello se hace más patente en la voz cantada, donde el paciente refiere dificultades importantes para afinar melodías que antes no representaban dificultad alguna. La intensidad se muestra aumentada y difícil de controlar con precisión.

En la video-laringo-estroboscopia se aprecia una masa redondeada uni o multilobulada, bien pediculada o sésil, de color pálido o rojizo en función de la importancia de su contenido vascular. En los aledaños del pólipo, sobre el pólipo mismo o incluso en toda la laringe se pueden apreciar fenómenos inflamatorios de intensidad variable. La interposición del pólipo genera un cierre glótico incompleto.

9.2.5.- Sobrecarga en el uso de la voz. Ámbito laboral.

Se toma como ejemplo la docencia, pero es válido para todos los trabajadores que tienen sobrecarga en el uso de la voz.

La sobre carga de la voz produce fatiga y disfonía, y depende del tiempo en que se usa la palabra y la intensidad en que se hace.

La Resolución 37/2010 de la Superintendencia de Riesgos del Trabajo establece en Agente de Riesgo. Sobrecarga en el uso de la voz: Criterios de exposición al Riesgo:

"Está orientado a docentes con actividad frente al curso con una cantidad de horas igual o mayor al nivel de acción: dieciocho (18) horas cátedra o trece horas y media (13.5) reloj por semana.

Para docentes que se desempeñen en diferentes Establecimientos (Público / Público; Público / Privado; Privado/Privado) a los fines del cómputo de horas cátedra – semanales dieciocho (18) horas y trece horas y media (13,5) reloj por semana, se computará la suma total que trabajen en distintos

Establecimientos. En estos casos, la A.R.T. que corresponda al empleador donde el docente registre la mayor cantidad de horas, será la obligada a realizar el presente cuestionario direccionado. Se especificará: nivel educativo en donde desempeña tareas: ej. pre-primario, primario, secundario, terciario, universitario; antigüedad en la actividad/establecimiento y los aspectos técnicos del ambiente de trabajo; condiciones acústicas; ámbito físico (reverberación – ruido) ej.: tamaño del aula, material de su construcción, presencia de ruido externo, etc.".

Se deben consideran dos aspectos fundamentales:
- La disfonía que se intensifica durante la jornada de trabajo, y que recurre parcial o totalmente durante los períodos de reposo o vacaciones, sin compromiso anatómico de las cuerdas vocales;
- La disfonía persistente que no remite con reposo y que se acompaña de edemas, nódulos u otras patologías en las cuerdas vocales.

9.2.5.1.- Resolución de la Superintendencia de Riesgos del Trabajo 389 – 2013. Protocolos sobre disfonías.

Hiatus	Hiatus posterior grado II.	Por uso muscular inadecuado.	Corresponde tratar como de origen laboral.
	Hiatus anterior.	Debido a defecto estructural.	Origen inculpable.
	Hiatus anteroposterior (en reloj de arena)	Asociado a nódulos bilaterales.	Corresponde tratar como de origen laboral.
	Hiatus triangular.	Disfonía psicógena. Cuadros neuróticos.	Origen inculpable.
	Hiatus longitudinal (en ojal)	Procesos: Congénitos. Iatrogénicos. Envejecimiento. Uso muscular inadecuado.	Solo serán de origen laboral el uso muscular inadecuado.
	Apertura irregular.	Asociado a cicatrices.	Origen inculpable.

Bowing		Denervación del tiroaritenoideo. Lesión del nervio laríngeo. Pérdida de tejido en cuerda vocal añosa. Iatrogenia. Idiopáticas.	De origen inculpable.
Surco cordal	Vergeture o estría mayor.	Se lo considera un quiste epidermoide intracordal, abierto hacia arriba.	De origen inculpable.
Nódulo		Engrosamiento situado en la unión del tercio anterior con los dos tercios posteriores.	Corresponde tratar como de origen laboral.
Pólipo		Se asocia en abuso vocal y al tabaquismo. A diferencia del nódulo, suele aparecer ante un intenso esfuerzo vocal (Gritos, alaridos)	Corresponde tratar como de origen laboral.

Quistes	De retención.	Retención de secreciones por bloqueo de un conducto excretor de una glándula mucosa.	De origen inculpable.
	De inclusión.	Inclusiones epiteliales submucosas iatrogénicas.	De origen inculpable.
Formación de bandas.	Por pólipos subcordales	Pólipos pediculados no visibles en el primer examen	Corresponde tratar como de origen laboral.
	Por quistes subcordales	Quiste difícil de ver.	De origen inculpable.
	Parálisis cordal media	Se observa cierre glótico y avances de bandas más pronunciado del lado de la parálisis.	De origen inculpable
	Por hiperfunción laríngea.	Cuando la disfonía no se relaciona con ninguna de las causas mencionadas anteriormente.	Corresponde tratar como de origen laboral.

Hematoma	Rotura vascular por un traumatismo vocal agudo. La recurrencia de hematomas de cuerda vocal puede llevar a la aparición de quiste hemorrágico.	Corresponde tratar como de origen laboral.

Edema de Reinke.	También llamada: Laringitis crónica. Hipertrofia edematosa. Laringitis psudomixoma-tosa. Degeneración o corditis polipoidea. Fibromixoma. Poliposis bilateral difusa.	Infecciones. Reacción alérgica. Sinusitis crónica con drenaje purulento. Reflujo gastro-esofágico. Tabaquismo más abuso vocal.	Solo será considerado su origen laboral cuando se hayan descartado el resto de las patologías enumeradas y exista abuso vocal.

Granuloma	Por abuso vocal. Por reflujo gastro-esofágico. Tuberculosis. Carcinoma.	Corresponde su consideración como de origen laboral, solo cuando su etiología sea por abuso vocal.

9.3.- Valoración de las lesiones de laringe.

Traumatismos	
Parálisis Cuerdas Vocales única	5%
Parálisis Cuerdas Vocales bilateral	10%
Estrechez Laríngea, sin disnea	5%
Estrechez Laríngea, con disnea. *	
Estrechez Laríngea, con disfonía	5-15%
Laringectomía parcial	35%
Laringectomía total	50-70%
Traqueostomía transitoria (se evaluará según secuelas respiratoria y de la fonación)	
Traqueostomía definitiva	50%
Enfermedades Profesionales	
Disfonía funcional irreversible	15%
Nódulos de las cuerdas vocales operados con secuelas irreversibles	20%
Laringitis crónica irreversible	20%

* Las lesiones del Sistema Respiratorio que serán evaluadas, son las que deriven de las enfermedades profesionales que figuren en el listado, diagnosticadas como permanentes o secuelas de accidentes de trabajo.

Los criterios para evaluar la incapacidad respiratoria causada por Enfermedades Profesionales o secuelas de Accidentes de Trabajo, se basan fundamentalmente en el compromiso funcional.

Los estudios que miden la función sólo tendrán valor si fueron efectuados fuera del período agudo o de reciente reactivación del proceso crónico.

La disnea se evalúa según tabla:

- **Grado 0**: sin disnea o la que corresponde, habitualmente, al desarrollo de tareas laborales.
- **Grado I**: A grandes esfuerzos.
- **Grado II**: A esfuerzos moderados.
- **Grado III**: A esfuerzos leves.
- **Grado IV**: A esfuerzos mínimos o en reposo.

Tabla de evaluación para incapacidad respiratoria.

Estadio I	Ausencia de disnea Ex normal o secuela uni o bilateral menor al equivalente de un tercio de la playa pulmonar derecha. Volúmenes Espirométricos mayores de 80 %. Gases en sangre normales.	Sin incapacidad

Estadio II	Disnea a grandes esfuerzos y/o Rx lesiones uni o bilaterales que no excedan el equivalente al tercio de la playa pulmonar derecha Volúmenes Espirométricos entre 65 y 80 %. Gases en sangre con saturación de O2 mayor del 85 %.	hasta 30 %

Estadio III	Disnea a medianos esfuerzos y/o Rx con lesiones uni o bilateral que no exceden el equivalente a toda la playa pulmonar derecha. Volúmenes Espirométricos entre 50 y 65 %. Gases en sangre con saturación de O2 mayor del 85 %.	35 - 50 %

Estadio IV	Disnea a míminos esfuerzos y/o en reposo y/o Rx lesiones uni o bilateral que exceden la superficie de la playa pulmonar derecha. Volúmenes Espirométricos menores al 50 %. Gases en sangre con saturación menor del 85 %.	55 - 70 %

Estadio V	Insuficiencia Respiratoria Terminal, con Cor-Pulmonare	70 - 90 %

Dr. Luis Anunziato

Bibliografía.

Aarón, D.; Patol A. (2011) Tour Como Tipos of Bursitis: Diagnosis and Management. *Jornal of American Academia Ortopédica Surgeons.*

Allan, C.H.; Joshi, A.; Lichtman, D.M. (2001) Kienbock's disease: diagnosis and treatment. *Journal of the American Academy of Orthopaedic Surgeons.* Consultado el 15-12-2021, de https://doi.org/10.5435/00124635-200103000-00006

Almekinders, L.; Weinhold, P.; Maffulli, N. (2003) Current concepts in tendinopathy. Compression etiology in tendinopathy. *Clinical Journal of Sport Medicine.*

Alonso Ruiz, A. (2010) Artrosis: definición y clasificación. En: Monfort, J., coordinador. *Artrosis. Fisiopatología, diagnóstico y tratamiento.* Madrid: Sociedad Española de Reumatología y editorial Médica Panamericana.

Amillo, S.; Caloia, M.F.; Illescas, J.A. (2004) Enfermedad de Preiser bilateral. Presentación de un caso y revisión de la literatura. *Revista Iberoamericana de Cirugía de Mano.* Consultado el 21-12-2021, de https://www.researchgate.net/publication/319704083_Enfermedad dePreiserbilateral_Presentaciondeuncasoyrevisionde

Andrew, H.; Schmidt, M.D. (2006) Acute. Compartment Syndrome. Orthopedic Clinics of North America.

la_literatura.

Bales, C.; Placzek, J.; Malone, K.; Vaupel, Z.; Arnoczky. S. (2007) Microvascular supply of the lateral epicondyleand common extensor origin. *Journal of Shoulder and Elbow Surgery.*

Betzler, C.P; Sorg, H.; Altintas, M.A.; Vogt, P.M. (2013) Primary treatment of tendon injuries of the hand. *German Chir*urg.

Blazina, M.E.; Kerlan, R. K.; Jobe, F.W.; Carter, V.S.; Carlson, J.G.

(1973) Jumper's Knee. *The Journal of Orthopedic Clinics of North America.*

Boillat, M.A. (1998) El oído. Capítulo 11. Órganos sensoriales. Jeanne Mager Stellman. *En Enciclopedia de Salud y Seguridad en el Trabajo.* Organización Internacional del Trabajo. Madrid. Edita Ministerio de Trabajo y Asuntos Sociales.

Bonafede, M.; Marinaccio, A.; Asta, F.; Schifano, P.; Michelozzi, P.; Vecchi, S. (2016) The association between extreme weather conditions and work-related injuries and diseases. A systematic review of epidemiological studies. *Annali dell'Istituto Superiore di Sanita.*

Brukner, P.; Khan, K. (2001) *Clinical Sport Medicine.* 2nd ed. Sydney: McGraw-Hill.

Bustillo, E. (2000) Afecciones por trauma acumulativo. *Revista Colombiana de Ortopediay Traumatología.*

Calder, J.D.F.; Buttery, L.; Revell, P.A.; Pearse, M.; Polak J.M. (2004) Apoptosis a significant cause of bone cell death in osteonecrosis of the femoral head. Journal of Bone Joint Surgery.

Calfee, R.; Patel, A.; DaSilva, M.; Akelman, D. (2008) Management of Lateral Epicondylitis: Current Concepts. *Journal of the American Academy of Orthopaedic Surgery.*

Cant, N.B. (1982) Identification of cell types in the anteroventral cochlear nucleus that project to the inferior colliculus. *Neuroscience Letters.* 32(3)

Carretero Ruiz, R.M.; et al. (1999) *Exposición a vibraciones en el lugar de trabajo.* España. Instituto Nacional de Seguridad e Higiene del Trabajo. Ministerio de Empleo y Seguridad Social. Consultado el 19-11-21, de https://www.insst.es/documents/94886/96076/ Aspectos+ ergonomicos+de+las+vibraciones.pdf/97befb6a-7ca4-4fee-bf01-58104c1aed1b

Cerrada Delgado, M.C. (1991) Efecto sobre la audición en ambiente laboral ruidoso. Madrid. *Revista Medicina y Seguridad del Trabajo,* Nº 152.

Chetter, P.; et. al. (1998) The Hand-Arm Vibration Syndrome: A review. Cardiovascular Surgery Vol. 6, No.1. *The International Society for Cardiovascular Surgery.*

Clegg, P.D; Strassburg, S.; Smith, R.K.(2007) Cell phenotypic variation in normal and damaged tendons. *International Journal of Experimental Pathology.*

Cogan, D.G. (1956) Nystagmus. In: *Neurology of the Ocular Muscles.* 2nd ed. Springfield, Ill: Charles C Thomas.

Commandre, F.A.; Denis, F.; Malberti, R.; Gonzalez Iturri, J. (2004) Tendón de Aquiles y deporte. *Revista Archivos de Medicina del Deporte.*

Durbin, F.C. (1951) The early changes of Kienbock's disease of the carpal lunate bone. *Proceeding of the Royal Society of Medicine.* Jun; 44 (6)

Dye, S.F. (2003) Functional morphologic features of the human knee: an evolutionary perspective. *Clinical Orthopaedics and Related Research.*

Emslie-Smith, D.; Lightbody, I.; Mac Lean, D. (1983) Regulation of body temperature in man. En: Tinker, J.; Rapin, M. Ed. *Care of the critically ill patient.* Nueva York. Springer-Verlag.

Enciclopedia de Medicina, Higiene y Seguridad del Trabajo. (1979) Instituto Nacional de Medicina y Seguridad del Trabajo. Madrid. Editorial de Revadeneyre, S.A.

Escriche, E.; Solas Garcia, M.; Desola Ala, J. (2005) Fisiología de la respiración en ambientes especiales. En: Tresguerres J.A.F. *Fisiología humana.* 3ª ed. Madrid: McGraw Hill.

Espinosa Monzada; C.; Gallart Ortega, J. (1998) Sistema aquíleo-calcáneo-plantar. *Revista Española de Podología.*

Faro, F.; Moriatis, J. (2007) Lateral Epicondylitis: Review and Current Concepts. *Journal of Hand Surgery.*

Farshad-Amacker, N.A.; Farshad, M.; Winklehner, A.; Andreisek, G. (2015) MR imaging of degenerative disc disease. *European Journal of Radiology.* 84(9)

Gadea, M.N.; Cornelio, C.; Itatí Iñiguez, M.J.; Marino, J. (2019) *Encuesta Nacional a trabajadores sobre condiciones de empleo, trabajo, salud y seguridad (ECETSS) 2018.*Editor responsable Superintendencia de Riesgos del Trabajo.

Gallo Vélez, O.; Márquez Valderrama, J. (2011) La enfermedad oculta: una historia de las enfermedades profesionales en Colombia, el caso de la silicosis (1910-1950) *Historia Crítica. N° 45.* Consultado el 07-03-2022, de https://www.redalyc.org/pdf/811/81122477006.pdf

Gelberman, R.H. (1980) The vascularity of the scaphoid bone. Journal of Hand Surgery.

Gelberman, R.H.; Bauman, T.D.; Menon, J.; Akeson, W.H. (1980) The vascularity of the lunate bone and Kienböck's disease. *The Journal of Hand Surgery* (American Volune) 5(3):272-8. Consultado el 15-12-21, de https://www.jhandsurg.org/article/S0363-5023(80)80013-X/pdf

Gila, L.; Villanueva, A.; Cabez, R. (2009) Fisiopatología y técnicas de registro de los movimientos oculares. *Anales del Sistema Sanitario de Navarra.*

Gonzalez, M.; Machimbarrena, M. (2001) Fisiología del oído externo. En: *El oído externo*. Gil-Carcedo L.M.; Vallejo, L.A. Madrid. Editorial Ergon 2001.

Hand, G.C.; Athanasou, N.A.; Matthews, T.; Carr, A.J. (2007) The pathology of frozen shoulder. *The Journal of Bone Joint Surgery British*. 89.

Heaver, C.; et al (2011) Hand-Arm vibration syndrome: a common occupational hazard in industrialized countries. *Journal of Hand Surgery, (European)* 36 E (5).

Herbert, T.J. (1990) Anatomy and biomechanics. In: Herbert, T.J. Ed. *The fractured scaphoid*. Quality Medical Publishing Inc.

Hernández Palma, H.G. (2011) La gestión empresarial, un enfoque del siglo XX, desde las teorías administrativas científica, funcional, burocrática y de relaciones humanas. *Revista Escenarios, Vol. 9* (Nº. 1) Consultado el 15-11-2021, de https://dialnet.unirioja.es/ ejem plar/ 299051

Irisarri, C.; Pombo, S. (2002) *Enfermedad de Kienböck. Monografía*. Gráficas Luar, S.L.U. (VIGO) Edita: Grupo GEPES. Consultado el 14-12-2021, de https://secma.es/wp-content/uploads/2020/12/ Monogra fia-KIENBOCK-Irisarri-Pombo.pdf

Jurado, A.; Medina, I. (2008) *Tendón. Valoración y tratamiento en fisioterapia*. Barcelona. Editorial Paidotribo.

Kabbabe, B.; Ramkumar, S.; Richardson, M. (2010) Cytogenetic analisis of the pathology of frozen shoulder. *International Journal of Shoulder Surgery*.

Khan, D.Z.; Lacasse, M.C.; Khan, R.; Murphy, K.J. (2017) Radiation Cataracto-genesis: The Progression of Our Understanding and Its Clinical Consequences. *Journal of Vascular Interventional Radiology*.

Khan, K.M.; Bonar, F.; Desmond, P.M.; Cook, J.L.; Young, D.A.; Visentini, P.J.; et al. (1996) Patellar tendinosis (jumper's knee): findings at histo pathologic examination, US, and MR imaging. Victorian Institute of Sport Tendon Study Group. *Radiology Journal*.

Kienböck R. (1980) Concerning traumatic malacia of the lunate and its consequences: degeneration and compresión fractures. *Clinical Orthopaedics*.

Kienböck, R. (1910) *Uber traumatische malazie desmondbeins und ihre folgezustände. Entartungsformen und kompressionsfrakturen Fortschr*. Gerburtshilf Roentgenjol.

Koth, S.; Nakamura, R.; Horii, E. (2004) Surgical outcome of radial osteotomy for Kienbock's disease. Minimun 10 years of follow up. *Journal of Hand Surgery*.

Lattig, F.; Fekete, T.F.; Grob, D.; Kleinstück, F.S.; Jeszenszky, D.;

Mannion, A.F. (2012) Lumbar facet joint effusion in MRI: a sign of instability in degenerative spondylolisthesis? *European Spine Journal.* 21(2)

Leonberger, G. (2002) Revealing the small range of radio-microwave frequencies. *Physics Education.* Vol. 37.

Leppert, J.; Ringqvist, A.; Karlberg, B.; Ringqvist, I. (1998) Whole-body cooling increases plasma endothelin-1 levels in women with primary Raynaud's phenomenon. *Clinical Physiology.*

Leslie, I.J.; Dickson, R.A. (1981) The fracture carpal scaphoid: Natural history and factors influencing out come. *Journal of Bone and Joint Surgery,* 63B.

Levy Yeyati, E.; Montané, M. (2019) Mapa del trabajo argentino. Buenos Aires: CEPE. Consultado el 29-10-2021, de https://www.utdt.edu//Upload/_156561758080852100.pdf

Lichtman. D.M.; Degnan, G.G. (1993) Stag ing and its use in the determination of treatment modalities for Kienbók's disease. Hand Clinics.

Lopez-Poveda, E.A.; Meddis, R. A. (1996) Physical model of sound diffraction and reflections in the human concaha. New York. *Journal of Acoustical Socciety of America.* 100(5): 3248-3259.

Maffulli, N.; Khan, K.M.; Puddu, G. (1998) Overuse tendon conditions: time to change a confusing terminology. *The Journal of Arthroscopy.*

Maffulli, N.; Walley, G.; Sayana, M.K.; Longo, U.G.; Denaro, V. (2008) Eccentric calf muscle training in athletic patients with Achilles tendinopathy. *Disability and Rehabilitation.*

Manrique Rodríguez, M.; Algarra, J.M. (2014) Audiología- Ponencia Oficial. *Sociedad Española de Otorrinolaringología y Patología Cérvico-Facial.*

Meiss W. (1933) Gelenkseeranderungen durch die Benutzung von durch Pressluft getriebenen Werkzeugen. *Monatschr Unfallheilka.*

Monfort Faure J. (2008) Artrosis. Etiopatogenia, epidemiología y clasificación. En: *Manual SER de las Enfermedades Reumáticas.* 5ª ed. Madrid: Sociedad Española de Reumatología y Editorial Médica Panamericana.

Monfort Faure, J. (2010) *Mecanismos de degeneración del cartílago articular. En: Monfort J, coordinador. Artrosis. Fisiopatología, diagnóstico y tratamiento.* Madrid: Sociedad Española de Reumatología y Editorial Médica Panamericana- 2010.

Morton, C.; Nance, W. (2006) Newborn hearing screening. A silent revolution. *The New England Journal of Medecine.* 354: 2151-2164.

Müller W. (1920) Über die Erweichung und Verditchung des Os lunatum, eine typische Erkrankung des Handgelenkes. *Beiträge Zur Klinischen*

Chirurgie.

Neusa Arenas, G.; Alvear Reascos, R.R.; Cabezas Heredia, E.B.; Jiménez Rey, J.F. (2019) Riesgos disergonómicos: Biometría postural de los trabajadores de plantas industriales en Ecuador. Universidad de Zulia. Venezuela. Revista de la Facultad de Ciencias Económicas y Sociales Vol. XXV. Número especial 1. Consultado el 17-03-2022, de https://www. researchgate.net/publication /341378929_Riesgos_disergonomicos_Biometria_postural_de_los_tr abajadores_de_plantas_industriales_en_Ecuador

Neviaser, A.S.; Hannafin, J.A. (2010) Adhesive capsulitis: a review of current treatment. *The American Journal of Sports Medicine.*

Nirschl, R.P.; Ashman, E.S. (2003) Elbow tendinopathy: tennis elbow. *Clinical Journal of Sports Medicine.*

Obletz, B.E.; Halbstein, B.M. (1939) Non union fractures of the carpal navicular. *Journal of Bone and Joint Surgery.*

Okuno, T. (1994) Efecto térmico de la luz visible y la radiación infrarroja (ir-A; ir-B; ir-C) sobre el ojo: un estudio de catarata infrarroja basado en un modelo. *The Annals of Occupational Hygiene. Vol. 38.*

Okuno, T.; Kojima, M.; Schulmeister, K.; Shang, Y.; Sliney, D.; Söderberg, P.; Atascado, B.; Suzuki, Y.; Tengroth, B. (2016) Infrared cataract. *International Commission on Illumination.* Consultado el 11-01-2022, de https://cie.co.at/publications/infrared-cataract

Olsen, N.; Hansen, S.W. (1991) Vasomotor functions of skin microcirculation in vasospastic Raynaud's phenomena. *Acta Physiologica Scandinevica. Supplementum.*

Ono Tohjima, K. (1992) Rick factor of avascular necrosis of the femoral head in a patient with systemic. *Clinical Orthopaedics.*

Ortega Aramburu, X.; Jorba Bisbal, J. (2009) *Radiaciones ionizantes, utilización y riesgos.* Volumen I. Barcelona. Ediciones Universidad Politécnica de Cataluña.

Parkinson, R.; Noble, J.; Bale, R. (1991) Freemont. Rare abnormalities of the scaphoid in association with congenital radial defects of the hand. The Journal of Hand Surgery.

Paz Jiménez, J.; González-Busto Múgica, I.; Paz Aparicio, J. (2002) Artrosis: patogenia y desarrollo. Madrid. *Revista Española de Cirugía Ortopédica y Traumatología.*

Perea, j. (2006) *Estrabismos.* Toledo. Edición Artes Gráficas.

Perez, F.G.; Gadea, M.N.; Velardez, M.O.; et al. (2019) Encuesta Nacional a trabajadores sobre Condiciones de Empleo, Trabajo, Salud y Seguridad (ECETSS) Buenos Aires. *Ministro de Producción y Trabajo. Superintendente de Riesgos del Trabajo.*

Petersdorf, R.G. (1994) Hipotermia e hipertermia. En: Isselbacher, K.J.;

Braunwald, E.; Wilson, J.D.; Martin, J.B.; Fauci, A.S.; Kasper, D.L. ed. Harrinson. *Principios de Medicinal Interna*, 13º ed. Madrid. Mc Graw-Hill - Interamericana de España.

Prater R.J. (1996) *Manual de terapéutica de la voz.* Editorial Masson Little Brown and Company.

Pujol Senovilla, L. (2009) Exposición a vibraciones mecánicas. Evaluación del riesgo. Madrid. *Instituto Nacional de Seguridad e Higiene en el Trabajo.*

Ramos Pérez, F.; Hernandez Calleja, A. (1998) Condiciones necesarias para el confort visual. Enciclopedia de salud y Seguridad en el Trabajo. 46.7. OIT.

Rivas López, P.J. (2018) Síndrome vibratorio mano-brazo. Revisión literaria. *Medicina Legal de Costa Rica*, Vol. 35, N° 1. Enero- Marzo.

Rodeo, S.A.; Hannafin, J.A.; Tom, J.; Warren, R.F.; Wickiewicz. T.L. (1997) Immunolocalization of cytokines and their receptors in adhesive capsulitis of the shoulder. *Journal Orthopaedic Research.*

Rodríguez Criollo, J.A.; Jaramillo Arroyave, D. (2014) A review of Raynaud's phenomenon. Colombia. *Revista de la Facultad de Medicina.* 2014 Vol. 62 No. 3.

Rossdeutsch, A.; Copley, P.; Khan, S. (2017) Degenerative spinal disc disease and its treatment. *Journal of Orthopaedics and Trauma.* 31(6)

Rucker, J.C. (2008) An update on acquired nystagmus. *Seminars in Ophthalmology.*

Sanchez Espinosa, J.M. (2013) Nistagmo: fisiopatología y características clínicas. Bogotá. *Salud Areandina.*

Sendher, R.; Ladd, A.L. (2013) The scaphoid. *Orthopedic Clinics of North America.*

Stahl, J.S.; Plant, G.T.; Leigh, R.J. (2002) Medical treatment of nystagmus and its visucal consequences. Royal Society of Medicine (Great Britain). *Journal of the Royal Society of Medicine.*

Stahl, J.S.; Plant, G.T.; Leigh, R.J. (2002) Medical treatment of nystagmus and its visucal consequences. *Great Britain. Journal of the Royal Society of Medicine.*

Stahl, S.; Kaufman. T. (1997) The efficacy of an injection of steroids for medial epicondylitis: a prospective study of sixty elbows. *The Journal of Bone Joint Surgery. American volume.*

Stayte, M.; Reeves, B.; Wortham, C. (1997) Ocular and vision defects in preschool children. *British Journal Ophthalmology.*

Steven, A.; Olson, Robert R. Glasgow. (2005) Acute Compartment Syndrome in Lower Extremity Musculoskeletal Trauma. Journal of the American Academy of Orthopaedic Surgeons.

Superintendencia de Riesgos de Trabajo. *Tablero dinámico por sector máxima desagregación.* Consultado el 03-11-2021, de https://www.srt.gob.ar/estadisticas/acc_tablero_sector_tableau.php

Taleisnik, J. (1988) Carpal instability. *Journal of Bone and Joint Surgery.* 70A.

Teisen, H.; Hjarbaeck, J. (1988) Clasification of fresh fractures of the lunate. *The Journal of Hand Surgery.*

Telian, A.S.; Schmalbach, C.E.(2003) Chronic otitis media. En: Snow, J.B.; Ballenger, J.J. *Otorhinolaryngology Head Neck Surgery.* Ontario. B.C. Decker Inc.

Thibodeau, G. A. (2012) *Estructura y función del cuerpo humano.* Buenos Aires. Ediciones Journal

Tillaux, P. (1880) *Tratado de Anatomía Topográfica Aplicada a la Cirugía.* Barcelona. Editorial Espasa Hermanos.

Uziel, A. (1985) El oído externo y el oído medio. En: *Fisiología Neurosensorial en ORL.* Guerrier , Y,; Uziel, A. . Barcelona. Editorial Masson S.A.

Wette, W. (1936) Die Bedeutung der ´Minusvariante´(Hulten) für die Ätiologie der Lunatumnekrose. *Archiv für Orthopädische und Unfall-Chirurgie.*

Woolf, AD.; Pfleger B. (2003) Burden of major musculo skeletalconditions. *Bulletin World Health Organization.* 81:646-56.

Ye, Y.; et.al. (2015) Reduction in finger blood flow induced by hand-transmitted vibration: effect of hand elevation. *International Archives of Occupational and Environmental Health.* Vol.88.

Acerca del autor.

Dr. Luis Anunziato:

Es egresado de la Universidad de Buenos Aires, Doctor en Medicina y Docente Autorizado de esa misma entidad. Se especializa en Medicina Legal y Medicina del Trabajo. Tiene experiencia docente como Profesor Extraordinario Adjunto en la Facultad de Ciencias Jurídicas, en la Cátedra de Técnicas Forenses de la Universidad del Salvador. Docente en la Facultad de Medicina, Cátedra de Medicina Legal y Deontología Médica de la Universidad de Buenos Aires. Profesor Adjunto en la Facultad de Ciencias Jurídicas y Sociales, en la Cátedra de Medicina Legal en el Instituto Universitario de la Policía Federal Argentina. Se ha desempeñado en las Comisiones Médicas de la Superintendencia de Riesgos del Trabajo. También ha dictado cursos de postgrado en la Universidad de Buenos Aires y en la Agremiación Médica de Lanús. Como autor, cuenta con más de 30 trabajos publicados y ha presentado ponencias sobre temas de su especialidad en congresos nacionales e internacionales. Ha publicado libros y obtenido tres premios por su destacada actuación.